基于微创理念的口腔临床诊疗

舒适性
全口义齿修复学

—强固位力功能全口义齿—

（日）五十岚尚美 （日）高桥宗一郎 著

汤学华 董 坚 译

北方联合出版传媒（集团）股份有限公司

辽宁科学技术出版社

沈 阳

图文编辑

刘 菲 刘 娜 康 鹤 肖 艳 王静雅 纪凤薇 刘玉卿 张 浩 曹 勇 杨 洋

This is the translation edition of
MIに基づく歯科臨床（補卷）
生体に優しい総義歯製作法
高維持力機能総義歯
[著] 五十嵐尚美 [著] 高橋宗一郎
© 2018 Quintessence Publishing Co., Ltd.

图书在版编目（CIP）数据

舒适性全口义齿修复学 /（日）五十岚尚美，（日）高桥宗一郎著；汤学华，董坚译. — 沈阳：辽宁科学技术出版社，2023.6
ISBN 978-7-5591-2985-7

Ⅰ.①舒… Ⅱ.①五… ②高… ③汤… ④董… Ⅲ.①义齿学—修复术 Ⅳ.①R783.6

中国国家版本馆CIP数据核字（2023）第068675号

出版发行：辽宁科学技术出版社
　　　　　（地址：沈阳市和平区十一纬路25号　邮编：110003）
印 刷 者：凸版艺彩（东莞）印刷有限公司
经 销 者：各地新华书店
幅面尺寸：210mm×285mm
印　　张：19.5
插　　页：4
字　　数：390千字
出版时间：2023 年 6 月第 1 版
印刷时间：2023 年 6 月第 1 次印刷
策划编辑：陈　刚
责任编辑：张丹婷　殷　欣
封面设计：袁　舒
版式设计：袁　舒
责任校对：李　霞

书　　号：ISBN 978-7-5591-2985-7
定　　价：298.00元

投稿热线：024-23280336
邮购热线：024-23280336
E-mail:cyclonechen@126.com
http://www.lnkj.com.cn

中文版序言

本书的中文译本得以成功出版，我倍感荣幸。在这里，我要向辽宁科学技术出版社的各位同仁，以及为我将此书翻译成中文的汤学华先生与董坚先生表示由衷的感谢。

口腔临床专家月星光博老师曾建议我将自己的想法整理成书，于是我与制作义齿的合作伙伴——牙科技师高桥宗一郎共同编写了本书，于2018年在日本出版。借中文版出版之际，我想再次向牙科医生深水皓三老师、牙科技师堤嵩词老师，在瑞士向我传授Gerber Method的Max Bosshart老师，以及曾经指导我和高桥宗一郎的牙科医生和牙科技师们表达衷心的感谢。

我在日本首都东京以北100km的住宅区里创办了一家牙科诊所。日本的牙科医生大多都是自己经营私人诊所或医院，为从小孩到老人的患者诊治各类口腔疾病。一般的牙科治疗，比如牙周病治疗、牙髓治疗、种植牙治疗、龋齿治疗、预防措施、以全口义齿治疗为首的修复治疗、自体牙齿移植治疗、上门牙科诊疗等领域，我都有所涉猎。抱着对"所有诊疗科目都能进行高质量诊疗"的憧憬，转眼间我已从业30余年。这次，我终于有机会将多年来学习到的许多前人积累的知识和心得，与自己的经验总结在一起出版成书，我深表感激。更何况能以日本之外的国家的语言出版，这是我从未想过的事情，令人感到无比惊喜。

全口义齿是指在口腔内摄取食物并咀嚼，直到吞咽为止的这段时间内，咀嚼器官在口腔内的缺失，而全口义齿则作为替代器官被使用。除了长期稳定的使用、美观度和发音的恢复之外，在吃饭和说话的时候也需要适当的压力来维持，还需兼备辅助进食吞咽运动的作用。因此，牙科医生可以通过与值得信赖的牙科技师共享信息，来为患者量身定制高质量的全口义齿。

希望这本书可以作为众多牙科医疗工作者的信息共享工具，为全口义齿治疗能够更好地满足患者需求提供帮助。我也衷心希望有机会能与各位专家和读者直接见面交流。再次感谢各位。

五十岚尚美（五十岚齿科诊所）
2023年4月

译者前言

　　《舒适性全口义齿修复学》是由日本民营齿科医疗机构五十岚齿科诊所的五十岚尚美先生和牙科技师高桥宗一郎先生共同编写的，与临床紧密结合的强固位力功能全口义齿实用参考书。

　　本书是个体经营口腔医生将学习全口义齿的心得与自身30余年的临床实践相结合的经验总结。全书分为10章：概论；印模制取必需的解剖学知识；全口义齿的固位力；检查、诊断和前处理；印模制取；标准模型制作、诊断及咬合蜡堤制作；取咬合关系；排牙；树脂成型、完成全口义齿、调磨；治疗义齿。非常详细地介绍了制作强固位力功能全口义齿所必备的解剖学标志、固位原理、材料学性能与使用事项、咬合学基础、排牙方法及最终完成等重要理论知识和操作技术。本书的内容是一个完整的知识体系，重要的是简单易懂且非常实用。无论是对于院校师生，还是公立或民营口腔医疗机构的临床医生，都是一本难得的参考书。通读全书，读者一定会受益匪浅，实现全口义齿修复治疗的崭新突破，从而造福于广大无牙颌患者。

　　译者平日兼顾临床和教学的工作，翻译工作都是利用业余时间完成的。本书前5章由董坚翻译，后5章由汤学华翻译，但由于工作繁忙、时间仓促，不足之处在所难免，敬请广大读者谅解！

汤学华　董　坚

2023年5月1日

推荐序

我大学毕业（牙医学）已经40多年了，毕业前的最后一个学年（六年级）是临床实习，这期间的大部分时间都花在了患者治疗上。在记忆中，临床上做过的病例有复合树脂修复10例、嵌体5例、全冠2例、固定桥1例、拔牙10例、正畸（见习为主）1例、可摘局部义齿数例、全口义齿2例（上下各1例）等。每个病例的牙体预备、印模制取和技师制作都必须自己完成才能毕业。虽然辛苦，但与现在的牙科医学生相比，学生生活非常快乐，而且后来的人生也非常有意义。

但是，实习期间确实发生了一件麻烦事。一位需要做上下颌全口义齿修复的患者被分给我主管，而这个病例正是教授要用于示教的病例。如果修复不合格（患者没有说可以咀嚼）就无法毕业。我再次翻开了厚厚的河边老师的关于全口义齿修复学的书，并根据书中所讲进行了边缘成形、选择性加压/无压印模、颌位关系制取、人工牙排列及试戴等处理（一切按计划顺利完成）。终于迎来了在教授面前为患者佩戴义齿的日子。结果是惨败（患者回答是根本不能咀嚼和使用）。教授首先指出垂直距离不足。我是根据教科书的息止颌间隙2mm确定的垂直距离，但是教授骂我说："你是骗子吗？"看来不参考旧义齿的垂直距离不行（旧义齿已经使用了十几年，垂直距离已经磨耗降低）。因此，我重新参考旧义齿制作了一副新义齿，但仍远远不能令人满意。另外，患者下颌牙槽骨重度吸收，限于我的技术水平，最终也没能制作出稳定的义齿。幸运的是，我依靠患者说的好话毕业了（患者在教授面前说了可以咀嚼）。

从那时起，我就开始讨厌全口义齿。认为使用全口义齿能咔咔地咬苹果和柿子如果不是梦话，就一定是在骗人。但是，大约8年前我遇到了本书的作者五十岚尚美老师，想法就完全改变了。我震惊地看到了佩戴我和牙科技师高桥宗一郎亲手制作的上下颌全口义齿患者的临床录像。

患者能咬得动苹果、薄脆饼干、咸萝卜、面包等任何东西，话语与笑脸也增加很多。患者描述佩戴义齿的感觉时说："很轻巧，好像没有戴义齿。"我听到这些时非常感慨，于是命名这种义齿为"强固位力功能全口义齿"。这种全口义齿不仅在咀嚼运动时具有很强的固位力，而且使患者感觉很舒适，似乎仍在用自己的牙进食。

随即，在我主办的研讨会里增加了强固位力功能全口义齿的课程。我们让患者来现场，实际为患者制作义齿，同时与学员分享所有过程；最后一天，在学员面前，我们让患者使用制作完成的全口义齿咬苹果和饼干等。看到结果大家都十分激动。本书介绍的全部都是与全口义齿修复相关的技术知识，非常具有参考价值。

月星光博（月星齿科诊所）

前言

全口义齿制作过程中要根据检查和诊断来制订治疗计划，并在随后的过程中根据需要再次进行检查，所以诊断和制订治疗计划非常重要。只关注制作方法，使用统一的全口义齿制作程序制作的全口义齿未必能取得良好的效果，而且无法让患者满意，也无法实现牙槽骨的长期稳定。

我深信制作"舒适且不易脱落、咀嚼效率高、美观和发音自然、可长期佩戴的全口义齿"，不仅有益于口腔健康，更加有助于全身健康。因此，制作兼顾固位与功能的、患者独有的全口义齿非常重要。

然而，全口义齿治疗的难易度受牙槽嵴条件与既往治疗史及设定的颌位影响很大，而且有时还必须考虑患者特有的问题。

全口义齿由佩戴者进行评估会使修复结果一目了然，这样给口腔医生带来很高的经验价值的同时也常常伴随较大的精神压力。

我多年前在日本大学松户齿科学院结识了加藤吉昭教授（已故），并随广岛大学津留宏道教授（已故）及其他许多老师学习了全口义齿后，现在正在深水皓三老师（银座深水牙科）和堤嵩词老师（PTDLABO）的指导下学习。

我只是地域密接型的普通个体经营医生，总结了自己在日常临床诊疗时面对各种条件限制仍可制作出高效率、高品质、高患者满意度全口义齿的要点。在超老龄化社会中，制作超越自费医疗和保险医疗界限的"不依赖吸附力的舒适性强固位力功能全口义齿"是非常有意义的，哪怕只是担负其一部分工作也非常幸运。

五十岚尚美

目录

目录

专栏"详解"

中性区功能印模技术（Flange technique）／腭突的凹陷／义齿性纤维瘤（Denture fibroma）／制取功能性印模时的注意事项／舒适性义齿舌侧磨光面形态／分子间作用力（分子间耦合）／制取初印模时获得的基础固位／托盘调整用材料／试戴托盘时的注意事项：口角炎等／制取藻酸盐印模时的注意事项／上颌结节有骨隆突时的印模制取方法／调整托盘系带部位时的注意事项／关于印模压力／吸盘装置与吸附固位／封闭区厚度的差异／基础固位的重要性／出现迅即侧移（Immediate side shift）与后退运动（Retrusive movement）患者有牙颌修复体制作与无牙颌全口义齿制作的不同／鼻翼耳屏面定义的变迁／CONDYLATOR-VARIO半可调𬌗架诞生的机缘／重新上𬌗架并在咬合平面板上再次设定修整后咬合平面的理由／哥特式弓描记法／通过人工牙排列应对双重咬合的情况／丙烯酸树脂打磨、抛光与保管的注意事项／"正常情况下不痛，咬食物时疼痛"的调整方法／操作软衬材料时的注意事项／树脂成型后重新上𬌗架进行调磨的理由

强固位力功能全口义齿制作方法的流程图

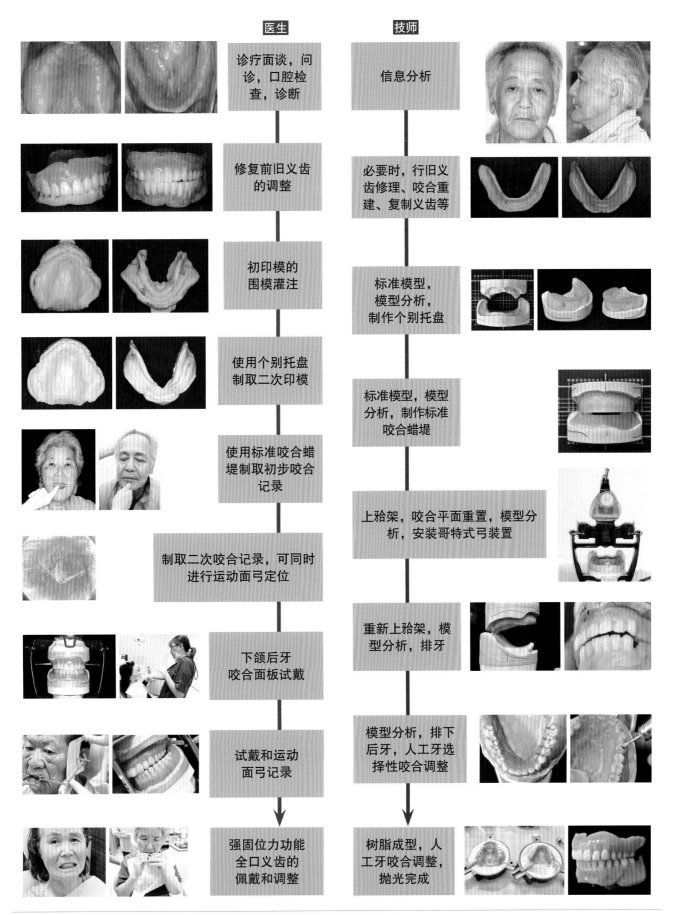

医生

诊疗面谈，问诊，口腔检查，诊断

修复前旧义齿的调整

初印模的围模灌注

使用个别托盘制取二次印模

使用标准咬合蜡堤制取初步咬合记录

制取二次咬合记录，可同时进行运动面弓定位

下颌后牙咬合面板试戴

试戴和运动面弓记录

强固位力功能全口义齿的佩戴和调整

技师

信息分析

必要时，行旧义齿修理、咬合重建、复制义齿等

标准模型，模型分析，制作个别托盘

标准模型，模型分析，制作标准咬合蜡堤

上𬌗架，咬合平面重置，模型分析，安装哥特式弓装置

重新上𬌗架，模型分析，排牙

模型分析，排下后牙，人工牙选择性咬合调整

树脂成型，人工牙咬合调整，抛光完成

关于强固位力功能全口义齿的问 & 答

问：什么是强固位力功能全口义齿？有什么特点？

答： 强固位力功能全口义齿是未进食时会轻柔地附着在口内，给人一种没有佩戴义齿的感觉，而进食时可提供牢固固位力并提高咀嚼效率的一种全口义齿。

佩戴它可以和有牙齿的家人一起吃同样的东西。由于再现了功能性的磨光面形态，细小的芝麻和草莓种子等不会进入义齿的组织面，食物残渣也不会堆积在颊侧。此外，美观和发音的满意度高，当咀嚼压力施加于义齿时，其承托区组织受力均匀，因此延缓了牙槽骨吸收，可长期使用。这种全口义齿也很少需要调整。

问：我是一名全口义齿修复经验不多的口腔医生，要想制作好全口义齿首先应该做什么？

答： 在日常诊疗中，首先应该做的是要对使用中的全口义齿（最好重新上𬌗架）进行咬合调整。

将全口义齿的咬合调整为双侧平衡𬌗（Bilateral balanced occlusion，BBO），可使患者感觉"义齿变轻了""容易吃东西了"（第8章和第9章）。要磨炼使用藻酸盐印模材制取印模的手法。为此首先要控制好诊室的温度和湿度，以及粉和液的混合比例，这些都非常重要。具体请参考本书中印模制取的理论和手法（第3章和第5章）。

问：无压印模法有什么优点？

答： 优点是制作出的全口义齿固位良好、无佩戴不适，以及可延缓牙槽骨吸收。

通过制取不对咀嚼黏膜施加压力的印模，可以复制出保持黏膜原始形态的模型。在不对黏膜加压的情况下，义齿的基础固位也可依靠基托与黏膜之间存在的少量唾液来获得。即义齿在获得固位的同时没有对黏膜产生压迫，因此戴上不会有不适感，并且不会阻碍义齿基托下黏膜的血流，减缓了牙槽骨的吸收（第3章和第5章）。

问： 必须要使用哥特式弓描记法吗？有哪些优点？

答： 作者在所有的全口义齿病例中都使用了此方法。可以减少重新排牙的次数。

在日本，对于牙列缺失、牙列缺损及咬合重建的义齿修复治疗，哥特式弓描记法包含在医疗保险范围内。原因是希望通过应用此方法获得合适的颌位关系。即便是有很多制作全口义齿经验的术者，在临时咬合蜡堤试戴时仍然经常需要以此来指导重新排牙。此外，观察下颌运动的二维描记也是人工牙排列的诊断依据之一（第7章）。

问： 标准模型是什么？标准模型的特点是什么？

答： 为了尽可能制作接近天然牙位置关系的咬合蜡堤（标准咬合蜡堤），将3个不易随时间变化的解剖形态作为标志点而制作的标准模型。

制作标准模型是制作强固位力功能全口义齿的必要技术过程。良好的标准模型可轻松获得初步的颌位关系。对不了解患者以前口腔状态（牙槽嵴状态和咀嚼习惯等）进行简单诊断时非常方便。为了制作正确的标准模型，必须通过无压印模获取必要的上下颌解剖标志（上下颌前牙区基准点、磨牙后垫、翼下颌皱襞）（第6章）。

问： 为了能熟练地制作全口义齿，每次参加各种全口义齿课程时都要准备𬌗架，更换树脂聚合系统而增加各种材料，这些都不得不投资。这次读了本书后应该购买什么材料好呢？

答： 尽可能使用现有的材料和𬌗架模仿制作。

如果您阅读本书后想进行实践的话，请使用现有的材料和𬌗架进行模仿。虽然哥特式弓描记法、面弓和治疗义齿等都非常有用，但对于经验不足的医生来说不是必需的。对于口腔医生来说，制取合适的印模（第5章）和初次咬合记录（第7章）非常重要。口腔技师最重要的工作是必须管理好各种材料，严格遵循材料规定的剂量和用法，正确地制作标准模型和标准咬合蜡堤（第6章），并对每个步骤进行检查和诊断（第8章）。

如果您已经熟练掌握了本书所讲的内容，对于一般病例，作者预测完成义齿修复后的调整次数会比较少（平均约为2次）。即使对于极端困难的病例，如果能掌握治疗义齿的制作方法，用于强固位力功能全口义齿的调整时间（第10章）也不需要太多。

第 1 章

概论

第1章 要点

全口义齿与患者满意度

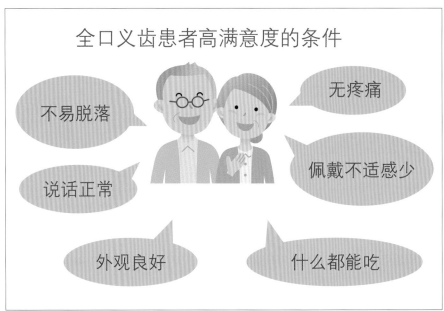

全口义齿患者高满意度的条件

不易脱落

无疼痛

说话正常

佩戴不适感少

外观良好

什么都能吃

图1　全口义齿的患者满意度。

全口义齿修复

1. 现代全口义齿修复

全口义齿的制作有多道工序。因此，对于口腔医生和口腔技师来说，了解彼此的工作过程，共享患者信息并进行协作非常重要。

在全口义齿制作过程中，口腔医生根据检查和诊断实现与生理功能相协调，口腔技师理解来自临床的信息（印模制取、颌位关系记录），以精确的成型精度进行制作。大多数全口义齿的制作程序及相关理论都已经由前辈们确立。

近年来，随着社会老龄化的加剧，高难度的病例在不断增加，需要在大量的信息中识别并发现问题，经过可靠的制作程序顺利地进行恰当的治疗。

由于患者从有牙到无牙，一般都经历了许多痛苦和不满，他们自身存在许多问题，对于修复中发生的各种情况常常不能充分理解。但是，对于此时的患者而言，全口义齿已经成了失去天然牙后的重要人造器官，医患必须对修复目标达成共识。

以下几点是提高全口义齿患者满意度的重要条件（图1）：

· 固位良好；
· 佩戴无不适感；
· 咀嚼和吞咽顺畅；
· 发音无不适感；
· 外貌漂亮（美观）等。

为了制作令医患都非常满意的全口义齿，首先必须以"制作出佩戴无不适，在任何时候（安静和咀嚼运动时）都能获得必要且充分的固位和稳定的全口义齿"为修复目标。

全口义齿的固位面

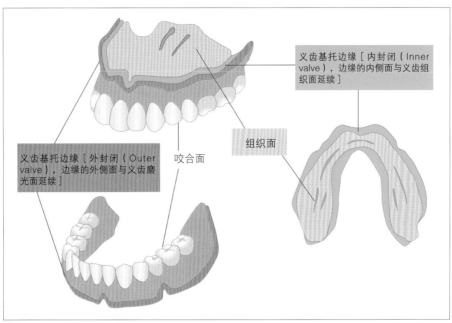

义齿基托边缘［内封闭（Inner valve），边缘的内侧面与义齿组织面延续］

组织面

咬合面

义齿基托边缘［外封闭（Outer valve），边缘的外侧面与义齿磨光面延续］

图2　全口义齿的4个固位面。

强固位力功能全口义齿

1. 强固位力功能全口义齿

　　全口义齿制作时能够最大限度发挥固位力非常重要（图2）。

　　如何使口腔黏膜和口周肌肉充分发挥固位力，是制作舒适性功能全口义齿的关键。

　　为了实现这个目的，以下5个要点必须注意：
①制取使全口义齿获得持久固位力的印模；
②使用标准模型和标准咬合蜡堤制取咬合记录；
③确定与颞下颌关节功能相协调的颌位关系；
④形成功能性咬合；
⑤精确的树脂成型。
　　这样可以形成充足的固位力。

▌制取使全口义齿获得持久固位力的印模

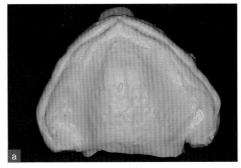 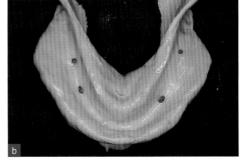

图3a，b 采用无压印模法制取的藻酸盐印模，可望获得义齿基础固位力。

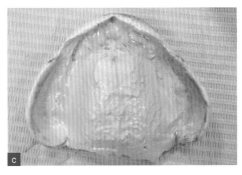 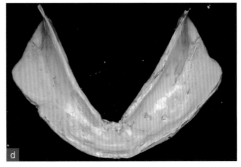

图3c，d 利用红膏形成边缘肌功能整塑，使用氧化锌丁香酚印模材制取的选择性加压印模，可望获得边缘的封闭固位。

▌使用标准模型和标准咬合蜡堤制取咬合记录

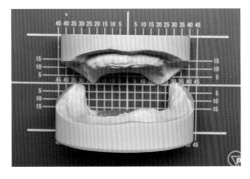

图4 在整个全口义齿制作过程中，最重要的操作是使用标准模型和标准咬合蜡堤制取咬合记录，这是修复治疗的基础，影响着修复的质量（此操作不仅是对全口义齿模型，对于可摘局部义齿和全牙列的模型也同样有效）。

强固位力功能全口义齿获得成功的5个要点

1. 制取使全口义齿获得持久固位力的印模

　　制作强固位力功能全口义齿首先采用无压印模法制取，可望获得基础固位力的印模（图3a，b）。然后，综合考虑义齿基托下黏膜受压变形量、边缘封闭固位及肌力平衡固位，使用选择性加压印模法制取印模（图3c，d）。这样可以获得足够的固位，并可使义齿基托下组织保持长期稳定性。

2. 使用标准模型和标准咬合蜡堤制取咬合记录

　　对于牙列缺失伴牙槽骨吸收的无牙颌患者，为了重建近似天然牙列的咬合状态，将全牙列时口腔形态变化较小的部位作为解剖基准点，制作标准模型和标准咬合蜡堤（图4）。使用标准咬合蜡堤可以在短时间内完成初步咬合记录。

3. 确定与颞下颌关节功能相协调的颌位关系

　　正常咬合并不一定总与正中关系位（CR位）一致。制作全口义齿最重要的是设定生理性可信赖的正中关系位（Physiologic and reliable centric

设定恰当的颌位

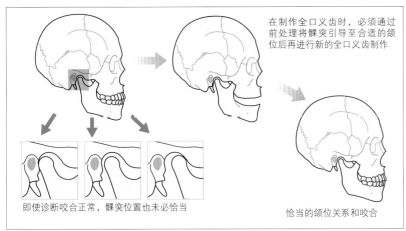

在制作全口义齿时，必须通过前处理将髁突引导至合适的颌位后再进行新的全口义齿制作

即使诊断咬合正常，髁突位置也未必恰当

恰当的颌位关系和咬合

图5 多数全口义齿患者的颞颌关节变得较松弛，髁突发生各种各样的运动，多数情况下出现三维偏移。

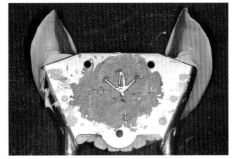

图6 哥特式弓描记法是设定正中关系位的有效方法。

形成功能性咬合

图7 使用𬌗架对确定了颌位关系的工作模型进行模型分析（Model analysis）。
图8 根据模型分析结果、牙槽嵴顶排牙原则和中性区等情况进行综合判断与排牙。

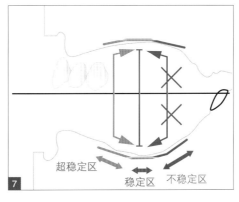

超稳定区　稳定区　不稳定区

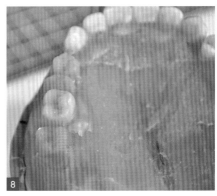

relation）。由于大多数无牙颌患者存在长期的口颌系统损伤，颞下颌关节易发生松弛和形态变化，引起迅即侧移（Immediate side shift，即平衡侧髁突在下颌侧方运动开始时产生的三维微小侧移，是下颌的平移运动）和后退运动（Retrusive movement）。此外，如果长期佩戴垂直距离不足或各种原因导致颌位设定不恰当的全口义齿，下颌在咀嚼运动时就会经常被口周肌诱导而引起三维方向的偏移（图5）。

观察颞下颌关节松弛患者的下颌运动轨迹，并通过哥特式弓描记法（图6）和运动面弓记录来诊断和确定正中关系是恢复患者原有咬合关系的有效方法。

4. 形成功能性咬合

使用𬌗架对确定了上下颌对位关系的工作模型进行模型分析（Model analysis），在牙槽嵴稳定部位使咬合形成的咀嚼压力均等地分布到义齿基托下的组织（图7）。根据模型分析结果、牙槽嵴顶排牙原则和中性区（原天然牙所在位置）等情况进行综合判断与排牙（图8）。

将人工牙排列在原天然牙或接近天然牙所在位置，可使患者感觉口腔内宽松，减少义齿佩戴的不适感。另外，模型分析后形成的咬合在咀嚼运动时也可以维持义齿的固位。

精确的树脂成型

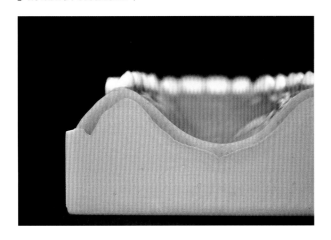

图9 技师操作中树脂成型精度对于最大限度地获取固位力非常重要。

5. 精确的树脂成型

　　为了最大限度地发挥咀嚼黏膜和被覆黏膜的固位力，树脂聚合时的成型精度至关重要（图9）。

　　近年来，树脂聚合系统有了巨大的发展。只要树脂聚合精确，使用哪种系统都可以，本次使用了化学聚合（常温聚合）的树脂聚合系统。

参考文献

[1] 堤嵩詞，平岡秀樹．総義歯づくり　すいすいマスター　総義歯患者の「何ともない」を求めて〜時代は患者満足度〜．東京：医歯薬出版，2014：24-31.

[2] McGRANE HF．Five basic principles of the McGrane full denture procedure．J Fla State Dent Soc 1949；20(11)：5-8.

[3] 上濱正，堤嵩詞．機能解剖学・生理学に基づく印象テクニック　その1．維持と支持、口腔周囲筋と舌とのバランスを採り入れるための基本理論．歯科技工 2001；29(10)：1327-1341.

[4] 堤嵩詞，平岡秀樹．総義歯づくり　すいすいマスター　総義歯患者の「何ともない」を求めて〜時代は患者満足度〜．東京：医歯薬出版，2014：112-114.

[5] 末次恒夫．リンガライズド・オクルージョン その考え方と与え方．デンタルダイヤモンド 1980；10：300-311.

[6] 深水皓三（編著）．堤嵩詞，阿部伸一，岡田尚士（著）．治療用義歯を用いた総義歯臨床．京都：永末書店，2014：68-79.

[7] 浜田重光，津留宏道，他．印象圧が義歯床下組織に及ぼす影響に関する実験的研究．補綴誌 1982；26(6)：1135-1145.

[8] 原哲也，佐藤隆志，中島啓一朗，他．咬合圧が義歯床下組織の初期変化に及ぼす影響に関する研究．補綴誌 1995；39(4)：722-728.

第 2 章
印模制取必需的解剖学知识

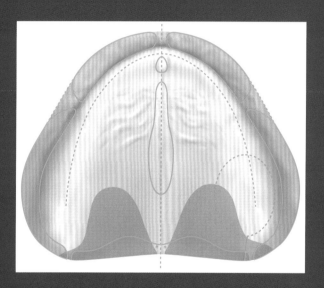

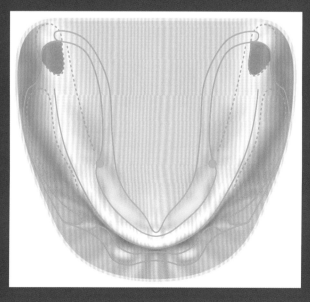

第2章 要点

与印模制取相关的解剖学名称（上颌）

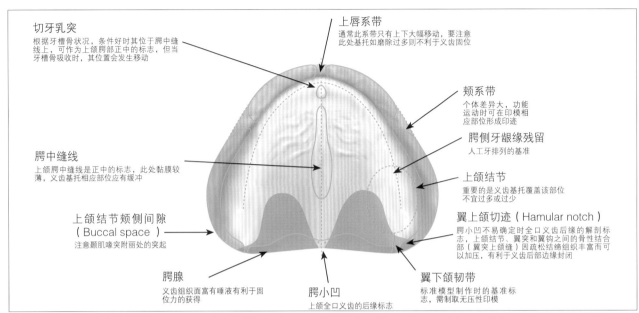

切牙乳突
根据牙槽骨状况，条件好时其位于腭中缝线上，可作为上颌腭部正中的标志，但当牙槽骨吸收时，其位置会发生移动

上唇系带
通常此系带只有上下大幅移动，要注意此处基托如磨除过多则不利于义齿固位

颊系带
个体差异大，功能运动时可在印模相应部位形成印迹

腭侧牙龈缘残留
人工牙排列的基准

腭中缝线
上颌腭中缝线是正中的标志，此处黏膜较薄，义齿基托相应部位应有缓冲

上颌结节
重要的是义齿基托覆盖该部位不宜过多或过少

上颌结节颊侧间隙（Buccal space）
注意颧肌喙突附丽处的突起

翼上颌切迹（Hamular notch）
腭小凹不易确定时全口义齿后缘的解剖标志，上颌结节、翼突和翼钩之间的骨性结合部（翼突上颌缝）因疏松结缔组织丰富而可以加压，有利于义齿后部边缘封闭

腭腺
义齿组织面富有唾液有利于固位力的获得

腭小凹
上颌全口义齿的后缘标志

翼下颌韧带
标准模型制作时的基准标志，需制取无压性印模

图1a　与上颌全口义齿制作相关的解剖学名称。

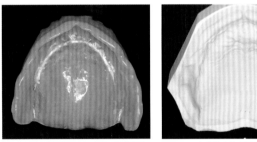

图1b　上颌全口义齿的组织面。

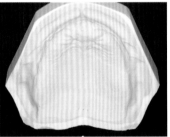

图1c　上颌工作模型。

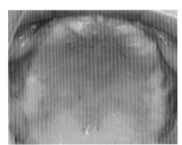

图1d　上颌口腔黏膜。

全口义齿基托边缘的设定（上颌）

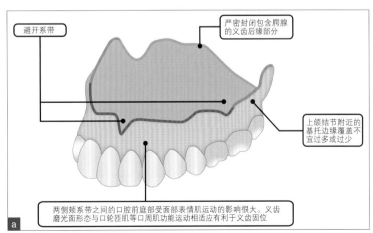

避开系带

严密封闭包含腭腺的义齿后缘部分

上颌结节附近的基托边缘覆盖不宜过多或过少

两侧颊系带之间的口腔前庭部受面部表情肌运动的影响很大。义齿磨光面形态与口轮匝肌等口周肌功能运动相适应有利于义齿固位

a

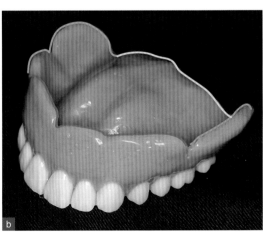

b

图2a，b　上颌全口义齿基托边缘设定的小结。

与印模制取相关的解剖学名称（下颌）

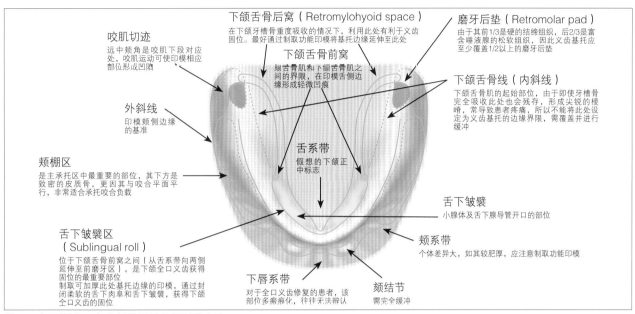

下颌舌骨后窝（Retromylohyoid space）
在下颌牙槽骨重度吸收的情况下，利用此处有利于义齿固位。最好通过制取功能印模将基托边缘延伸至此处

磨牙后垫（Retromolar pad）
由于其前1/3是硬的结缔组织，后2/3是富含唾液腺的松软组织，因此义齿基托应至少覆盖1/2以上的磨牙后垫

咬肌切迹
远中颊角是咬肌下段对应处，咬肌运动可使印模相应部位形成凹陷

下颌舌骨前窝
颏舌骨肌和下颌舌骨肌之间的界限，在印模舌侧边缘形成轻微凹痕

下颌舌骨线（内斜线）
下颌舌骨肌的起始部位，由于即使牙槽骨完全吸收此处也会残存，形成尖锐的棱嵴，常导致患者疼痛，所以不能将此处设定为义齿基托的边缘界限，需覆盖并进行缓冲

外斜线
印模颊侧缘的基准

舌系带
假想的下颌正中标志

颊棚区
是主承托区中最重要的部位，其下方是致密的皮质骨，更因其与咬合平面平行，非常适合承托咬合负载

舌下皱襞
小腺体及舌下腺导管开口的部位

颊系带
个体差异大，如其较肥厚，应注意制取功能印模

舌下皱襞区（Sublingual roll）
位于下颌舌骨前窝之间（从舌系带向两侧延伸至前磨牙区），是下颌全口义齿获得固位的最重要部位
制取可加厚此处基托边缘的印模，通过封闭柔软的舌下肉阜和舌下皱襞，获得下颌全口义齿的固位

下唇系带
对于全口义齿修复的患者，该部位多瘢痕化，往往无法辨认

颏结节
需完全缓冲

图3a　与下颌全口义齿制作相关的解剖学名称。

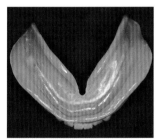

图3b　下颌全口义齿的组织面。

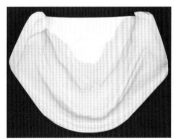

图3c　下颌工作模型。

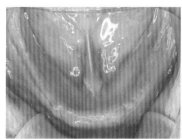

图3d　下颌口腔黏膜。

全口义齿基托边缘的设定（下颌）

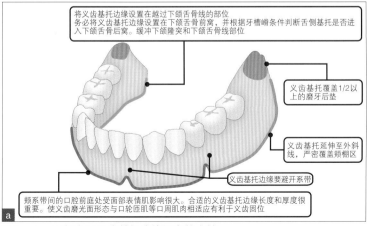

将义齿基托边缘设置在越过下颌舌骨线的部位
务必将义齿基托边缘设置在下颌舌骨前窝，并根据牙槽嵴条件判断舌侧基托是否进入下颌舌骨后窝。缓冲下颌隆突和下颌舌骨线部位

义齿基托覆盖1/2以上的磨牙后垫

义齿基托延伸至外斜线，严密覆盖颊棚区

义齿基托边缘要避开系带

颊系带间的口腔前庭处受面部表情肌影响很大。合适的义齿基托边缘长度和厚度很重要。使义齿磨光面形态与口轮匝肌等口周肌肉相适应有利于义齿固位

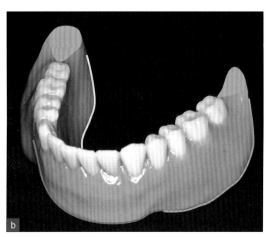

图4a，b　下颌全口义齿基托边缘设定的小结。

膜龈联合附近（黏膜转折处）

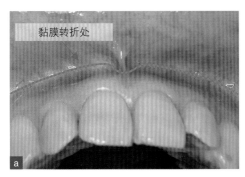

黏膜转折处

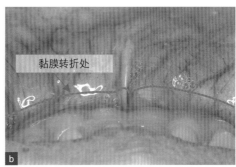

黏膜转折处

图5a 上颌黏膜转折处。
图5b 下颌黏膜转折处。

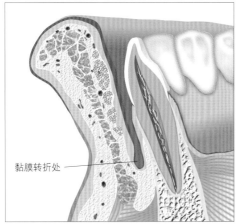

黏膜转折处

图5c 黏膜转折处的组织示意图。

设定义齿基托边缘的解剖学标志

义齿基托边缘的设定要考虑系带、膜龈联合（Mucogingival junction，MGJ）附近（牙龈唇侧移行部、牙龈颊侧移行部、口腔前庭沟）、口周肌肉和牙槽骨条件等的影响（**图1~图4**）。

膜龈联合是指被覆黏膜（唇黏膜和颊黏膜）与咀嚼黏膜（上颌牙槽突或者覆盖牙槽嵴的黏膜）交界的部位。其附近的黏膜转折处（**图5**）因牙槽骨吸收引起的适应性变化及口周肌肉运动的影响而可以移动。也就是说，在印模制取前应先检查系带的位置和形态，了解口周肌肉的基本运动情况。能否恰当设定义齿基托边缘位置对全口义齿固位有很大的影响。

1. 系带（Frenulum）

系带内不含大血管和肌纤维，本身是不移动

的黏膜固有层。义齿基托边缘设定时应避开该结构。但是，如果系带部避让太多可导致基托密封性不良，全口义齿就容易脱落。相反，义齿基托边缘覆盖系带则会干扰系带和口周肌肉运动，导致疼痛和固位力减弱。因此，义齿基托的边缘形态必须与系带的形态和功能相协调。

上唇系带（Frenulum labii superioris）

上唇系带在正中附近，位于唇黏膜和牙槽黏膜之间。

上唇系带是口腔内最发达的系带，附着位置也多种多样，形态多为I形或V形。口周肌肉功能运动和术后瘢痕等可改变其形态，影响义齿基托边缘形态（**图6**）。

颊系带（Buccal frenulum）

颊系带位于前磨牙附近颊侧牙槽黏膜和口角轴（Modiolus）之间（**图7**）。形态变化受口轮匝肌与周围肌肉影响。上下颊系带是与口角轴相连的带状组织束的一部分。

下唇系带（Frenulum labii inferioris）

下唇系带位于下颌唇侧前庭沟的正中附近（**图8**）。其形态受下唇功能运动的影响，有时还可因黏膜瘢痕化或退缩而难以辨认。下唇系带有时可作为下颌正中的标志，但如果下唇系带和舌系带的位置存在偏差，则应以舌系带位置为准。

上唇系带

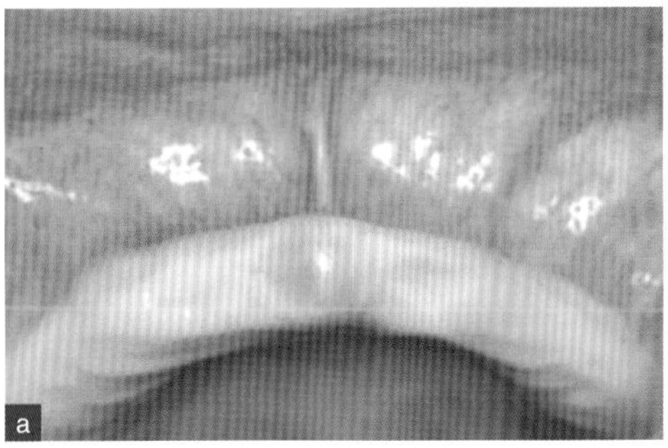

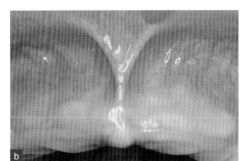

图6a　I形上唇系带。
图6b　V形上唇系带。

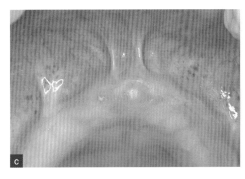
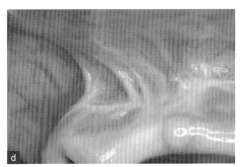

图6c　多个上唇系带。降鼻中隔肌的细索状肌束。
图6d　上唇系带和细索状结构。垂直或斜向延伸的细索状结构可导致义齿脱落，基托边缘应避让此结构。

颊系带、下唇系带、舌系带

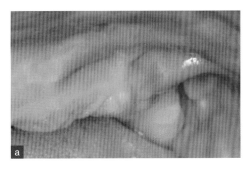
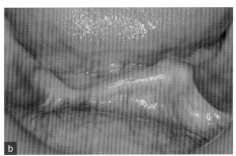

图7a　上颌颊系带。
图7b　下颌颊系带。

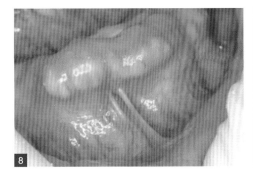
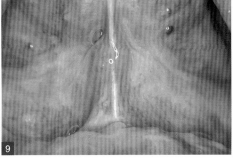

图8　下唇系带。
图9　舌系带。

舌系带（Frenulum linguae）

　　舌系带从舌下方延续到下颌内侧牙龈（图9）。形态因舌习惯、安静时位置和附着状态而异。可作为下颌假想正中线的标志，但如果下颌骨在解剖上不对称则无法参考。

影响义齿脱位的口周肌肉

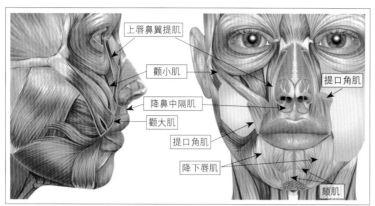

图10　颧小肌、颧大肌和提口角肌是纵向走行的肌肉，强力的肌肉运动方向是义齿脱位的方向。肌束运动的影响可能表现为上唇系带旁细索状结构的出现。在进行以术者为主导的被动性边缘肌功能整塑时，需要注意对口腔周围组织不恰当的牵拉活动方式可能会造成基托边缘过短。

有助于义齿固位的口周肌肉

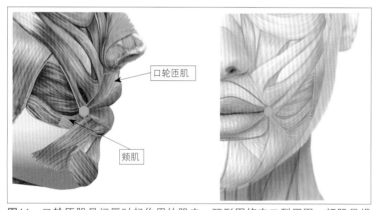

图11　口轮匝肌是闭唇时起作用的肌肉。环形围绕在口裂周围。颊肌是横向走行的肌肉，在表情肌3层构造的最深层，紧贴颊黏膜。所谓的口角轴（Modiolus），是指颊肌、降口角肌、提口角肌、笑肌、颧大肌等表情肌的肌纤维在口角处产生交叉的部位，呈结节状。用手指捏住口角部可很容易确认。

2. 口周肌肉（Oral circumference muscle）

　　义齿基托边缘位置受到口周肌肉走行和形态的影响，可以设定在黏膜转折处被覆黏膜上的任何部位。短基托边缘设定虽然可以避免口周肌肉影响，但会减少基托承托面积，使固位力变弱。因此，为了合理设定基托边缘位置，应当了解在口周肌肉中既存在有助于义齿固位的肌肉，也有促使义齿脱位的肌肉。

影响义齿脱位的口周肌肉（纵向走行的肌肉）

　　表情肌中颧小肌、颧大肌、提口角肌、降鼻中隔肌、上唇鼻翼提肌等，由于其肌纤维为纵向走行，肌肉收缩产生较强的力可使义齿脱位。因此，在设定义齿基托边缘时必须避免这些情况发生。

详解① 中性区功能印模技术（Flange technique）

通过充分检查口周肌肉状态形成恰当的义齿磨光面，利用口周肌肉可以获得固位力。像这样考虑到口周肌肉影响的基托翼部磨光面称为"Flange"，磨光面的形成称为"Flange技术"，即中性区功能印模技术。

中性区功能印模技术的目的是恢复唇部支撑和美观，形成食物残渣难以滞留的磨光面形态，因此恢复患者失去的原有唇部形态非常重要。必须注意患者肌力减弱，如果颊侧基托磨光面过度隆起，就可能导致固位力减弱，并且使基托界面唾液消失，增加患者不适感（图12）。

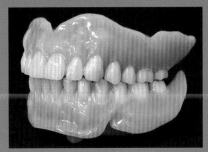

图12　使用中性区功能印模技术形成的义齿磨光面形态。

降鼻中隔肌、上唇鼻翼提肌是影响口腔前庭部义齿基托边缘的肌肉，肌束作用有时出现上唇系带附近形成细索状结构。注意义齿基托边缘不要覆盖该结构。

降口角肌、降下唇肌和颏肌影响全口义齿下颌唇侧磨光面形态，肌肉紧张有时可使下颌口腔前庭部的间隙消失，导致义齿基托边缘过短。受垂直距离和咀嚼效率等因素影响，该部位肌张力变化较为复杂。因此，以术者主导进行肌功能整塑时，必须注意口腔周围组织的运动方式（图10）。

有助于义齿固位的口周肌肉（横向走行的肌肉）

有助于义齿固位的肌肉是口轮匝肌、颊肌等横向走行的肌肉。另外，口角轴部也有助于义齿的固位。

颊肌起于上下颌磨牙区的牙槽嵴、上颌骨的颧骨下棱和翼突下颌缝（Pterygomandibular raphe），向前走行并在口角处聚集，其上下肌束交叉后改称为口轮匝肌，走行于正中部。两者都被归类为表情肌，咀嚼时颊肌收缩紧贴牙列，将口腔前庭区的食物团块挤压推回牙列咬合面。开口时放松，闭口时收缩，吞咽时则强烈收缩。制作义齿时如果不充分考虑义齿磨光面形态与颊肌运动相

协调，就会在颊侧堆积食物引起患者不适。牙槽嵴重度吸收的全口义齿基托边缘有可能跨越外斜线。颊肌与牙槽部位的下颌骨体部表面接触，即使义齿基托位于颊肌上方，由于颊肌本身呈C形，其边缘也可以适度延伸到颊肌上（图11）。

另外，当闭口或吞咽时，口角轴（Modiolus）也有助于义齿固位（图11）。因此，其在咀嚼时的平滑运动是防止食物堆积在颊侧的因素之一。

与上颌全口义齿固位相关的解剖学

上颌全口义齿的承托面积大，不受舌等周围肌肉的干扰，因此通常比较容易获得固位力。但是，牙槽骨的吸收及松软牙槽嵴（Flabby ridge）会影响义齿的固位力。

1. 上腭（Palate）

是上颌全口义齿固位的关键。上腭前2/3被称为硬腭，其基底部是腭骨（图13），被腭腺覆盖（图14）。硬腭表层覆盖的口腔黏膜称为咀嚼黏膜，其弹性差且难以移动。上腭后1/3移行成为柔软且活动度高的软腭。

软腭的基底部有腭帆张肌、腭帆提肌等肌

与上颌全口义齿固位相关的解剖学

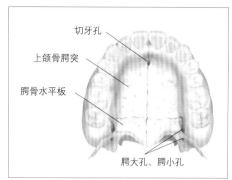

切牙孔
上颌骨腭突
腭骨水平板
腭大孔、腭小孔

图13　腭骨。

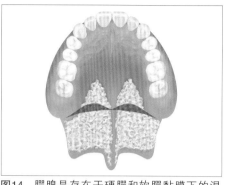

图14　腭腺是存在于硬腭和软腭黏膜下的混合腺。硬腭处腭腺位于其后方2/3，腭中缝线及其周边几乎没有腭腺。腭小凹是腭腺的开口处，但有47.3%[1]无法确认。

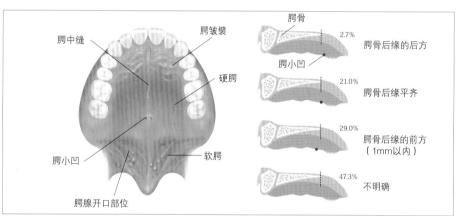

腭中缝
腭皱襞
硬腭
腭小凹
软腭
腭腺开口部位

腭骨
腭小凹

2.7%　腭骨后缘的后方

21.0%　腭骨后缘平齐

29.0%　腭骨后缘的前方（1mm以内）

47.3%　不明确

图15　腭小凹相对于腭骨的位置（引自参考文献1）。

腭突的凹陷

　　腭突是指位于腭骨前方的骨板。其与腭骨水平板融合，但与腭突水平板相比更易变形。因此，上颌骨腭突有时会出现较大的凹陷变形，成为严重牙列缺损或无牙颌患者的腭部解剖特征。这种凹陷可能是由咀嚼时的物理性刺激引起的。

　　虽然在习惯性咀嚼侧常可看到这种凹陷，但因其被认为是牙列缺损严重时的物理性压力造成的，所以不能一概而论地将腭突凹陷侧等同于习惯性咀嚼侧。在以往的观察中发现，与其他部位相比，凹陷区域受到了更多的压力（图16，图17）。

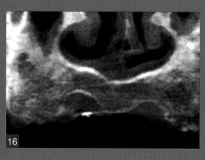

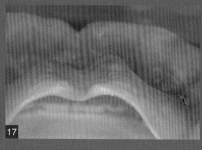

图16　CBCT影像中所见的腭骨凹陷。

图17　腭骨凹陷可在全口义齿组织面的相应部位观察到。

切牙乳突、腭皱襞

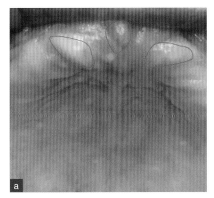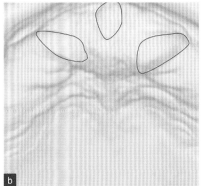

图18a, b　切牙乳突、腭皱襞。

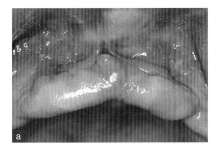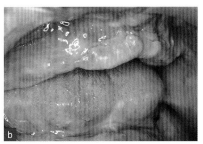

图19a, b　倒向唇侧的切牙乳突。

肉，上面覆盖有腭腺及表面的口腔黏膜。

　　硬腭后缘的形状存在个体差异，与后鼻棘位置有关（图15）。

2. 腭腺（Palatine glands）、腭小凹（Palatine foveola）

　　腭腺存在于软腭和硬腭后方2/3的黏膜下，主要为黏液腺，有利于义齿固位。

　　腭腺分布于硬腭后方2/3，但在腭中缝线及其周围基本上不存在。腭小凹是腭腺的开口部位，但有47.3%的人无法确认[1]。

　　腭小凹是在腭后端中央可见的唾液腺开口处（图14），如果无法确认，一般可将义齿后缘设定在两侧翼上颌切迹（Hamular notch）的连线处。翼上颌切迹位于上颌结节后方，为蝶骨翼突与上颌结节后缘之间形成的骨间隙，表面覆盖黏膜凹陷，呈切迹状，也是翼下颌韧带的起始部位。

　　大多数情况下，腭小凹可目测确认，因为其几乎都在硬软腭交界的前方或者一致的位置（50.0%）上（图15）。

3. 切牙乳突（Incisive papilla）、腭皱襞（Palatal fold）

　　当天然牙存在时，切牙乳突位于左右上颌切牙间龈乳头后方。即在上颌骨内切牙管开口处的切牙孔上方，形成宽度为5mm左右、前后向较长的椭圆形黏膜隆起。在无牙颌时，切牙乳突大致呈圆形，其中点常位于腭中缝线上（图18），但由于后天因素，很可能会偏左或偏右，也有偏移到唇侧的情况（图19），所以很难将其作为确定上颌正中线和排列人工前牙时的解剖标志。

4. 腭横襞（Transverse palatine fold）

　　在腭中缝线外侧，从尖牙到前磨牙附近可观察到横向的腭皱襞。腭侧最前方的第一腭横襞的尖端可作为尖牙排列的标志，为再现其准确的形态，应制取无压性印模。腭横襞形态复杂，除了在形成食块时起防滑作用外，还具有调节发音的作用。由于制作全口义齿使用的树脂较坚硬，即使在义齿磨光面上附加了腭横襞也无法期待获得同样的效果。

翼下颌皱襞、上颌结节

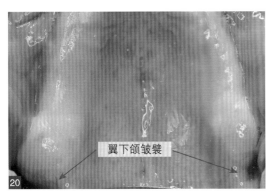

翼下颌皱襞

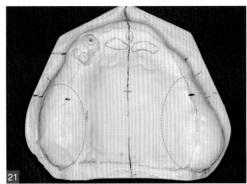

图20　翼下颌皱襞。
图21　上颌结节。

5. 翼下颌皱襞（Pterygomandibular fold）

在上颌结节的后端可见翼下颌皱襞。是起始于牙槽嵴顶线后端，向下向外延伸并与磨牙后垫连接的条索状黏膜皱襞（图20）。

翼下颌皱襞的黏膜下（深层）有翼突下颌缝，此处在开闭口时很少受肌肉运动的影响，很难引起自身形态变化。但因翼下颌褶皱整体柔软且受压易变形，作为标准模型后部的基准点，需要制取无压性印模以获得其准确的形态。

由于翼下颌皱襞在覆盖翼上颌切迹（Hamular notch）的黏膜组织附近，故常被混淆使用。然而，翼上颌切迹是由蝶骨翼突与上颌结节后缘之间形成的骨间隙，虽覆盖的黏膜凹陷呈切迹状，但其本身在模型上无法直接观察到。因此，标准模型制作的基准点应该是翼下颌皱襞的起始部位。

6. 上颌结节（Tuberosity of maxilla）

当患者咀嚼压力较大时，上颌结节区域容易出现骨隆突。为了使上颌义齿获得固位，义齿基托必须覆盖上颌结节（图21）。如上颌结节骨隆突形成了较大的倒凹，则应去除骨隆突。但在保留骨隆突的情况下，可将习惯性咀嚼侧的义齿基托边缘设定在骨隆突的最大膨隆部（外形高点处），平衡侧基托边缘延伸至倒凹区。上颌结节的颊侧部分贴近肌肉突起（注：喙突颞肌附丽处），因此影响义齿基托边缘的厚度。在制取上颌印模时，嘱患者做下颌侧方运动，这是决定其厚度的有效方法。

提高上颌全口义齿固位的方法

为了加强上颌全口义齿固位，可将义齿后缘置于腭小凹后方并设置后堤区。

1. 将全口义齿的后缘设置在腭小凹的后方

House对腭咽形态进行了分类，并报告了义齿的后缘可设定在硬软腭交界处后方多远的位置（图22）[10]。

义齿后缘延长的标准

延长上颌义齿后缘一般会引起异常的咽反射（Gagging reflex），但上颌全口义齿佩戴时的咽反射，多数被认为是由长度不合适的义齿后缘在口内产生的微小移动引起的。保持义齿的固位稳定就可抑制异常咽反射的发生。

在制作上颌全口义齿时，对于条件不佳的患者，将义齿后缘延伸至腭小凹后方可显著增加固位力（图23）。这种情况的腭咽形态多为House分类的Ⅰ类形态，如果腭部是扁平类型，则义齿后缘延长5mm以上也是可能的。

上颌全口义齿后缘

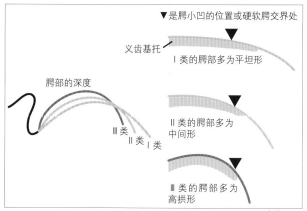

图22　上颌全口义齿后缘位置的决定因素：House分类[10]。
Ⅰ类：义齿后缘可设置在硬软腭交界后方5mm以上。
Ⅱ类：义齿后缘可设置在硬软腭交界后方2~5mm。
Ⅲ类：义齿后缘可设置在硬软腭交界后方1mm以内。

腭小凹和上颌全口义齿后缘

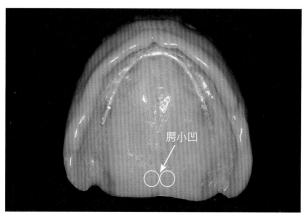

图23　腭小凹的位置与上颌全口义齿后缘的基准。

附加后堤区

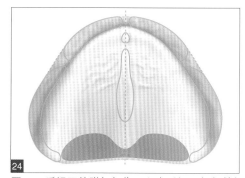

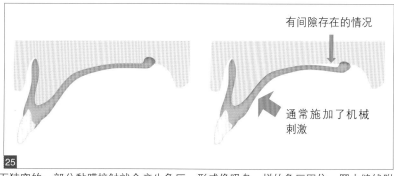

图24　后堤区的附加部位。义齿后堤区仅与基托下狭窄的一部分黏膜接触就会产生负压，形成像吸盘一样的负压固位。腭中缝线附近没有唾液腺，因而缺乏弹性，黏膜坚硬且易形成溃疡，因此在腭中缝线附近要避免形成后堤区。
图25　后堤区固位的利与弊。

应当注意的是，由于义齿后缘靠近咽部，越往后黏膜振动越大，容易发生溃疡。作为后缘延长的标准，对于牙槽骨中度吸收或前牙区为松软牙槽嵴的患者，可将义齿后缘设置在腭小凹后2~5mm的位置。对于牙槽骨严重吸收和安氏Ⅲ类等患者，根据病例也有像图23所示的情况，后缘可延伸7mm左右。

如果患者是老年人则不必太担心，因为其咽部功能较弱。如果佩戴约4天仍无法消除异常的咽反射，则必须逐步磨短后缘长度。

2. 附加后堤区（Post dam）

形成后堤区的目的是补偿基托树脂聚合收缩和提高义齿的固位。附加后堤区的方法通常有两种：一种是在模型与义齿后缘相对应的部位制作一个宽度为2mm、深度为1~2mm的槽；另一种方法是形成可按压整个腭腺表面并下沉约1mm深度的面（图24）。

磨牙后垫、下颌舌骨前窝

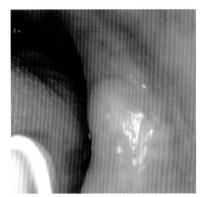

图26a 磨牙后垫。

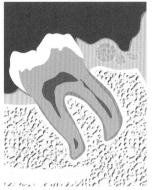

图26b 磨牙后垫组织。

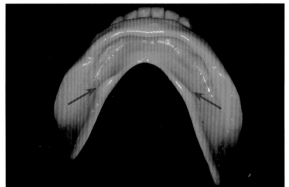

图27 下颌舌骨前窝。义齿基托的边缘设置在下颌舌骨肌和颏舌骨肌的凹陷处，因此义齿基托相应部位通常是凸面。

形成后堤区时的注意事项

在富有弹性的腭腺上形成后堤区，通常会增加义齿的固位力。然而，不同部位黏膜的受压位移量存在差异，后堤区形成有可能导致义齿腭部基托浮起，并存在将咀嚼压力集中在腭皱襞前方的风险（图25）。这可能会引起疼痛和牙槽嵴吸收。当形成后堤区时，需进行后堤区修整，以调整黏膜受压位移量。在义齿佩戴之后，也应调整义齿基托的组织面以消除风险。

在以前使用普通的义齿树脂聚合系统时，为了补偿较大的聚合应变需要形成后堤区，但现在的树脂聚合精度非常高，通过形成后堤区补偿聚合收缩的必要性也就没有了。

与下颌全口义齿固位相关的解剖学

保持下颌全口义齿的固位有助于咀嚼功能的发挥，在防止由义齿移动引起的疼痛方面也有非常重要的意义。义齿基托的边缘应根据部位的不同进行延长或缩短。舌侧过长的边缘在静态下虽可使义齿容易获得固位，但也会引起患者强烈的不适感，并在舌运动及吞咽等功能运动时导致疼痛和义齿脱落。因此，并不是什么状态下都能通过延长基托边缘获得良好的固位。

对于下颌全口义齿，除了功能性边缘整塑外，下颌较多的唾液也可增加固位力。适当的义齿磨光面形态能增加基托的外封闭固位，并可使下颌全口义齿拥有与上颌义齿同样的固位力。

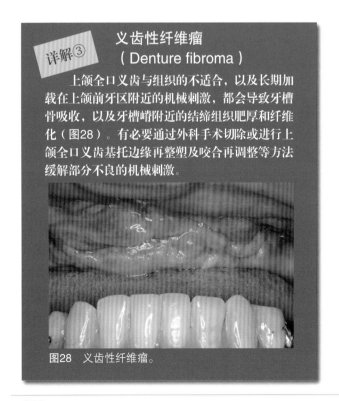

详解③

义齿性纤维瘤（Denture fibroma）

上颌全口义齿与组织的不适合，以及长期加载在上颌前牙区附近的机械刺激，都会导致牙槽骨吸收，以及牙槽嵴附近的结缔组织肥厚和纤维化（图28）。有必要通过外科手术切除或进行上颌全口义齿基托边缘再整塑及咬合再调整等方法缓解部分不良的机械刺激。

图28 义齿性纤维瘤。

1. 磨牙后垫（Retromolar pad）

磨牙后垫为覆盖于磨牙后三角表面的软组织垫，内含黏液性小唾液腺。

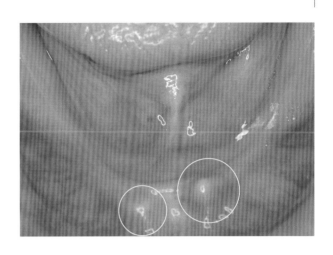

图29　牙槽嵴被重度吸收的患者可见较大的颏结节。

Arwill等[2]对磨牙后垫进行了组织学分析，结果显示磨牙后垫的前部［纤维部（Fibrous region）］是纤维结缔组织，无腺体组织（图26）。因其活动性较差，将义齿基托边缘设定于此处会引起疼痛和骨吸收，而将基托边缘设定在磨牙后垫后部［腺体部（Glandular region）］，即使有压迫也不会引起组织产生较大的不良反应。因此，将义齿基托边缘设置在磨牙后垫的后部非常重要。

虽然为了义齿固位建议将基托覆盖整个磨牙后垫，但由于解剖学上的垂直距离有限，有时上颌义齿基托的上颌结节部可与磨牙后垫相接触，导致下颌义齿无法全覆盖磨牙后垫。即使是在这种情况下也应将义齿后缘设置在磨牙后垫的后部（腺体部），这点非常重要。

此外，在牙列缺失后，磨牙后垫的形态不易受骨吸收的影响。因此，磨牙后垫可作为下颌标准模型后部的参考点。在一些情况下，磨牙后垫也可用于决定咬合平面和垂直距离的参考基准。

2. 下颌舌骨前窝（Previous mylohyoid fossa）

下颌舌骨前窝是指下颌舌骨肌和颏舌骨肌之间的凹陷处（图27）。左右侧下颌舌骨前窝之间的口底黏膜因舌下皱襞（Sublingual fold）的存在，舌侧黏膜转折处的黏膜呈翻转状态，称为舌下翻转（Sublingual roll），在此处设定义齿基托的边缘为稍厚的卷状，将舌下腺置于义齿基托覆盖范围内可增加固位力。

舌下腺是大唾液腺中最小的唾液腺。下颌舌骨肌与颏舌骨肌之间凹陷的大小存在个体差异，表现为义齿基托组织面的凸形隆起。因此，义齿佩戴后，在咀嚼或咬合时，义齿的下沉或移位可能会导致该处发生压疮性溃疡。由于该部位是下颌义齿获得固位的重要因素，因此在咬合调整后，如疼痛或溃疡持续存在，注意不要一次性磨除突出的部分，应像剥葱皮一样一点点地调整，这点很重要。

这个部位是以提出者的姓名命名的，通常被称为"帕萨蒙蒂切迹"［Passamonti's notch，（P-notch）］。其常与义齿舌侧基托S形边缘曲线的拐点重合。

3. 颏结节（Mental tubercle）

接近下颌骨下缘唇侧的隆起部位称为颏结节（图29）。原本在下颌前牙存在时，颏部隆起处被视为下颌骨向前方的凸起。随着下颌骨和下颌前牙牙槽嵴的吸收，可以在靠近下颌前牙牙槽嵴顶唇侧附近观察到此结节。应该注意的是，该处黏膜较薄，如果不对覆盖结节的义齿基托相应部位进行缓冲，则易引发压痛。

下颌舌骨线

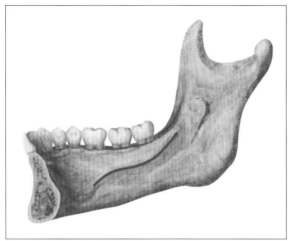

图30a 下颌舌骨线。

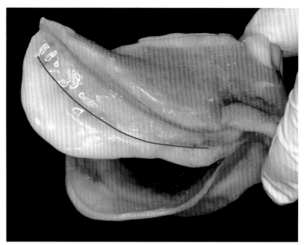

图30b 跨越下颌舌骨线的义齿基托边缘设置。

牙槽嵴吸收与下颌舌骨线

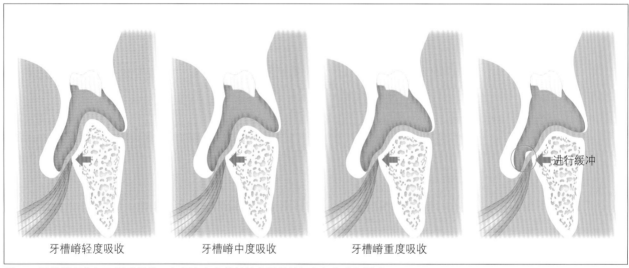

牙槽嵴轻度吸收　　牙槽嵴中度吸收　　牙槽嵴重度吸收　　进行缓冲

图31 牙槽嵴吸收与下颌舌骨线，必须在义齿基托的尖锐骨棱相当部位进行缓冲。

跨越磨牙区舌侧下颌舌骨线的义齿基托边缘设置

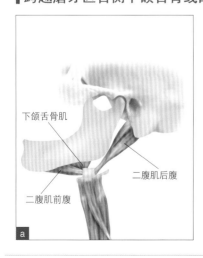

下颌舌骨肌

二腹肌后腹

二腹肌前腹

a

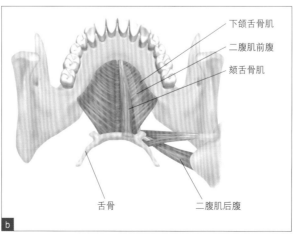

下颌舌骨肌

二腹肌前腹

颏舌骨肌

舌骨

二腹肌后腹

b

图32a 二腹肌与下颌舌骨肌之间的位置关系。
图32b 舌骨上肌群。

4. 下颌舌骨线（Mylohyoid line）

为使下颌全口义齿获得固位，在跨越下颌舌骨线3～5mm处设置义齿基托边缘比较有利。也就是应将下颌全口义齿基托的舌侧边缘设置在下颌舌骨线之下（图30）。

由于下颌舌骨线是下颌舌骨肌的附丽部位，即使牙槽嵴吸收严重，此处牙槽骨也不会被吸收，残存骨边缘呈线状。义齿基托组织面摩擦非常尖锐的骨缘会导致剧烈疼痛，因此一定要在基托相应部位进行缓冲处理（图31）。

跨越磨牙区舌侧下颌舌骨线的义齿基托边缘设置

下颌舌骨线下方的牙槽骨形成倒凹，通常很难印模制取。恰当的义齿基托边缘长度和厚度存在较大的个体差异，使用治疗义齿（Treatment denture）制取动态印模（功能性印模）是获取恰当基托边缘的最好方法（图32）。

详解④　制取功能性印模时的注意事项

使用边缘整塑红膏或硅橡胶印模材进行下颌舌侧肌功能边缘整塑时，所设置的基托边缘通常会骑跨在下颌舌骨肌上，其边缘延展长度受下颌舌骨肌及下方二腹肌和咽缩肌的影响。在这些肌肉放松状态下印模制取时，边缘易过长，导致义齿基托浮起或基托下组织疼痛。因此，在肌功能整塑过程中，需要制取可再现吞咽运动相关肌肉及舌根部肌肉在紧张状态下的印模（图33）。

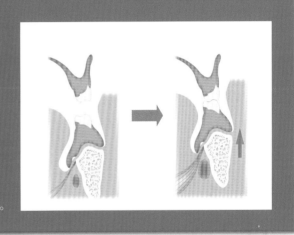

图33　二腹肌和下颌舌骨肌与义齿舌侧基托边缘的设置。

详解⑤　舒适性义齿舌侧磨光面形态

在全口义齿的舌侧磨光面，创造一个不使舌感到局促的空间十分重要。当义齿的舌侧磨光面变窄时，舌缘被挤压变形，通常会使舌肌群紧张，导致义齿的固位力下降。因此，应使舌的活动空间宽松，特别是舌根处（图34）。

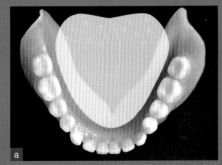
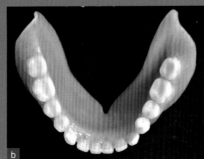
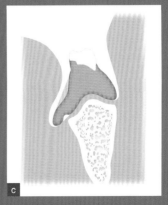

图34a～c　可使舌保持舒适平静的义齿磨光面形态。

下颌舌骨后窝

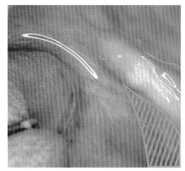

图35 下颌舌骨后窝。如果牙槽嵴重度吸收，无法获得固位，则可以将义齿基托边缘设置在下颌舌骨后窝来获得固位。

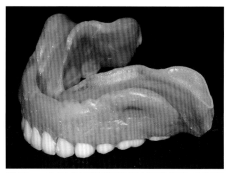

图36a 全口义齿组织面相对于下颌舌骨后窝的部位。

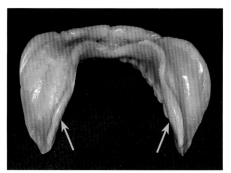

图36b 如下颌舌骨后窝部位的义齿基托边缘及磨光面较厚，则会阻碍舌运动并引起不适，因此应调整此部位基托边缘及磨光面厚度。

咬肌切迹

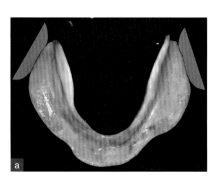

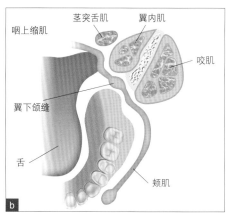

图37a，b 咬肌切迹，与咬肌运动相对应的义齿边缘凹痕（黄色部分）。

颊棚区

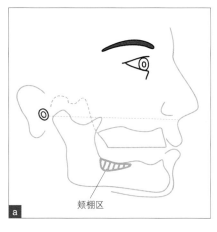

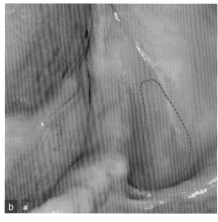

图38a，b 颊棚区皮质骨较厚，并与鼻翼耳屏平面（Camper's plane）大致平行，有利于承受咀嚼压力。

5. 下颌舌骨后窝（Latter mylohyoid fossa）

下颌舌骨后窝位于下颌舌骨线下后方的凹陷区域。此部位在大小和黏膜可活动性虽存在个体差异，但义齿边缘可伸展至此处可动黏膜上（图35）。

通过用边缘整塑红膏加压或用治疗义齿进行边缘调整，可以获得合适的印模。下颌舌骨后窝分为被上方咽上缩肌覆盖的咽部（Constrictor square）和被下方下颌下腺覆盖的颌下腺三角区（Glandular triangle）。咽部是在咽上缩肌下缘的附近，开口时因肌肉收缩而变硬，因颌下腺三角区只有黏膜下方的下颌下腺，较难引起疼痛，所以建议将义齿边缘设定在下颌下部位置（图36）。

6. 咬肌切迹（Masseter groove）

咬肌切迹是与咬肌运动相对应的义齿基托边缘凹陷。咬肌较发达时可在义齿边缘形成凹陷印迹。从磨牙后垫向颊棚区制取咬肌厚度的印模。如果咬肌松弛，相应部位印模会扩展，在咀嚼时黏膜会被义齿基托边缘摩擦形成溃疡，所以印模制取时应使咬肌处于紧张状态，即在闭口状态时印模制取很重要（图37）。

7. 颊棚区（Buccal shelf）

制取下颌印模时，靠近磨牙区颊侧缘前后向走行的外斜线与牙槽嵴顶线之间的部分称为颊棚区。当牙槽骨吸收难以辨别时，颊棚区位于朝向外下方的斜面上，但会因牙槽骨吸收而变平。需要注意的是如果在狭窄的范围内施加过大的咀嚼压力，颊棚区可能会变为凹陷状（Fish of the pocket）。

在牙槽嵴重度吸收的情况下，将义齿基托边缘设置在外斜线偏颊侧，当开口时，因义齿基托边缘被颊肌覆盖而变得更加稳定。颊棚区的范围因颊肌和口周肌的影响而存在个体差异（图38）。

8. 外斜线（External oblique line）

在下颌磨牙区颊侧缘或其附近，沿前后方向延伸的骨嵴线称为外斜线。其在下颌磨牙区的外侧面向前走行，是下颌支前缘的延伸。

由于个体差异或口周肌肉的影响，义齿基托边缘可能位于外斜线上，也可能跨越外斜线设置在其偏颊侧的位置。

参考文献

[1] 上條雍彦. 図解口腔解剖学　5　内臓学（臨床編）第 3 版. 東京：アナトーム社, 1997：1244, 1246-1247, 1250-1262, 1468, 1448-1450, 1455-1457, 1462-1466, 1474-1475, 1490.

[2] Arwill T, Larsson A, Wennström A. "Trigonum retromolare" in relation to the posterior limit of the complete lower denture. Acta Odontol Scand 1967；25（2）：115-137.

[3] 脇田稔, 山下靖雄（監修）, 井出吉信, 前田健康, 天野修（編）. 口腔解剖学. 東京：医歯薬出版, 2009：69, 78, 113-115, 155-160, 182.

[4] 上條雍彦. 図解口腔解剖学　2　筋学. 東京：アナトーム社, 1969.

[5] 小林賢一. 総義歯臨床の押さえどころ. 東京：医歯薬出版, 2001：16-19, 21-23, 28, 32, 38, 41-44, 46, 78-80.

[6] 細井紀雄, 平井敏博, 他（編）. 無歯顎補綴治療学　第 2 版. 東京：医歯薬出版, 2009：14-19, 113.

[7] Gino Passamonti. パサモンティの総義歯アトラス. 東京：クインテッセンス出版, 1981：86.

[8] 坪根政治, 豊田静夫. 総義歯臨床形態学. 東京：医歯薬出版, 1978：54-67.

[9] 小出馨（編著）. デザイニング・コンプリートデンチャー. 東京：医歯薬出版, 2008：4-22.

[10] 本郷英彰（著）, 堤嵩詞（編集協力）. デンチャースペースの回復できめる総義歯のかたち. 東京：医歯薬出版, 2012：32-45, 55, 68-84, 100-115, 118, 123.

[11] 平栗布海. "観える化"により再確認する適切な蝋義歯製作のポイント　中編　模型へのガイドラインの記入と蝋堤製作の工夫. 歯科技工 2015；43（8）：920-930.

[12] David M. Watt, A. R. MacGregor. Designing Complete Dentures. Philadelphia：W. B. Saunders Company, 1976：36-44.

[13] 鈴木哲也. 良い義歯 だめな義歯　鈴木哲也のコンプリートデンチャー-17のルール. 東京：クインテッセンス出版, 2011：30-34, 66-68.

[14] Geroge A.Zarb, 他（編著）, 田中久敏, 古谷野潔, 他（監訳）. バウチャー無歯顎患者の補綴治療 原著第12版. 東京：医歯薬出版, 2008：222-224, 230.

[15] 近藤弘, 近藤博保, 布川澄. Quality Control から見直す 総義歯治療入門. 東京：医歯薬出版, 2007：85-88.

[16] 北村清一郎（編著）. 機能的な補綴装置製作のためのアトラス口腔顎顔面解剖. 東京：医歯薬出版, 2015：5-77.

[17] Boucher CO. Complete denture impressions based upon the anatomy of the mouth. J Am Dent Assoc 1944；31（17）：17-24.

[18] 竹迫清, 布井隆行, 是枝美行, 廣安敬之, 濵野徹, 川畑直嗣, 長岡英一. 上顎総義歯の床下における気圧の動態　第 1 報　維持力との関係. 補綴誌 1989；33：251-263.

[19] 沖野節三. 総義歯学　理論編. 東京：医歯薬出版, 1972：129-146.

[20] 上濱正, 阿部伸一, 土田将広. 今後の難症例を解決する総義歯補綴臨床のナビゲーション. 東京：クインテッセンス出版, 2012.

[21] 河邊清治, 松本直之, 他. 総義歯の真髄. 東京：クインテッセンス出版, 2001.

[22] 加藤武彦. 治療用義歯を応用した総義歯の臨床 いま総義歯に求められるもの. 東京：医歯薬出版, 2002.

第3章

全口义齿的固位力

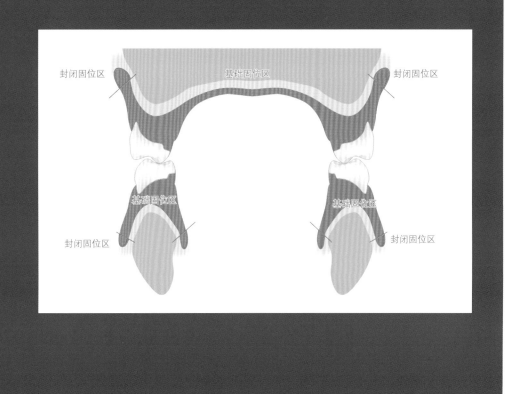

第3章 要点

固位力

通过印模制取获得的固位可以列举：

- 基础固位（唾液、口腔黏膜和义齿基托组织面之间的黏着，"附着"固位）；
- 物理性固位（由于咀嚼压力使黏膜位移产生的负压固位，内封闭inner valve）；
- 肌肉压力产生的生理性固位（外封闭outer valve，基托唇颊舌侧翼板）；
- 解剖性固位等（图1）。

与通过印模制取获得的固位一样重要的是：

- 不妨碍固位力且有利于义齿稳定的咬合接触。

不同部位的固位功能

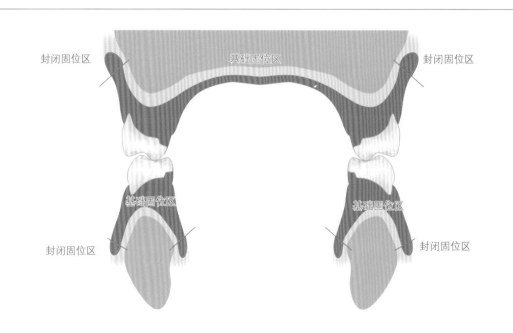

基础固位区：咀嚼黏膜 —— 基础固位区：唾液、义齿组织面和黏膜的黏着固位
　　　　　　　　　　 —— 反映在印模体上的黏膜受压位移引起的物理性大气压力固位

封闭固位区：被覆黏膜 —— 内封闭：物理性固位
　　　　　　　　　　 —— 外封闭：生理性固位

图1a　咀嚼黏膜和被覆黏膜（引自参考文献1，并修改）。

全口义齿的固位

静态固位
（Simulated retention）

由基托翼板、中性区等、舌和唇颊肌产生的固位（肌肉压力产生的生理性固位）

封闭固位：外封闭固位（由肌肉压力产生的生理性固位）

封闭固位：内封闭固位（物理性固位）

基础固位：由唾液产生的物理性附着固位

黏膜受压位移产生的物理性大气压固位

倒凹等产生的解剖性固位

动态固位
（Actual retention）

功能性固位
（Optimal retention）

通过患者自身在日常生活中对治疗义齿施加功能性压力而获得的长期性固位

上颌全口义齿

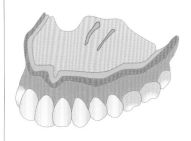

下颌全口义齿

（磨光面）

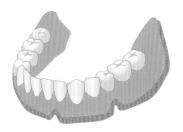

（组织面）

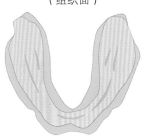

图1b　全口义齿固位的分类。

通过印模制取获得的固位

1. 基础固位

通过唾液、口腔黏膜和义齿基托组织面的附着获得的固位（以下称为基础固位）是最重要的固位。

主要靠唾液固位可以列举：
· 唾液、口腔黏膜和义齿基托间的分子间作用力（图2a）；
· 唾液中产生的范德华力；
· 唾液与义齿基托下的表面张力；
唾液的粘接力等。

唾液、口腔黏膜和义齿基托间的分子间作用力

咬合时义齿基托和唾液强烈压缩黏膜表面分子间距离（最小$0.07\mu m$），分子被强烈吸引以填充义齿和组织之间的细微间隙，此为分子间作用力。其大小和义齿基托承托面积与黏膜组织的适合度成正比（图2b）。

唾液的范德华力

范德华力是一种非极性的分子间作用力，是相同分子之间在不带电荷的情况下产生的吸引力。典型的力是水滴趋于球形化的力。为了发挥范德华力的作用，应将义齿基托与承托区黏膜广泛而紧密贴合，同时唾液层应尽可能薄（图3）。

唾液和义齿基托之间的表面张力

当义齿基托与黏膜的适合精度很高时，可获得由唾液产生的固位。"用一滴水可将两块玻璃粘在一起"的例子常用于说明全口义齿固位力，就是对表面张力的比喻描述。这种表面张力与义齿基托的承托面积成正比，与义齿基托与义齿下黏膜的距离成反比。换言之，义齿的与黏膜的紧密贴合是发挥表面张力作用的必要条件（图4，图5）。

对于具有强固位力功能性全口义齿，"分子间作用力、范德华力和表面张力"这三种力是全口义齿最基本、最重要的固位力（图5b）。

因此，重要的是义齿基托组织面要与黏膜广泛而均匀地紧密接触。也就是说，全口义齿组织面与黏膜广泛而均匀的紧密接触才能获得这三种基础固位力（分子间作用力、范德华力和表面张力）。为了使获得的印模能重现黏膜的"原始形状"，一定要在无压状态下制取初印模（参考第044页的"详解⑦"）。

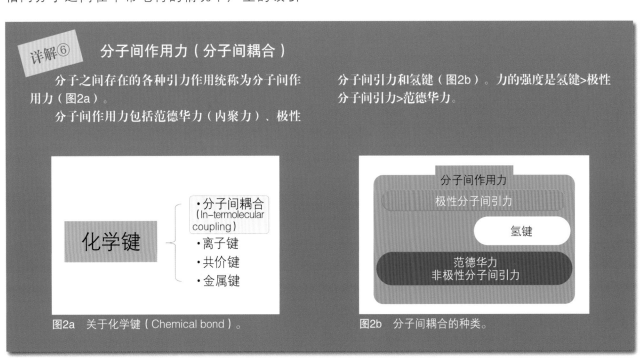

详解⑥　分子间作用力（分子间耦合）

分子之间存在的各种引力作用统称为分子间作用力（图2a）。

分子间作用力包括范德华力（内聚力）、极性分子间引力和氢键（图2b）。力的强度是氢键>极性分子间引力>范德华力。

图2a　关于化学键（Chemical bond）。

图2b　分子间耦合的种类。

唾液的范德华力

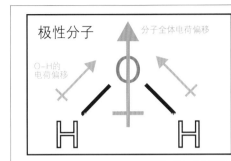
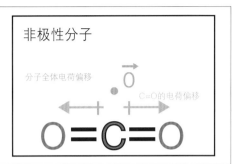

图3　极性和非极性分子。范德华力是非极性分子间引力。

表面张力和毛细现象

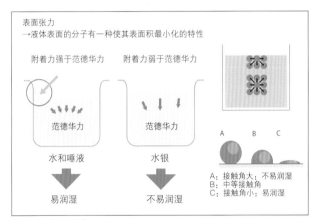

图4a　表面张力。

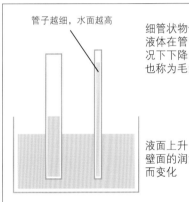

管子越细，水面越高

细管状物体（毛细管）内部的液体在管中上升（或在某些情况下下降）的一种物理现象。也称为毛细作用

液面上升的速度随表面张力、壁面的润湿性和液体密度大小而变化

图4b　毛细现象。

基础固位力

力的强度

表面张力 ＞ 分子间作用力 ＞ 范德华力

图5a　基础固位力的强度。

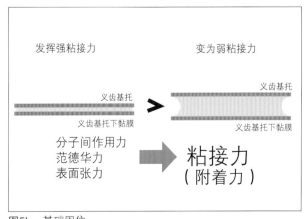

图5b　基础固位。

详解⑦　　制取初印模时获得的基础固位

为了最大限度地发挥基础固位的作用，初印模制取时应在保持黏膜原始形态下制取无压性印模，这点很重要。为此，如果患者佩戴有旧义齿，应在印模制取前的几个小时取下义齿，使黏膜恢复到原状，并在黏膜接近无压的状态下印模制取。

刚戴入由加压印模制作的义齿时，看起来义齿与黏膜呈现紧密接触状态，似乎只是压迫了黏膜柔软的区域，但是在无咀嚼压力时，局部受压移位的黏膜会产生反弹力，使义齿和黏膜的接触面积变得很小，从而无法获得基础固位（图6）。

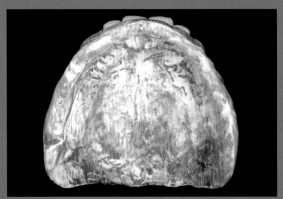

图6a　由加压印模导致义齿基托组织面未与黏膜广泛接触。

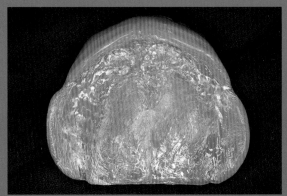

图6b　由无压性印模制作的义齿基托组织面与黏膜广泛接触。

受压位移量

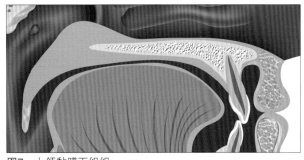

图7　上颌黏膜下组织。

2. 物理性固位

物理性固位包括通过调节咀嚼黏膜受压位移获得的负压固位，以及通过封闭基托边缘封闭区内侧获得的内封闭固位。

对于义齿的固位而言，负压产生的物理性固位非常重要。适度加压的印模使义齿容易获得负压固位，但当负压过大时，义齿虽然可能保留在口腔内不脱落，但像吸盘一样吸附在黏膜上，可能导致义齿基托下受压黏膜中的血流停滞而造成缺血。这与患者主诉的佩戴不适及疲劳感相关联。

以保持基础固位为前提，进行黏膜受压位移量调整，有选择地获取物理性固位是关键。

黏膜受压位移产生的负压固位

通过调整咀嚼黏膜的受压位移量，在咬合状态下，使义齿基托下组织所负担的咀嚼压力均等，义齿即可获得负压固位。

受压位移量

受压位移量是指义齿基托下组织（图7）受到咀嚼压力时的压缩量。不同部位的位移量存在差异，当义齿受到咀嚼压力时，义齿基托下黏膜的脂肪细胞、唾液腺和松软结缔组织（图8右）会发生较大的压缩。但在较硬结缔组织（图8左）和黏骨膜处，由于黏膜较薄且下方为牙槽骨，当义齿在松软黏膜部位下沉时，此处黏膜被压缩量有限，易引起疼痛、溃疡和骨吸收（图9）。

戴入采用无压性印模制作的透明托盘，可观察到黏膜颜色和没有佩戴时的状态一样，呈现为粉红色（图10）。随后，当用手指在义齿咀嚼压

黏膜下组织

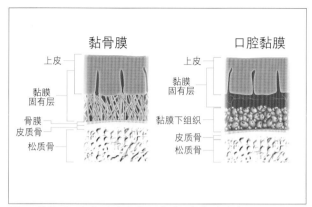

图8　薄黏膜下组织（左）和厚黏膜下组织（右）。

加压时的黏膜下组织

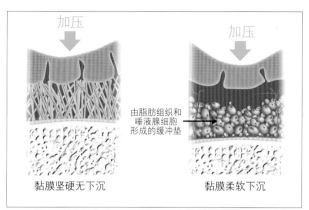

图9　加压时的薄黏膜下组织（左）和厚黏膜下组织（右）。

无压时和加压时的基托下黏膜

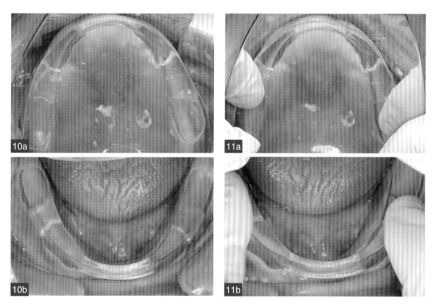

图10a，b　无压时。黏膜的颜色和自然状态时的一样呈粉红色。
图11a，b　加压时。义齿基托下黏膜呈散在斑驳状白色缺血状态。

无压时和加压时的黏膜组织

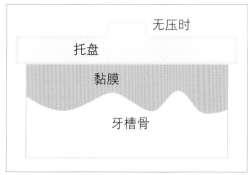

图12a　当托盘无压时的黏膜组织示意图。

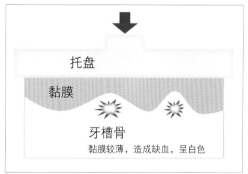

图12b　当托盘被加压时的黏膜组织示意图。

负压固位

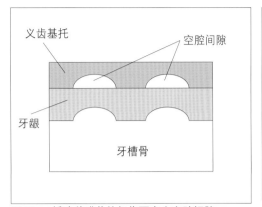

图13a　缓冲黏膜薄的部位可产生空腔间隙。

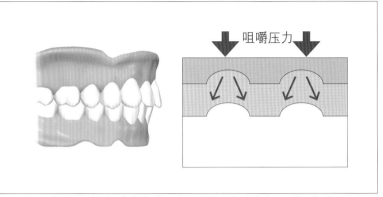

图13b　没有压力时，间隙内充满唾液和空气，但当施加咀嚼压力时，空气和唾液被挤出而形成负压。

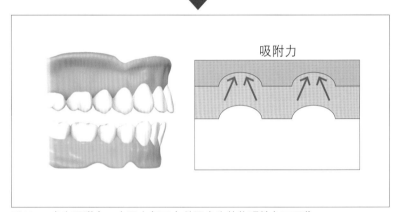

图13c　产生吸附力。由于大气压力差而产生的物理性负压固位。

力最大的部位相当于第一磨牙部位按压时，托盘下沉，肉眼可见托盘基托下受压部位的黏膜因缺血而发白，呈斑驳状分布（图11）。同样，当施加咀嚼等压力时，依据黏膜下组织的厚度和组成不同，有些部位会出现黏膜缺血的情况。

这是在咬合状态下，受压黏膜下组织的压缩量因部位而异，对硬而薄的黏膜施加较大压力会使该部位缺血发白。黏膜长时间的受压会引起疼痛和溃疡，导致牙槽骨吸收（图12）。义齿调整时，需要缓冲义齿基托组织面的相应部位。在静态时，缓冲部位的义齿基托组织面与咀嚼黏膜之间存在间隙，形成空腔。在非咬合状态下，该空间有唾液和空气存在。当施加咀嚼压力时，空腔中的唾液和空气被排出，在咀嚼压力消失时，空腔内变为负压，形成物理固位（图13）。由负压

产生的物理固位一般也称为吸附固位。

使义齿基托下组织均等负担咀嚼压力

通过精确调整咀嚼运动过程中发生的黏膜受压位移量，在咬合加压时，可使义齿基托下组织均匀负担咀嚼压力。由此减缓了对牙槽骨的物理刺激并防止牙槽骨吸收，从而使全口义齿能够长期使用。

内封闭固位

与全口义齿基托组织面相接触并形成封闭固位的部位称为内封闭（Inner valve）。在咀嚼黏膜和被覆黏膜交界处，对可动性较小的被覆黏膜内表面轻微加压所获得的物理性固位称为内封闭固位。

内封闭是义齿基托和口腔黏膜表面的物理固

内封闭固位

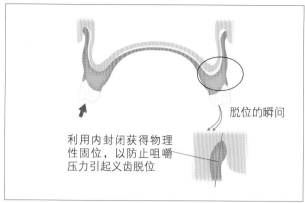

图14a　内封闭固位。受压的柔软黏膜紧贴义齿基托边缘使封闭不被破坏。

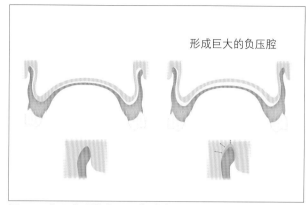

图14b　如果物理性负压固位过度，虽然吸附性良好，但是会形成一个巨大的负压腔，基托边缘如有一个部位封闭破坏就会失去固位。

中性区功能印模技术和口周肌群

图15a　在中性区功能印模技术中要参考的口周肌群。

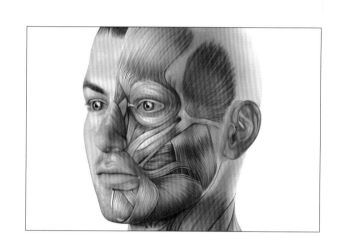

位。由于在制取无压印模时无法有意识地获得内封闭固位，因此可以在进行终印模的肌功能整塑时形成内封闭。内封闭区黏膜受压保持在比无压性印模时多200~300μm较好（图14a）。在义齿整个周边进行这种微压封闭的操作需要一定的经验。应当避免对内封闭部位黏膜进一步加压，否则会增加负压并使黏膜缺血，导致牙槽嵴骨吸收。此外，要注意过度的负压常会引起黏膜被吸住的不适感（图14b）。

3. 肌肉压力产生的生理性固位

　　由肌肉压力产生的生理性固位主要有：

· 外封闭的固位；

· 义齿基托翼部磨光面形态形成的固位。

外封闭固位

　　与义齿磨光面相接触并形成封闭固位的部位称为外封闭（Outer valve）。颊肌等与义齿基托边缘接触的肌肉和黏膜包裹着义齿基托磨光面，可形成固位力。利用日常口腔周围的肌肉运动（功能性）也可获得固位，如义齿磨光面形态与位于上颌结节和下颌颊棚区的颊肌功能运动相协调则可提高固位。

　　对于牙槽嵴重度吸收的病例，可微压柔软的被覆黏膜以制取加压印模。黏膜包裹义齿基托边缘，可防止外部空气进入并增加固位力。但是，

中性区功能印模技术的牙龈形成

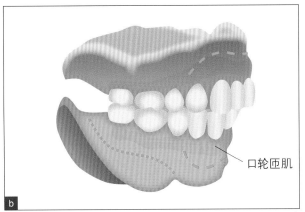

口轮匝肌

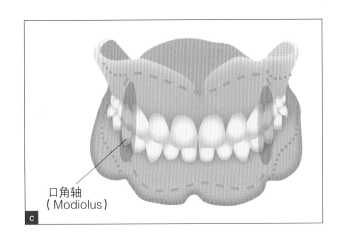

口角轴
（Modiolus）

图15b，c　有意识地利用中性区功能印模技术形成的牙龈形态。

解剖性固位

表1　解剖性固位

	固位好	固位差
牙槽嵴吸收	轻度	严重
牙弓	大	小
咬合关系	安氏Ⅰ类	安氏Ⅱ类、Ⅲ类
骨隆突	无	有
倒凹	无，摘戴义齿时不会引起问题的较小倒凹	较大的倒凹
黏膜	越厚弹性越大	松软牙槽嵴，很薄

牙槽嵴的吸收状态、牙弓的大小、咬合关系、有无骨隆突和倒凹，以及义齿基托下黏膜的硬度和厚度都会影响固位力。

如果误解此封闭功能，增加外封闭的厚度，反而会减少固位力。

通过形成义齿基托翼部磨光面形态获得的固位

　　利用口周肌形态确定基托翼部的形态可获得固位力（图15）。通过基托翼部恢复缺失的牙龈和牙槽嵴的形态，使食物残渣不会聚集在义齿基托边缘和磨光面上，食物变得容易聚集成团，有助于咀嚼、吞咽及发音和唇部支撑。

4. 解剖性固位

　　牙槽嵴的吸收状态、牙弓的大小、咬合关系、有无骨隆突和倒凹，以及义齿基托下黏膜的硬度和厚度都会影响固位力（表1）。

　　即使牙槽嵴很丰满，骨隆突或倒凹的存在也将是削弱固位的一个因素。另外，要注意的是如果患者的黏膜薄而硬，则难以获得固位且容易发生疼痛。

形成无碍固位与稳定的咬合

中性区

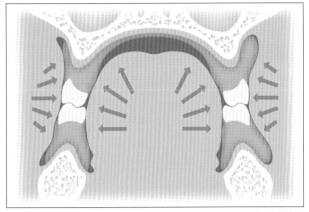

图16 中性区。是一种认为将人工牙排列在由舌侧和颊侧压力夹持的中性区域内，可使义齿获得稳定的方法。

牙槽嵴顶间线法则

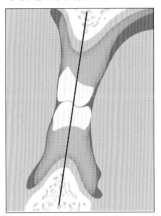

图17 牙槽嵴顶间线法则。将在上下相对的牙槽嵴顶用直线连接，称为牙槽嵴顶间线。将上下颌人工磨牙排列在使咀嚼压力与该直线方向一致的位置上可获得义齿的稳定性，此排牙法称为牙槽嵴顶间线法则。

形成无碍固位与稳定的咬合

1. 人工牙排列位置及牙轴方向的调整

考虑到固位力的咬合设定要比通过印模制取获得固位更重要。调整人工牙排列的位置和牙轴方向可同时获得全口义齿的稳定性和预期的固位力。

人工牙的位置

人工牙的排列位置可影响全口义齿的固位力和稳定性。为了将咀嚼压力均匀地分布到义齿基托下黏膜上，需要注意利用牙槽嵴顶间线法则和中性区［肌肉压力中性区（Neutral zone）］排牙法，并一定在全口义齿最稳定、最舒适的位置和牙轴方向上设定咬合。

中性区

牙齿在中性区的位置取决于发育过程中舌肌、唇颊肌和牙齿三者间的相互作用，因此认为将人工牙排列在颊舌压力平衡的中性区内有利于义齿的稳定（图16）。由此可望减少全口义齿产生的不适感。

牙槽嵴顶间线法则（Interalveolar crest line rule）

在冠状面上连接上下牙槽嵴顶的直线称为牙槽嵴顶间线（图17）。将上下颌人工磨牙排列在使咀嚼压力与该直线方向一致的位置上可获得义齿的稳定性，此排牙法称为牙槽嵴顶间线法则。

Gerber提出："牙槽嵴丰满，牙槽嵴顶间线与咬合平面夹角为80°～90°，可以依据常规的牙槽嵴顶间线法则排牙。但牙槽骨吸收加重，牙槽嵴顶间线与咬合平面夹角在70°以下，两侧牙槽嵴顶间线呈八字形，在这种情况下，应在上下颌牙槽嵴顶上将人工磨牙排列为反𬌗关系。"

无牙颌磨牙区形态在水平方向上随时间的变化

上颌牙槽嵴唇颊侧骨板与腭侧骨板在结构上存在不同。唇颊侧骨板更易显著吸收。这被认为是由于唇颊侧骨板薄而多孔，唇颊侧的外来较大压力易使相当于牙根部的牙槽骨丧失。结果导致上颌弓形牙槽嵴顶（Alveolar arch）位置向内侧（腭侧）移动。

无牙颌牙槽嵴磨牙区形态在水平方向上随时间的变化

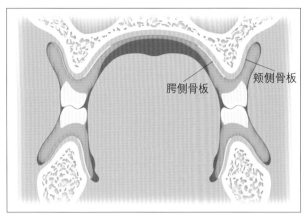

图18　牙槽嵴，牙槽骨斜面的名称。黄色为腭侧或舌侧骨板，蓝色为颊侧骨板。

图19　牙槽嵴，牙槽骨斜面随时间发生生理吸收。

模型分析（Model analysis）

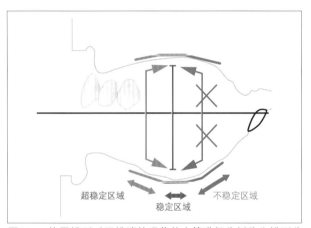

图20a　使用模型对牙槽嵴的吸收状态等进行分析称为模型分析（Model analysis）。

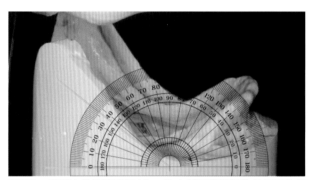

图20b　模型中的不稳定区域。从右侧牙槽嵴吸收最严重的相当于 65 部位开始到磨牙后垫为止，此区域的牙槽嵴顶与模型基底面（平行于假想咬合平面）形成的夹角如果超过36°，则可被确定为不稳定区域。

与上颌相反，对于下颌磨牙区的牙槽骨、舌侧骨板的吸收更为显著。这是因为舌压作用于较薄的舌侧骨板，而颊侧骨板富含皮质骨，不易被吸收，例如有外斜线走行等。结果导致下颌的弓形牙槽嵴顶的位置向颊侧移动（图18，图19）。从冠状面对无牙颌牙槽骨的增龄性变化进行观察，如果牙槽嵴丰满，牙槽嵴顶间线与咬合平面夹角为80°～90°，可以依据常规的牙槽嵴顶间线法则排牙。但如果牙槽骨重度吸收，牙槽嵴顶间线与咬合平面夹角在70°以下，两侧牙槽嵴顶间线呈八字形，在这种情况下，根据牙槽嵴顶间线法则应在上下颌牙槽嵴顶上将人工磨牙排列为

反𬌗关系。

这样的话，对于天然牙的位置与制作义齿时的牙槽嵴顶位置存在差异的病例（长期无牙颌状态引起的牙槽嵴重度吸收的患者），应优先采用牙槽嵴顶间线法则排牙，以获得义齿的稳定性，但在某些情况下人工牙排列为反𬌗，与原有的咀嚼习惯不同，使得患者咬合困难，而且口腔会变得狭窄，引起舌运动不自由，进而导致发音障碍。换言之，如果优先考虑佩戴和使用的舒适感，则不能使用牙槽嵴顶间线法则。但是，如果以舒适感优先，将义齿人工牙排列在原本天然牙位置或中性区，则无牙根支持的全口义齿会因咀嚼运动

时施加的水平侧向力而翻转或引起咀嚼压力集中。虽没有不适感，但咀嚼效率也会低下，并诱发疼痛和牙槽骨吸收。

为使通过印模制取获得的固位保持稳定状态，将中性区和模型上观察到的拔牙后残留标志作为判断依据，但不是简单地再现原始状态，应把人工牙排列在义齿容易获得稳定的位置上，通过调整牙轴方向和咬合面展开角（Occlusal deployment angle），为每颗人工牙赋予有助于固位的功能性咬合。为此，有必要进行模型分析。

模型分析（Model analysis）

进行模型分析，通过形成稳定的咬合来获得固位力（图20a）。

在义齿制作过程中，在需要通过人工牙齿的排列获得固位时都应进行模型分析。即在制作标准模型后、制取初步咬合和最终咬合关系后，以及在排列人工牙之前等环节应进行模型分析。

在牙槽嵴吸收较少时，如果人工牙按中性区排列与按牙槽嵴顶间线法排列的位置相近则问题不多，但在很多情况下，由于长期感染或咀嚼造成的物理刺激等所引发的骨吸收，会导致很多诸如牙槽嵴顶近远中向凹陷弯曲等问题。

在对上下颌对位关系、牙槽嵴顶近远中向的弯曲曲率和牙槽嵴的吸收状态等进行模型分析时，要判断牙槽嵴的稳定区域（Stable zone）、施加咀嚼压力有利于固位的超稳定区域（Super stable zone），以及施加咀嚼压力会导致全口义齿不稳定的区域（Unstable zone）（图20b），并将其作为咬合设计的参考。

参考文献

[1] Horst Uhlig（著），小山正宏（訳）. ウーリッヒ総義歯学. 東京：医歯薬出版，1970：19-42.

[2] 近藤弘，近藤博保，布川澄. Quality Control から見直す 総義歯治療入門. 東京：医歯薬出版，2007：85-89.

[3] 上濱正，堤嵩詞. 機能解剖学・生理学に基づく印象テクニック その1. 維持と支持、口腔周囲筋と舌とのバランスを採り入れるための基本理論. 歯科技工 2001；29（10）：1327-1341.

[4] Jacobson TE, Krol AJ.A contemporary review of the factors involved in complete denture retention, stability, and support. Part I : retention. J Prosthet Dent 1983；49（1）：5-15.

[5] Jacobson TE, Krol AJ. A contemporary review of the factors involved in complete dentures. Part II: stability. J Prosthet Dent 1983；49（2）：165-172.

[6] Jacobson TE, Krol AJ. A contemporary review of the factors involved in complete dentures. Part III: support. J Prosthet Dent 1983；49（3）：306-313.

[7] 津留宏道，小林義典，他（編）. 床義歯学. 東京：クインテッセンス出版，1987：13-15.

[8] 堤嵩詞，平岡秀樹. 総義歯づくり すいすいマスター 総義歯患者の「何ともない」を求めて～時代は患者満足度～. 東京：医歯薬出版，2014：24-31.

[9] 沖野節三. 総義歯学 理論編. 東京：医歯薬出版，1972：129-146.

[10] 細井紀雄，平井敏博，他（編）. 無歯顎補綴治療学 第2版. 東京：医歯薬出版，2009：44-49.

[11] 坪根政治，豊田静夫. 総義歯臨床形態学. 東京：医歯薬出版，1978：37-42.

[12] 浜田重光，津留宏道，他. 印象圧が義歯床下組織に及ぼす影響に関する実験的研究. 補綴誌 1982：26（6）：1135-1145.

[13] 佐藤隆志. 義歯床下粘膜の傷害・治癒過程に関する実験的研究 第1編 傷害過程における病理組織学的ならびに組織化学的観察. 補綴誌 1976；20（3）：317-340.

[14] 関根弘，前田佳英，大沢一博，他. 有床義歯のための印象方法に関する基礎的ならびに臨床的研究（第3報） 粘弾性を有する被印象体の印象時における変位状態について. 歯科学報 1971；71（11）：2167-2172.

[15] 原哲也，佐藤隆志，他. 咬合圧が義歯床下組織の初期変化に及ぼす影響に関する研究. 補綴誌 1995；39（4）：722-728.

[16] 角谷真一，佐藤隆志，他. 自浄作用の欠如に伴う義歯床下骨組織の動態に関する定性的観察. 補綴誌 1995；39（3）：555-561.

[17] 中島啓一朗. 義歯床による被覆に伴う義歯床下組織の変化に関する病理組織学的研究. 岡山歯学会雑誌 1990；9：249-265.

[18] Jacobson TE, Krol AJ. A contemporary review of the factors involved in complete denture retention, stability and support, Part I: retention. J Prosthet Dent 1983；49（1）：5-15.

[19] 金田洌. 下顎義歯床翼頬舌側面における筋圧. 口病誌 1983；50（4）：489-515.

[20] 津留宏道. 義歯機能に関する生理学的研究 I 咬合の高さと義歯機能との関係. 阪大歯学誌 1959；8：482-496.

[21] 津留宏道. 義歯機能に関する生理学的研究 II 咬合面形態と義歯機能との関係. 阪大歯学誌 1961；6：353-366.

[22] 上濱正，阿部伸一，土田将広. 今後の難症例を解決する総義歯補綴臨床のナビゲーション. 東京：クインテッセンス出版，2012.

[23] 河邊清治，松本直之，他. 総義歯の真髄. 東京：クインテッセンス出版，2001.

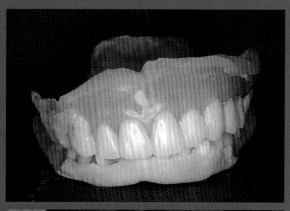

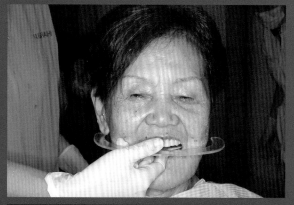

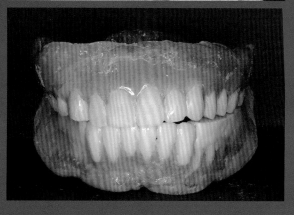

第4章 要点

制作新全口义齿时的检查

1. 患者信息

· 既往史；

· 现病史；

· 自理能力；

· 目前服用的药物；

· 精神状态。

2. 患者情况

· 家庭情况；

· 医院就诊时的陪护，交通方式；

· 经济情况；

· 需要护理的情况；

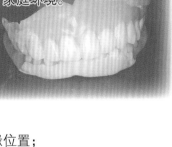

· 主要的护理人员，家庭环境。

3. 旧义齿

· 旧义齿的状态；

· 旧义齿使用时间；

· 旧义齿佩戴感觉；

· 旧义齿的基托边缘位置；

· 旧义齿的咬合垂直距离。

4. 口腔检查

· 口腔黏膜病变；

· 松软牙槽嵴；

· 黏膜下纤维性变；

· 牙槽嵴状态；

· 牙槽嵴吸收程度（轻度、中度、重度）；

· 骨隆突；

· 骨棱部位；

· 局部吸收部位。

5. 颌位和咬合关系的分类

· 偏颌（无、下颌前突、右侧偏颌、左侧偏颌）；

· 颞下颌关节紊乱［无、左右侧关节弹响、左右侧关节摩擦音（捻发音），左右侧关节绞索］；

· 安氏Ⅰ类、Ⅱ类、Ⅲ类（由于没有磨牙，所以无法进行安氏分类，但此处是指想象中天然牙存在时的颌骨形态）；

· 相对位置关系。

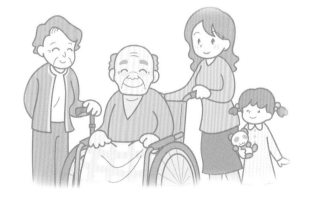

前处理的分类

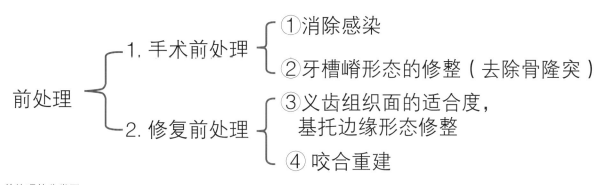

$$前处理 \begin{cases} 1.\ 手术前处理 \begin{cases} ①消除感染 \\ ②牙槽嵴形态的修整（去除骨隆突） \end{cases} \\ 2.\ 修复前处理 \begin{cases} ③义齿组织面的适合度，\\ \quad 基托边缘形态修整 \\ ④咬合重建 \end{cases} \end{cases}$$

图1 前处理的分类图。

前处理的分类（图1）

①消除感染

·保留剩余牙不当；

·残根；

·完全埋伏的智齿；

·牙槽骨异物。

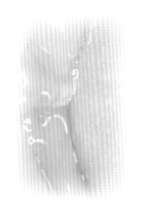
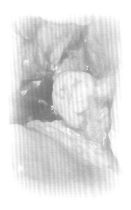

②牙槽嵴形态的修整（去除骨隆突）

·牙槽骨形态修整（去除骨隆突等）；

·黏膜处理（松软牙槽嵴、系带延长等）。

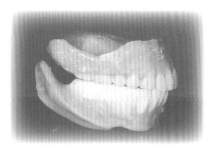

③义齿组织面的适合度，基托边缘形态修整。

④咬合重建。

口腔治疗过程中经常会引发疼痛。牙齿缺失后的义齿修复治疗也不例外。为避免给患者造成痛苦，新义齿制作完成后，应常规进行义齿组织面和基托边缘的调整。每位患者的牙槽嵴条件都不相同，例如适合固位的部位、黏膜受压位移量和承托区面积等条件存在着差异。此外，还有患者的全身条件各异，如患基础病可导致体力下降和口干等，这些都使得每位患者存在各种各样影响全口义齿制作的问题。

事实上仅使用统一的制作方法很难解决各种各样的问题，也无法制作出可充分发挥功能的全口义齿，所以应重视修复前的检查和诊断，学习掌握根据具体情况制作义齿的方法。

制作新全口义齿时的检查要点

制作新全口义齿时，有必要正确检查患者当前的状况。

1. 患者信息

· 既往史；
· 现病史；
· 自理能力；
· 目前服用的药物；
· 精神状态。

佩戴全口义齿的患者都是由于某些原因丧失了全部天然牙，许多患者对口腔诊疗存在不信任感，因此让患者产生亲近感很重要。

在全口义齿制作的过程中，非常重要的是在与患者建立合作关系之外，应掌握患者的身心状态。全面诊断影响骨密度的病史、是否服用了导致口干的药物，以及精神状态能否接受义齿修复治疗（图2）。

2. 患者情况

· 家庭情况；
· 医院就诊时的陪护，交通方式；

制作新全口义齿时的检查

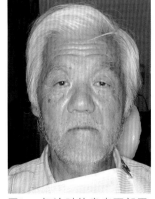

图2a　初诊时的患者面部正面观。

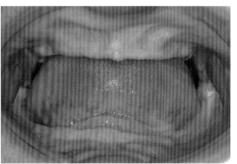

图2b　初诊时的口内观。

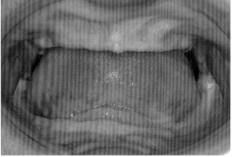

图2c　旧义齿的状态。

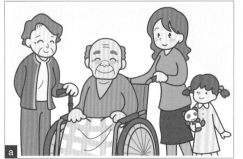

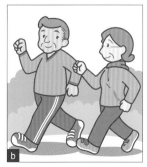

图3a，b　患者周围的环境。

· 经济情况；

· 需要护理的情况；

· 主要的护理人员，家庭环境。

　　许多佩戴全口义齿的患者没有可以独自前往医院复诊的条件。他们的自理能力、家庭护理和工作环境，以及经济条件等通常存在问题，在很多情况下无法与他人述说自己的痛苦和压力。作为医疗专业人员，重要的是在和患者提出问题的同时，要倾听和尊重他们（图3）。

3. 旧义齿

· 旧义齿的状态；

· 旧义齿使用时间；

· 旧义齿佩戴感觉；

· 旧义齿的基托边缘位置；

· 旧义齿的咬合垂直距离。

　　对于全口义齿的制作，有必要根据旧义齿存在问题改变制作方式（图4）。如果是医生自己给患者制作的全口义齿，以前会有记录，可以重点修整有问题的地方。但对于制作方法和标准都不

清楚的旧义齿出现的问题，就很难明白导致问题的原因。如果不分阶段解决旧义齿存在的诸多问题，即使重新制作了义齿，患者也可能无法接受。

4. 口腔检查

口腔黏膜的状态

· 咀嚼黏膜的范围和硬度、受压位移量；

· 被覆黏膜的范围和硬度、可动性；

· 口腔黏膜病变；

· 松软牙槽嵴；

· 黏膜下纤维性变。

牙槽嵴状态

· 牙槽嵴吸收（轻度、中度、重度）；

· 骨隆突；

· 骨棱部分；

· 局部吸收部位。

　　在口腔检查中，根据旧义齿所导致的溃疡和松软牙槽嵴，以及牙槽嵴对称或非对称的吸收状态等情况，可推断出迄今为止的咀嚼习惯（图5）。

▌旧义齿

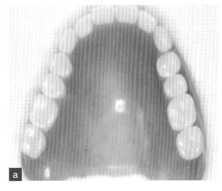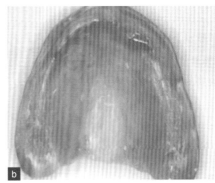

图4a　上颌旧义齿磨光面。
图4b　上颌旧义齿组织面。

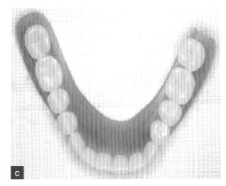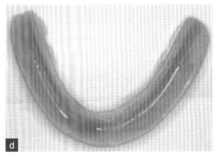

图4c　下颌旧义齿磨光面。
图4d　下颌旧义齿组织面。

牙槽骨吸收程度（轻度、中度、重度）

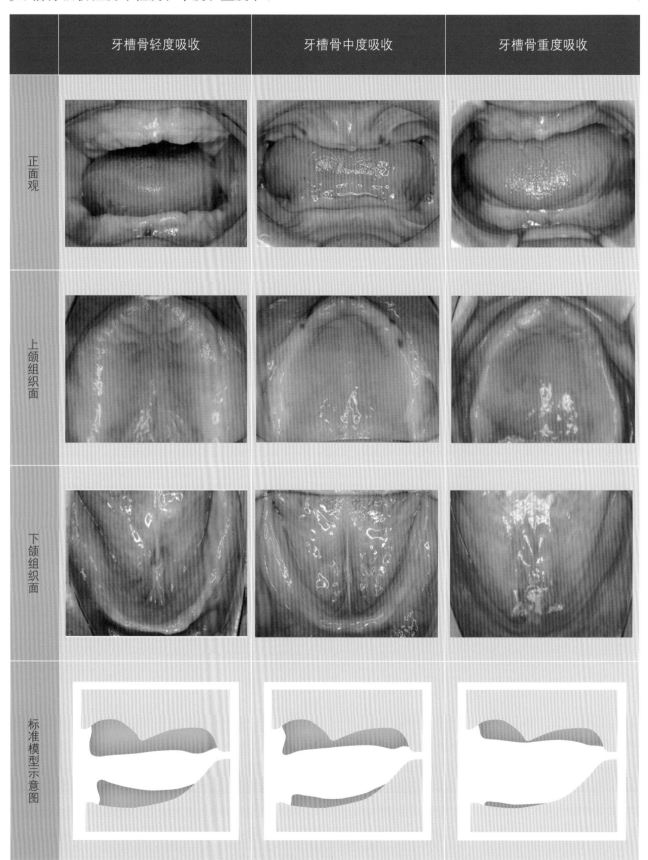

	牙槽骨轻度吸收	牙槽骨中度吸收	牙槽骨重度吸收
正面观			
上颌组织面			
下颌组织面			
标准模型示意图			

图5 牙槽骨轻度、中度和重度吸收的口内观，标准模型示意图。

偏颌

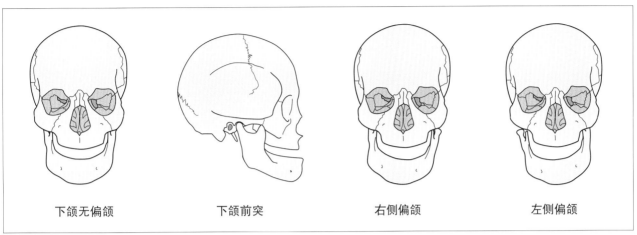

| 下颌无偏颌 | 下颌前突 | 右侧偏颌 | 左侧偏颌 |

图6　偏颌的分类。

安氏分类

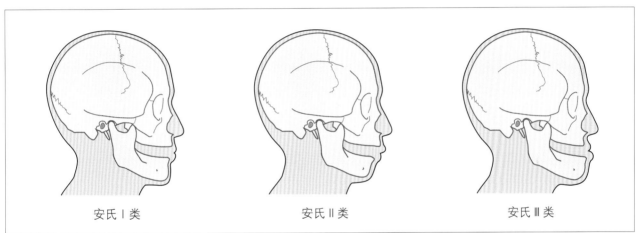

| 安氏Ⅰ类 | 安氏Ⅱ类 | 安氏Ⅲ类 |

图7　安氏Ⅰ类、Ⅱ类、Ⅲ类（安氏分类是根据上下磨牙相对的咬合位置关系进行的分类，但在本书中指的是假定天然牙存在时的咬合位置关系）。

5. 颌位和咬合关系分类

　　在制作全口义齿的过程中，颌位和咬合关系的准确分类可能会发生变化，而新义齿制作前的检查诊断只能反映旧义齿状态下的颌位和咬合情况，并非最终诊断。但是，对旧义齿现状的记录可以为新义齿的制作提供参考。

- 偏颌（无、下颌前突、右侧偏颌、左侧偏颌）（图6）；
- 颞下颌关节紊乱［无、左右侧关节弹响、左右侧关节摩擦音（捻发音）、左右侧关节绞索］；
- 安氏Ⅰ类、Ⅱ类、Ⅲ类（咬合畸形的分类）（图7）；
- 相对位置关系。

前处理的分类

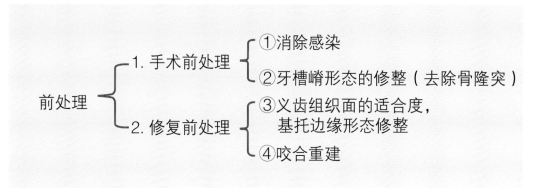

前处理 ⎨
1. 手术前处理 ⎨
① 消除感染
② 牙槽嵴形态的修整（去除骨隆突）
2. 修复前处理 ⎨
③ 义齿组织面的适合度，基托边缘形态修整
④ 咬合重建

图8　前处理的分类图。

完全埋伏的智齿

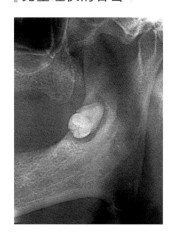

图9　水平埋伏的智齿并发周围炎。

前处理

前处理在全口义齿治疗中非常重要。不仅要改善旧义齿存在的问题，重要的是还应"探寻患者对义齿的耐受性"。前处理（尽管有一定的局限性）包括义齿基托边缘的优化、黏膜的改善、咬合垂直距离的改善，以及颌位的矫正等。认真地进行诊断、治疗和评估非常重要，可以避免新义齿出现问题。需要注意的是，在未解决问题的情况下就进行下一步操作将无法获得良好的修复结果。

前处理一般分为手术前处理和修复前处理（图8）。

1. 手术前处理

消除感染

外科手术前处理包括牙槽嵴形态修整；拔除不适合保留的余留牙、残根和埋伏阻生的智齿，以及清除异物。即使是全口义齿的修复也必须进行颌骨的曲面断层影像诊断，以确认是否存在感染性异物。

完全埋伏的智齿

图9中的患者因旧的全口义齿不适合导致疼痛而来院就诊。左侧磨牙后垫附近有疼痛，义齿组织面的适合度虽没有问题，但偶尔会疼痛，并在2~3天反复出现。因此，采用曲面断层片进行影像诊断，判明为智齿周围炎。这种情况仅通过视诊无法观察到被黏膜完全覆盖的智齿。这个病例

牙骨质骨性发育异常残留物

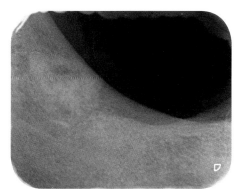

图10a　牙骨质骨性发育异常残留物。

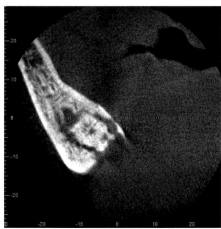

图10b　同部位的CBCT影像。

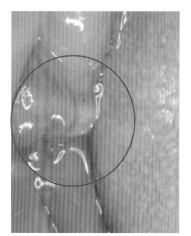

图10c　同部位的口内观。

图10d　去除的牙骨质骨性发育异常残留物。
图10e　患者有牙时（大约20年前）颌骨曲面断层片影像（由以前的主治医生提供）。可以确认是牙骨质骨性发育异常。

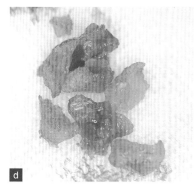

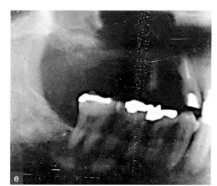

最终处理是拔牙后制作了新义齿。

牙骨质骨性发育异常（Cemento-osseous dysplasia）残留物

图10牙骨质骨性发育异常残留物。该患者来院希望制作新义齿，但观察到下颌骨右侧磨牙区溢脓，无自发痛。在曲面断层X线影像检查中发现该部位存在米粒大小的高密度影。由于在CBCT影像诊断中发现边界清晰的高密度影像，因此判断可以将其摘除，并在局部浸润麻醉下进行了去除。随后确诊是牙骨质骨性发育异常残留物感染。

义齿性纤维瘤（Denture fibroma）

如果长期使用不适合的全口义齿，义齿基托边缘对应的黏膜部位可出现义齿性纤维瘤。除了手术切除外，还需要调整旧义齿的组织面（图11）。

义齿性纤维瘤

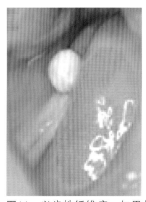

图11　义齿性纤维瘤。如果长期使用不适合的全口义齿，义齿基托边缘对应的黏膜部位可出现义齿性纤维瘤。

上颌隆突的去除

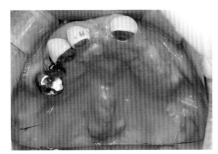 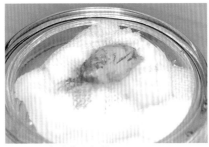 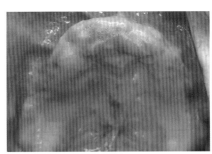

图12a　上颌隆突。 图12b　去除的上颌骨。 图12c　术后的腭部。

上颌结节骨隆突的去除

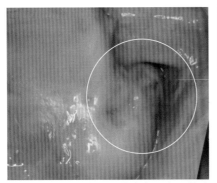 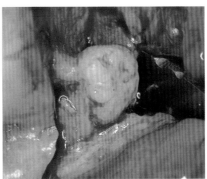 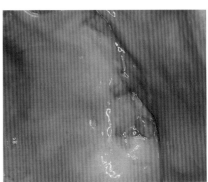

图13a　上颌结节处的骨隆突。由于骨隆突产生的倒凹较大，义齿基托边缘不能完整覆盖上颌结节，因此，需进行牙槽修整术去除骨隆突。

图13b　术中的状况。

图13c　术后拆线时。

牙槽嵴形态的修整（去除骨隆突）

　　牙槽嵴形态的外科手术前处理包括去除骨隆突等的牙槽嵴形态修整，以及松软牙槽嵴和系带延长等黏膜处理。

　　骨隆突好发于咀嚼压力集中的区域，下颌隆突、上颌结节部骨隆突及上颌腭部的上颌隆突。如果骨隆突小且形成的倒凹不大，则可以作为解剖性固位利用，可在工作模型的相应部位进行填倒凹处理，而无须进行手术去除。如果倒凹大且预计印模制取或制作义齿困难，则需进行手术前处理，去除骨隆突。也就是应根据倒凹大小来确定恰当的处理方法。

・去除上颌隆突（图12）；
・去除上颌结节部的骨隆突（图13）。

2. 修复前处理（组织面的适合度，义齿基托边缘形态修整；咬合重建）

　　适合性差的旧义齿不仅会使义齿基托组织面与黏膜不贴合，还会造成义齿基托边缘过长或不足、下颌偏颌、咬合垂直距离过低等复杂问题。重要的是，要分析问题并逐个加以改善。同时，还需要随着时间的推移观察患者是否能接受所做的修整。

　　造成下颌偏颌的原因往往不只是旧义齿的问题，还有很多是因为在无牙颌形成的过程中就存在问题。牙列缺损时的颌位问题、上下颌相对关系及咀嚼习惯等诸多问题交织在一起，经过较长的时间才会逐渐发展为偏颌。患者本人适应了这种状态，因此通常自己不会感觉到有偏颌问题。

利用旧义齿改善偏颌

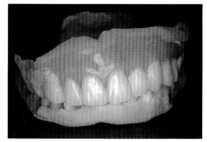

图14a　旧义齿的正面观。

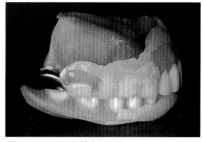

图14b　旧义齿的侧面观。

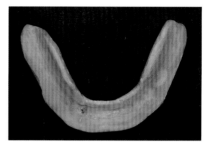

图14c　旧义齿组织面。

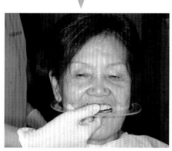

图14d　旧义齿咬合平面。

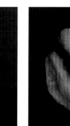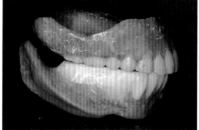

图14e　旧义齿咬合重建和组织面调整：正面观。

图14f　侧面观。

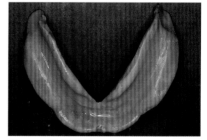

图14g　组织面观。

如果在这种情况下随意制作新义齿并改变下颌颌位，患者可能无法适应这种改变，重者因不适而无法佩戴新义齿，轻者需要更多的时间来适应。

在颌位重建时，一定要与患者建立信赖关系，在努力向患者解释说明并设法使患者适应变化的同时，谨慎地进行修复治疗。

如果怀疑咬合垂直距离偏低或存在偏颌，则需要在制作新义齿之前进行哥特式弓描记，并制订恰当的修复治疗计划。

另外，在重新制作全口义齿之前，可以：

· 利用修理后旧义齿；

· 制作旧义齿的复制义齿，并对复制义齿进行修整；

· 制作治疗义齿（Treatment denture）。

即在重新修复前有必要选择上述任何一种方法来调整义齿基托与黏膜的适合度、恢复颞下颌关节和咬合垂直距离、改善偏颌等问题（图14）。

参考文献

[1] McCord JF． Risk management in clinical practice. Part 6a. Identifying and avoiding medico-legal risks in complete denture prosthetics． Br Dent J 2010；209（6）：273-276.

[2] D'Cruz L． Risk management in clinical practice． Part 2． Getting to 'yes'--the matter of consent． Br Dent J 2010；209（2）：69-72.

[3] Smith PW, McCord JF． What do patients expect from complete dentures? J Dent 2004；32（1）：3-7.

[4] 豊田静夫, 守川雅男. コンプリートデンチャー　その考え方と臨床. 東京：クインテッセンス出版，1993：254–308.

[5] 沖野節三. 総義歯学　理論編. 東京：医歯薬出版，1972：1-95.

[6] Geroge A. Zarb, 他（編著），田中久敏, 古谷野潔, 他（監訳）. バウチャー 無歯顎患者の補綴治療 原著第12版. 東京：医歯薬出版，2008：222-224，230.

[7] 津留宏道, 佐藤隆志. コンプリートデンチャー・コンストラクション 第1版. 東京：クインテッセンス出版，1982：1-113.

[8] Friedman S． Diagnosis and treatment planning． In：Winkler S． Essentials of complete denture prosthodontics． Philadelphia：W.B.Saunders，1979.

[9] 津留宏道, 小林義典, 他（編）. 床義歯学. 東京：クインテッセンス出版，1987：13-15.

[10] 重頭直文，村田比呂司，奥原利樹，亀田浩司，浜田泰三. 無歯顎患者の健康状態と補綴の予後. 老年歯学 1991；5（1）：23-29.

[11] 川添尭彬，中村文美，川野襄二. 総義歯の咬合診断と再構成. In：山下敦，丸山剛郎（編）. 咬合の診断と再構成. 東京：医歯薬出版，1981：205-220.

[12] 黒澤正雄，虫本栄子，田中久敏，小野田利枝. 総義歯治療により下顎頭のリモデリングを認めた症例. 補綴誌 1999；43（6）：963-969.

第5章

印模制取

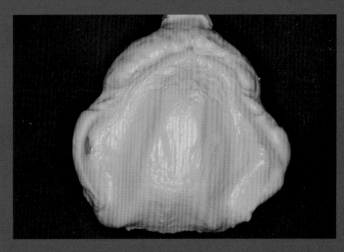

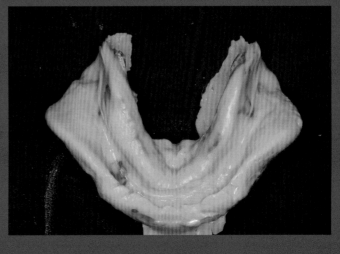

第5章 要点

印模制取的目的：制作可获得义齿预期功能的印模

制取全口义齿印模的目的是制作可预期基托固位（Retention）、稳定（Stability）和支持（Support），以及恢复美学（Esthetics）的印模。

为了制作可长期发挥功能的义齿，应将各种所需的功能整合到印模中。在将不同的义齿固位类型融入印模中时，必须根据各固位类型要求进行印模制取。

印模制取主要是以获得义齿基托组织面的固位和支持为目的，在取得颌位关系后，通过中性区功能印模技术获得义齿基托磨光面的唇部支撑恢复美学需求。通过印模制取、中性区功能印模技术和人工牙排列等方法，将义齿所需功能集于一体后，就可使义齿基托获得稳定性（图1）。

此外，"器械和材料的进步"以及"使用它们的术者知识和技术水平"极大地影响了印模制取的结果。随着印模材与时俱进，印模制取方法也发生了根本性的变化。但重要的不是方法本身，而是基于检查和诊断所设定的目标而进行印模制取法（方法论）的改变。

▌印模制取时所期望的义齿固位

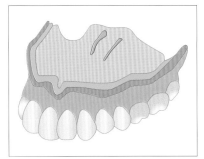 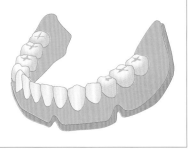 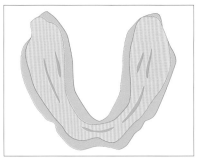

图1a 印模制取时所期望的义齿固位（上颌义齿组织面和磨光面）。　　图1b 印模制取时所期望的义齿固位（下颌义齿磨光面）。　　图1c 印模制取时所期望的义齿固位（下颌义齿组织面）。

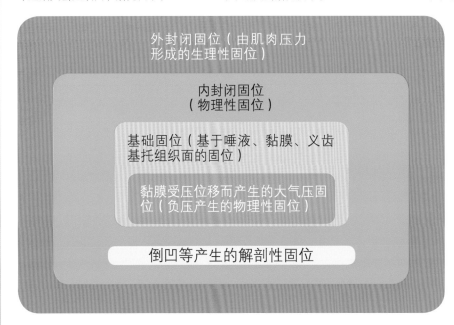

图1d 通过印模制取获得义齿静态固位的分类。

印模制取的要点：按预期的义齿固位目标印模制取的方法

| 初印模 | 终印模 |

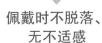

无压性印模
基础固位和解剖性固位

↓

佩戴时不脱落、
无不适感

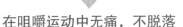

选择性加压印模
受压位移和封闭固位

↓

在咀嚼运动中无痛，不脱落

1. 获取解剖标志（解剖学标志）

制作义齿时，印模必须获取到作为义齿基托边缘的黏膜转折处和相应的解剖标志（参考点）。对于全口义齿的制作，要将解剖形态上不易发生变化的点设定为参考点，并作为制作义齿的基准。因未获取参考标志的印模缺乏基准，通常会增加义齿制作的难度。此外，当印模范围制取不足而导致义齿承托面积较小时，咀嚼压力易集中于牙槽嵴的某一部位，使义齿变得不稳定，进而引起牙槽嵴的吸收。

2. 通过无压性印模获得基础固位

选择可保持黏膜自然形态的无压性印模法印模制取，即可获得义齿的基础固位。为此，搅拌印模材时使用的混水比（水/粉）应比制造商推荐的高10%~20%。但增加混水比会增加准确和完整获取解剖标志的难度，因此需要选择和修改托盘。在印模制取时应以获取解剖标志为优先目标，如藻酸盐印模材较硬则会对黏膜施加压力，使印模变为加压印模，这不仅会损害基础固位，而且依据密闭流体各处压力（压强）相同的帕斯卡定律（Pascal's principle），还会导致黏膜转折处受压过度，使印模相应部位界限不清，系带被压迫变形。

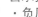

3. 受压位移量的调整

·使义齿承托区组织均匀负载咀嚼压力

通过准确获取咀嚼运动时发生的黏膜受压位移量，将施加在义齿基托上的咀嚼压力均匀分布到义齿承托区组织上。

·负压固位

将相对于黏膜受压位移部位的义齿基托组织面进行缓冲处理后，在无咀嚼压力时该部位会形成空腔。当施加咀嚼压力时，空腔内的唾液和空气从义齿组织面排入口腔内，而在压力去除后，空腔内形成负压，使义齿获得固位。

4. 封闭固位的形成

根据需要形成义齿基托边缘封闭固位的内封闭固位和外封闭固位。义齿基托边缘的形态通过肌功能整塑等的功能性印模制取和动态的功能印模制取来确定。

义齿基托边缘的外封闭需要口周肌封闭形成生理性固位，而内封闭仅需轻微地封闭（约0.2mm）即可获得固位力。另外，如果被覆黏膜上也存在可承托的部位，则可扩展义齿的基托面积。

5. 精确终印模的制取

使用符合以上1~4步要求的托盘进行终印模的制取。使用少量的可塑性材料或类似材料印模制取。这样就可获得符合1~4步所有要求的印模。

使用遵循以上要求的印模制成义齿基托：

①避免黏膜过度受压，可与义齿形成广泛接触，而不是线或点的接触；

②固位力强，佩戴无不适感。

提高印模制取技术的步骤

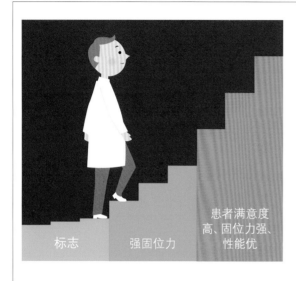

步骤1　获取必要的解剖标志

步骤2　追求强固位力

步骤3　获得患者高满意度、固位力强、性能优

患者满意度高、固位力强、性能优

标志　　强固位力

图2　提高印模制取技术的步骤示意图。

提高印模制取技术的步骤

印模制取是口腔医生最重要的技能之一。但是，在临床上有很多因素限制，例如用于诊疗的时间、使用的材料、诊疗的环境、人力资源、术者经验等。无论是哪个环节的要求得不到充分满足，都会使术者无法获得所期望的印模。

首先，对于经验不足的术者，在印模制取时的首要任务是获取口内的解剖标志。若做不到这点，就不可能制作出具有一定程度固位的全口义齿。

其次，验证各种固位力的情况很重要。例如：

·哪些固位力可增强，能增强到何种程度？

·使用哪种固位力会产生不适感？

·固位力过度会表现出怎样的症状？等，了解各种固位力的优点和局限性非常重要。

最后，在理解所有固位力的优点和局限性的基础上，将符合个体牙槽嵴条件的固位力适当地体现在印模中。通过使用固位力调整后的印模，才可能制作出佩戴舒适且固位力充足的全口义齿。

由于日常临床在各种各样的条件制约下进行，所以很难直接将适当的固位力全部导入到印模中。但是，通过认真地积累和总结每一次的诊疗经验，制取的印模终可满足术者所期望获得的固位力（图2）。

印模制取的流程图（图3）

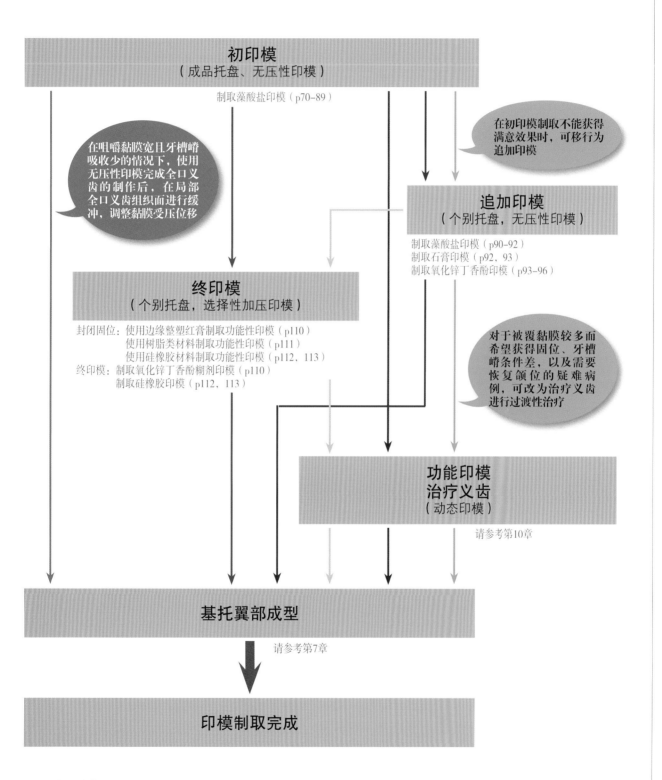

图3　印模制取的步骤流程图。

初印模制取（图4）

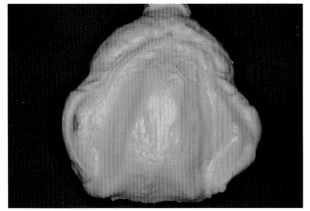

图4a　上颌藻酸盐印模。

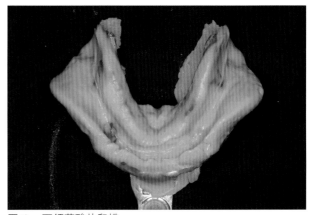

图4b　下颌藻酸盐印模。

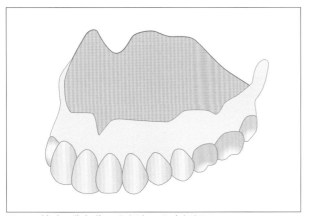

图4c　基础固位部位。上颌全口义齿组织面。

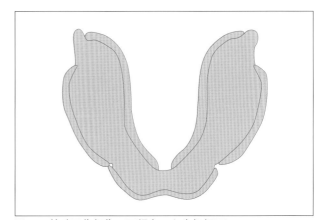

图4d　基础固位部位。下颌全口义齿组织面。

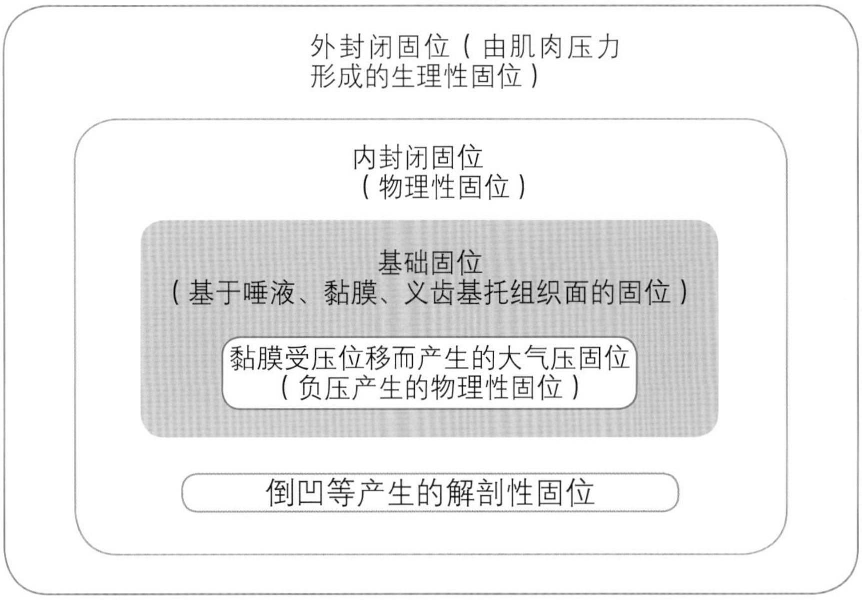

外封闭固位（由肌肉压力
形成的生理性固位）

内封闭固位
（物理性固位）

基础固位
（基于唾液、黏膜、义齿基托组织面的固位）

黏膜受压位移而产生的大气压固位
（负压产生的物理性固位）

倒凹等产生的解剖性固位

图4e　全口义齿的静态固位、基础
固位。

初印模制取

制取初印模使用的材料

目前最常用的藻酸盐印模材都是不可逆的水胶体印模材，当印模粉和水混合时会引起化学反应，并在1~3分钟发生固化（图5）。

由于制造商推荐的混水比调制的藻酸盐印模材，其黏弹性标准是以获得完整牙颈部及倒凹区印模为目的，所以无论使用哪一种藻酸盐印模材都无法制取不改变黏膜形态的无压性印模。换言之，使用制造商推荐的混水比调制的藻酸盐印模材印模制取，黏膜会被压缩变形，这虽有利于形

成负压吸附固位，但很难获得依赖高适合性产生的基础固位。在之后的终印模制取中，印模材会使黏膜进一步受压位移并对内封闭等部位产生压力，因此黏膜会被进一步压迫。

通过这种多次加压方式完成的义齿基托组织面最终会对黏膜过度加压。由此患者会经常主诉义齿基托压迫黏膜，佩戴后有疲劳和拘束的感觉。黏膜由于受压而变灰白，血流停滞，并引起牙槽骨吸收。为了避免这种情况，制取初印模时要以获取咀嚼黏膜的基础固位为目的，在接近无压的状态下制取无压性印模。为此，应将常规的

水胶体印模材

弹性印模材：水胶体印模材

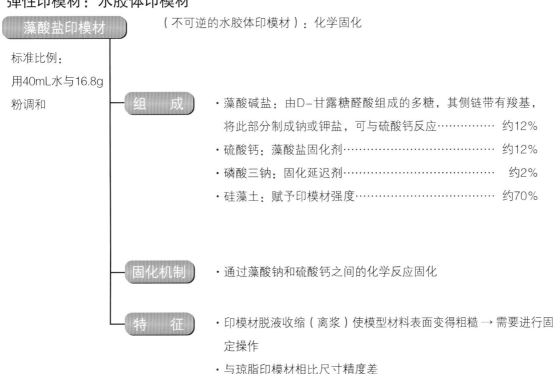

藻酸盐印模材　（不可逆的水胶体印模材）：化学固化

标准比例：
用40mL水与16.8g
粉调和

组　成
- 藻酸碱盐：由D-甘露糖醛酸组成的多糖，其侧链带有羧基，将此部分制成钠或钾盐，可与硫酸钙反应…………约12%
- 硫酸钙：藻酸盐固化剂……………………………………约12%
- 磷酸三钠：固化延迟剂……………………………………约2%
- 硅藻土：赋予印模材强度……………………………………约70%

固化机制
- 通过藻酸钠和硫酸钙之间的化学反应固化

特　征
- 印模材脱液收缩（离浆）使模型材料表面变得粗糙 → 需要进行固定操作
- 与琼脂印模材相比尺寸精度差

图5　弹性印模材：水胶体印模材的组成。

藻酸盐印模材的混水比

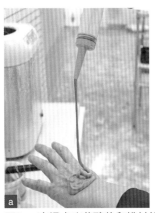

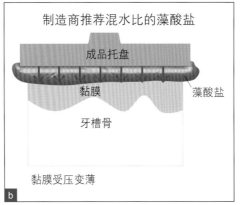

制造商推荐混水比的藻酸盐

成品托盘

黏膜

藻酸盐

牙槽骨

黏膜受压变薄

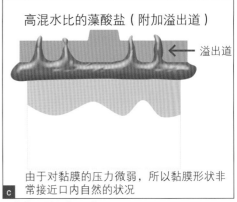

高混水比的藻酸盐（附加溢出道）

溢出道

由于对黏膜的压力微弱，所以黏膜形状非常接近口内自然的状况

图6a　高混水比藻酸盐印模材的流动性。将藻酸盐印模材注入口内时，印模材应像蛋黄酱一样缓慢垂落。

图6b，c　两种不同混水比（制造商推荐的混水比和高混水比）调和的藻酸盐印模材对黏膜压迫程度的比较。制造商建议的混水比印模材会使黏膜受压变薄。具有高混水比的印模材对黏膜的压迫微弱，黏膜形态接近口内自然的状况，基本保持了原有厚度（给托盘附加溢出道）。

水粉比例增加10%～20%，以减弱印模材的黏弹性。由于藻酸盐印模材易受诊室的温度和湿度影响，因此使用前要做好充分的环境整备。

如图6a所示，混水比的标准是在用注射器将藻酸盐印模材注入口内时，材料能像蛋黄酱一样缓慢地垂落。然而，这种软化的印模材弹性较差，很难操作，而且容易进入气泡（图6b，c）。

藻酸盐印模材的使用规则

藻酸盐是一种加水后固化的不可逆性水胶体印模材。印模材看起来似乎易于操作，但必须遵守以下事项：

1. 诊室的温度和湿度；

2. 粉和水的管理；

3. 印模管理：

（1）避免干燥和膨胀；

（2）印模的冲洗和消毒；

（3）石膏灌注的时机。

1. 诊室的温度和湿度

很多口腔材料是在23℃的室温和50%或更高的湿度下开发的，通常在包装说明书里也会注明在该条件下的操作时间。

换言之，为正确使用口腔材料，诊室内最好将室温调控到23℃，湿度也始终保持在40%～60%。另外，诊室的湿度过低会导致印模的水分挥发，因此应注意保持湿度。为此，在空气干燥时最好将加湿器放置在诊室内以调控湿度（图7）。

2. 粉和水的管理

保持藻酸盐印模材始终处于干燥状态非常重要。如果包装袋开封后敞口放置，材料会吸收空气中的水分，使其原来的性质发生变化，所以包装袋开封后必须放置在可密封的容器内保存。使

藻酸盐印模材的使用规则

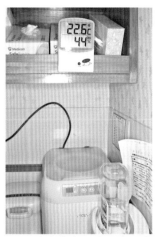

图7 诊室的室温和湿度。在诊室里应安放温度湿度计，以便持续管理操作环境。

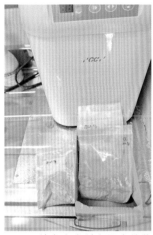

图8a 储存在密封容器中的藻酸盐印模材。用电子秤准确称量粉末量。

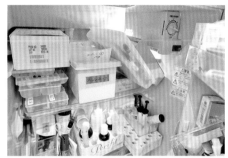

图8b 将称量后的粉末储存在冰箱中。

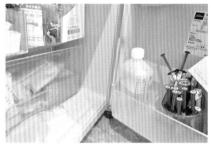

图9 根据环境条件，水也应用冰箱储存。

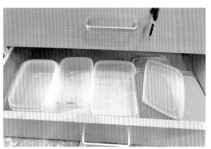

图10a 患者专用保湿箱：为每位患者准备一个保湿箱，以便保持湿度并符合卫生要求。

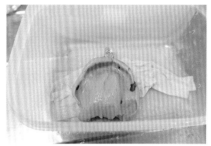

图10b 存放在保湿箱中的印模。用纸巾沾水置于保湿箱的底部，可以使容器内保持100％的相对湿度。注意不要让印模表面碰到湿的纸巾。

用匹配藻酸盐材料的勺子取粉时，由于每次取出粉末的重量差大于密度差，因此将预先按所需重量秤好的粉末存入可密封的容器中，可有效提高操作的便利性和准确性。

此外，将藻酸盐印模粉和水都储存在冰箱中，可以确保有足够的操作时间（图8）。

建议使用冷水调和。冰箱里储存的水温为5～10℃，冰水约是0.1℃，而自来水是10～28℃（藻酸盐的固化时间会因季节和地理环境的影响而异）。

因此，为获得印模材稳定的固化时间，作者使用的调和用水是存储在冰箱中的冷水（图9）。

如将制取后的藻酸盐印模置于空气中，其内部的磷酸盐水溶液在析出至印模表面的同时，印模的体积会发生收缩，引起所谓的"脱液收缩（Syneresis）"。干燥也会加剧印模脱液现象，导致体积严重收缩。

另外，应避免将印模放置在水中储存，这样会导致印模"吸水膨胀（Imbibition）"。藻酸盐印模材长时间浸泡在水中会出现膨胀现象，导致较大的变形。

最佳储存方法是在100％的相对湿度下储存。这样储存的印模尺寸变化最小，但长期储存也会导致尺寸变化，应当避免，尽早灌制石膏模型（图10）。

3. 印模的管理

（1）防止印模干燥和膨胀

（2）印模的冲洗和消毒

如果在印模沾有唾液或血液的情况下注入石膏，则灌注的模型就会被污染，有导致接触者感染的风险，因此印模必须用水冲洗并消毒。印模可使用专用的喷雾剂等进行消毒。在用水冲洗时，要避免水流直接冲击印模表面，应将手放在印模面上，注意使用弱压均匀地沾湿印模。

另外，如果印模表面有残留食物残渣，特别是有糖分附着在印模上时，则会延迟该部位石膏的硬化，因此在印模制取前必须确认口腔是否清洁。

根据日本口腔修复学会的《修复过程感染控制指南》（2007年），用水清洗印模时，藻酸盐印模材的清洁时间需约2分钟，在消毒时，可将印模置于0.1%～1.0%次氯酸钠液中浸泡15～30分钟，或在2%～3.5%戊二酸溶液中浸泡30～60分钟。

（3）石膏灌注的时机

印模制取后，如果放置时间过长印模会发生脱液现象。印模发生的脱液不仅增加了石膏的混水比，而且析出的磷酸盐也会导致石膏模型表面凝结硬化的延迟。所以石膏从内部先硬化，而硬化所产生的吸水作用导致模型表面硬化所需的水分不足，以至模型表面永远不会硬化，造成表面粗糙（变干）。为防止这种情况发生，在印模制取后应及时灌注石膏。

由藻酸盐印模材的硬度造成的印模差异

图11～图19展示了藻酸盐印模材的硬度、加压印模和无压性印模造成的印模差异。

名词的定义和解释①："无压性印模"和"无压印模"之间的区别

正式名称是"无压印模（Nonpressure impression）"，而"无压性印模""弱压印模"和"微压印模"是非专业名词的解释。

但是，只要我们在地球上生活，就无法摆脱压力的控制，因此在描述中，无压性印模、弱压印模和微压印模统称为"无压性印模"。很遗憾这是一个有各种不同意见和争议的表达方式，请见谅我目前想不出更合适的方式。为了得到广泛共识，准确地表达无压性印模、弱压印模和微压印模等各自的定义则是今后要解决的课题。

起初，根据《无牙颌修复治疗学》[63]中的定义，无压性印模是一种在印模托盘和模型黏膜表面之间设置空间间隔，使用诸如流动性良好的枪混型硅橡胶、氧化锌丁香酚、石膏等印模材进行印模制取。

本书所示的"无压性印模"与上述定义不同，是以"获得不受任何压力的黏膜原始形态"为目的，取模时尽量不给印模加压。为此，所使用的印模材不包含非可塑性的硅橡胶材料。

由藻酸盐印模材的硬度造成的印模差异

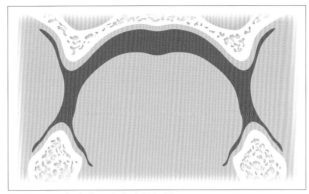

图11　无牙颌患者口内存在的间隙。

硬质藻酸盐印模材

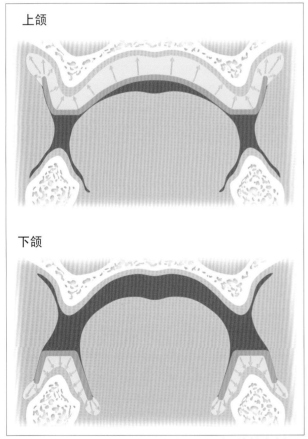

软质藻酸盐印模材

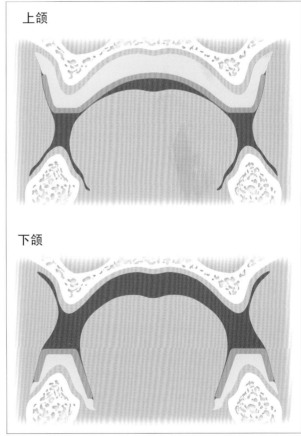

图12a　根据帕斯卡定律，硬质藻酸盐会对黏膜转折处施加压力，使系带、边缘和柔软的黏膜受压扩展，在印模上的印迹不清晰。

图12b　由于软质藻酸盐对边缘的压力较弱，印模中系带、边缘和柔软黏膜的形状清晰可见。

由藻酸盐印模材的硬度导致的印模边缘差异

硬质藻酸盐印模材　　　　　　　　　软质藻酸盐印模材

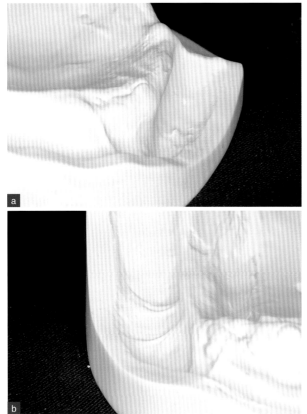

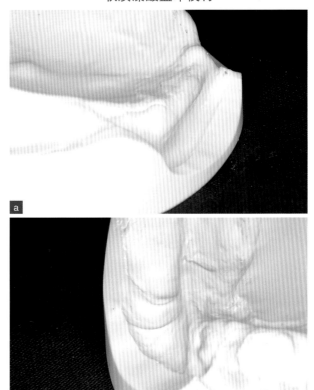

图13a，b　使用硬质藻酸盐印模材制取的上颌（a）和下颌（b）黏膜转折处的印模。

图14a，b　使用软质藻酸盐印模材制取的上颌（a）和下颌（b）黏膜转折处的印模。

加压印模和无压性印模的比较

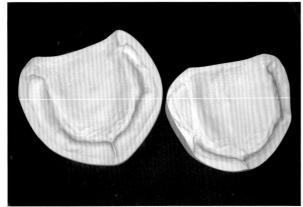

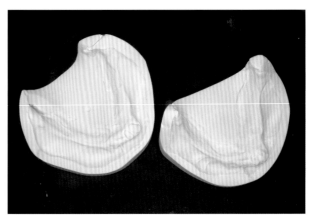

图15a　加压印模和无压性印模的比较（上颌）。

图15b　加压印模和无压性印模的比较（下颌）。

不同混水比调和制取的藻酸盐印模的比较

制造商推荐的混水比

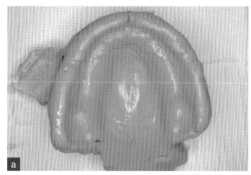

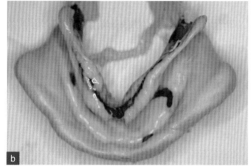

图16a，b 以制造商推荐的混水比调和制取的上颌（a）和下颌（b）的藻酸盐印模。

混水比提高20%

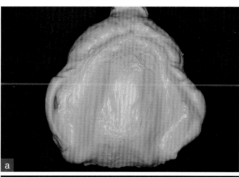

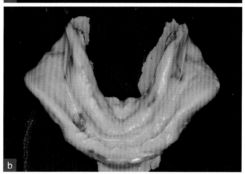

图17a，b 以高混水比调和制取的上颌（a）和下颌（b）的藻酸盐印模（图16和图17不是同一位患者）。

硬 ————————————————————————————→ **软**

增加混水比可在不对黏膜施压的情况下获得准确的印模，但也增加了操作的难度和印模变形的风险（**表1**）

藻酸盐印模材混水比的变化引起的印模变形

表1 改变藻酸盐印模材混水比所引起的材料性能变化

混水比	+20%	+10%	±0%	-10%	JIS标准
粉/水	16.8g/48mL	16.8g/44mL	16.8g/40mL	16.8g	
胶凝时间	2分钟10秒	2分钟10秒	2分钟00秒	1分钟50秒	1~5分钟
永久应变	2.6%	2.5%	2.7%	2.8%	5%以内
弹性应变	20.0%	16.7%	15.3%	14.1%	5%~20%以内
流动性	64.5mm	60.1mm	52.7mm	49.1mm	

材料的弹性应变随着混水比的增加而增加。对于边缘、系带、柔软黏膜和松软牙槽嵴等受压移位量较大的部位，印模制取时的材料混水比增加10%~20%比较合适。

如果能控制在这个水平，则材料性能符合JIS标准要求，不会有问题。表中胶凝时间、永久应变和弹性应变的JIS标准来源于JIST 6505-1995标准。

> **词语的定义和解释②："弹性应变"和"永久应变"之间的区别**
>
> 弹性应变也称为压缩应变（Compression strain），表示的是印模材的硬度，柔软的印模材易产生弹性应变。永久应变也称为塑性应变（Plastic strain），表示的是印模变形的量。

改变藻酸盐印模混水比的优点和局限性

制造商推荐的混水比

混水比提高20%

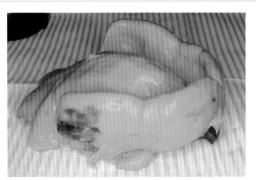

图18 以制造商推荐的混水比调和制取的上颌藻酸盐印模。

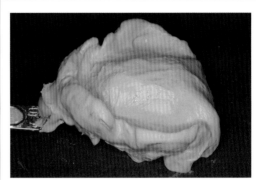

图19 混水比增加20%调和制取的上颌藻酸盐印模（图18和图19不是同一位患者）。

优点
- 调和印模材时，易调成一块，便于操作；
- 即使托盘边缘与黏膜转折处之间存在较大间隙，也可以利用藻酸盐的弹性印模制取。

局限性
- 由于整个黏膜受压，因此黏膜移位且无法获得基础固位；
- 原本不应加压的边缘部位由于帕斯卡原理将印模材的压力传导到边缘，因此系带的印迹不清晰，边缘整体呈圆钝状。黏膜转折处也不清晰。

优点
- 制取无压性印模可获得基础固位；
- 由于对黏膜的压力很小，因此可以准确地获得黏膜和系带的形态。

局限性
- 操作困难，需要练习和适应；
- 由于藻酸盐印模材柔软且对组织不施加压力，因此在口周肌和舌的影响下印模边缘往往不足；
- 气泡容易进入；
- 易流入咽部，用于咽反射较弱的老年人时必须小心谨慎；
- 印模较软，其变形的风险会随着取出印模等操作而增大。

两者共同的注意事项
- 粉和水的温度及使用量影响印模的黏弹性和固化时间；
- 需等待适当的时间，以使印模材完全固化并从口内取出。藻酸盐印模材的固化是从接触黏膜的表面开始，要确认整个印模完成固化后再取出；
- 取出托盘时，只握住手柄可能会造成印模的永久应变，因此要轻轻移动可动黏膜或在印模和黏膜之间吹入空气再将其取出；
- 尽量缩短存放在相对湿度为100%保湿箱中的时间；
- 从口内取出印模后，如果长时间放置，任何存放方法都不能防止印模发生永久应变；
- 目测无法分辨印模是否发生应变变形。

全口义齿用成品托盘的选择

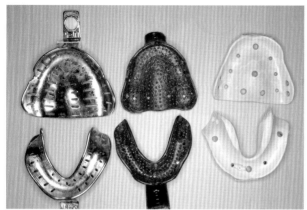

图20a　各种无牙颌用成品托盘。

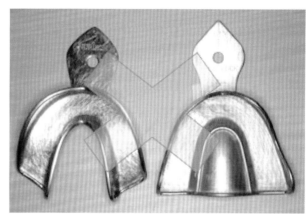

图20b　有牙颌用不锈钢无孔托盘不适合用于制取无牙颌印模，因为这种托盘没有溢出孔，其形状也没有与牙槽嵴形态匹配。

全口义齿用成品托盘

对于制取藻酸盐初印模，必须对成品托盘进行选择。目前，市场上有很多种托盘，每种都有自己的特点。但是，没有一种托盘可满足各种牙槽嵴条件下的印模制取，因此日常预备几种托盘很重要。要注意的是，应首选最接近牙槽嵴形状的那一种，而不是依据哪个制造商的产品来选择（图20）。

1. 托盘的选择

过大的托盘可导致印模的黏膜转折处不清晰，而过小的托盘则易碰到牙槽黏膜，并引起印模变形。

选择托盘的要点如下：

- 托盘有可以释放压力的溢出孔；
- 托盘框架较硬，框架本身不易变形；
- 可以消毒（一次性用品除外）。

2. 上颌托盘的选择标准（图21，图22）

- 托盘的宽度接近上颌两侧第一磨牙颊侧最深处之间的距离（图21①）；
- 不干扰系带的运动（图21②）；

- 托盘后缘要比诊断和设定的义齿基托后缘（腭小凹附近）长约5mm（图22）。

3. 下颌托盘的选择标准（图23）

- 唇颊侧切缘不宜过长（图23①）；
- 完整覆盖但不接触左右两侧磨牙后垫（图23②）；
- 不干扰系带的运动（图23③）。

附加限位器（Stopper）和边缘调整

当成品托盘的金属或树脂材料在印模制取时与黏膜接触，黏膜会产生较大的局部受压移位（图24a）。托盘接触的地方凹陷，其周围的黏膜隆起。这样产生双重变形的印模与黏膜表面不适合。因此，附加限位器（Stopper，又称组织终止器）并进行调整，避免托盘和黏膜直接接触（图24b，c）。

带有限位器的托盘边缘的长度并不一定合适，不足的部分可进行调整（图24d）。初印模的边缘应设置在黏膜转折处附近。因此，成品托盘的边缘应低于黏膜转折处2~3mm，为藻酸盐印模材提供印模间隙（图24e，f）。如果空出的间隙

上颌托盘的选择标准

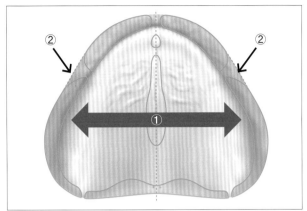

图21 托盘的选择标准（上颌）。

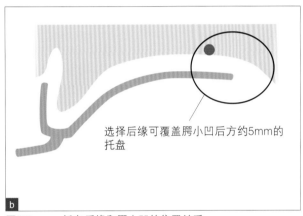

图22b，c 托盘后缘和腭小凹的位置关系。

选择后缘可覆盖腭小凹后方约5mm的托盘

上颌托盘的选择（后缘的设置）

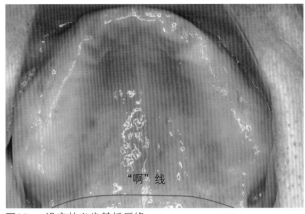

"啊"线

图22a 设定的义齿基托后缘。

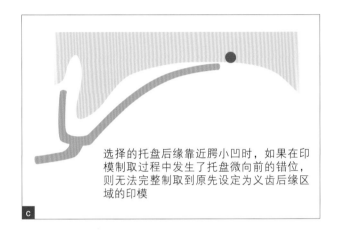

选择的托盘后缘靠近腭小凹时，如果在印模制取过程中发生了托盘微向前的错位，则无法完整制取到原先设定为义齿后缘区域的印模

下颌托盘的选择标准

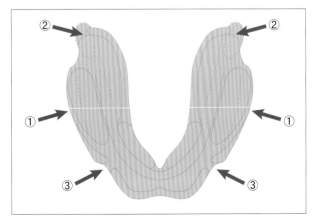

图23 托盘的选择标准（下颌）。

过大，印模材因不能达到合适的位置而导致边缘不足。为防止这种情况发生，可在托盘边缘包裹软板蜡（GC公司）并调整长度。要避免对系带施压（图24g），如果需要托盘覆盖上颌结节和下颌舌隆突，就要选择尺寸较大的托盘，这时托盘在口腔前庭部会和牙槽嵴之间形成较大的间隙（图24h）。或在有松软牙槽嵴等情况下，预计选择的托盘与牙槽嵴之间存在较大间隙时，可用蜡等进行适当的调整，以减小两者之间的间隙（图24i，j）。

图25为口内试戴托盘的示例。

托盘接触黏膜并引起局部黏膜受压位移

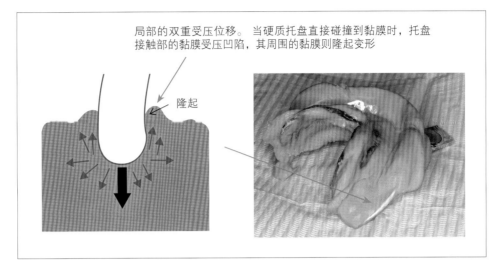

局部的双重受压位移。当硬质托盘直接碰撞到黏膜时，托盘接触部的黏膜受压凹陷，其周围的黏膜则隆起变形

隆起

图24a　由于托盘碰撞黏膜可使局部黏膜产生较大的受压位移，因此在印模制取前要对托盘进行调整，保证其不直接碰撞黏膜。

托盘附加限位器

图24b，c　一般将限位器附加于黏膜不易变形的坚硬部位。但在上颌的后缘，当硬质托盘在此部位碰到黏膜时会引起较大的变形，因此必须在托盘的后缘部位附加限位器。

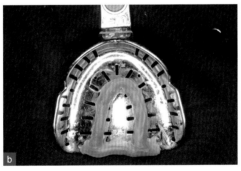

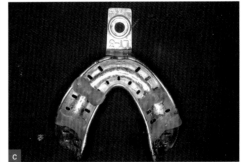

边缘调整

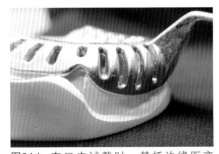

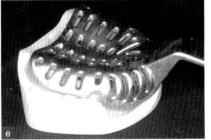

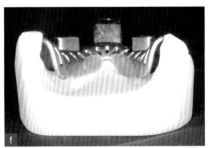

图24d　在口内试戴时，基托边缘距离黏膜转折处要在4mm以上（假设在模型上）。

图24e，f　用蜡调整托盘使其边缘均匀地位于黏膜转折处下方约3mm。

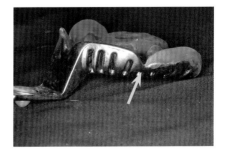

图24g　必须避免托盘边缘碰到系带。

倒凹的调整

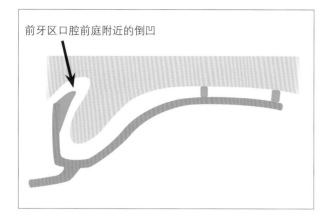

前牙区口腔前庭附近的倒凹

图24h　藻酸盐印模材不易在牙槽嵴突出的前牙区黏膜转折处流动，有时无法获得前牙区所需参考点（相当于前牙根尖区部位）的印模。由于该部位较易直视确认，因此临床可根据牙槽嵴形态使用软板蜡进行调整。如果其他部位存在骨隆突，或托盘与义齿基托边缘相应部位的距离较宽，可通过在托盘相对于松软牙槽嵴或牙槽骨重度吸收的部位铺蜡进行调整，这样可使印模制取更轻松，且印模不易进入气泡。

调整完成

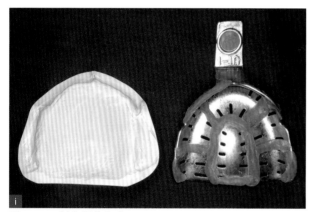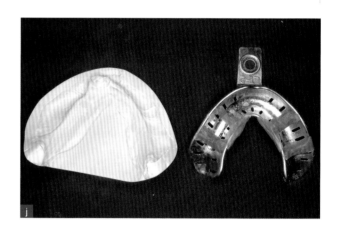

图24i，j　托盘调整完成。

口内试戴托盘的示例

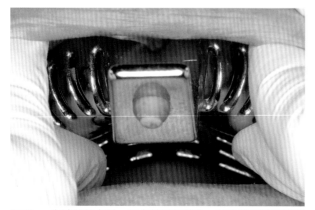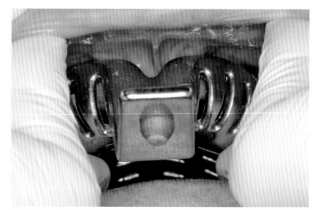

图25a　在试戴托盘时，托盘被深压就位，其边缘压迫了系带和黏膜转折处。

图25b　在托盘的腭部附加限位器，以确保托盘边缘至黏膜转折处的距离均一。

详解⑧　**托盘调整用材料**

软板蜡（GC公司）可用于托盘限位器的附加和托盘边缘形态的调整（图26a），是一种硬度可随温度变化的热塑性材料。主要是在全口义齿制作中利用中性区功能印模技术或寻求颊侧支持时使用。

在用于托盘调整时，将软板蜡用温水软化后置于托盘相应部位，确定限位器和托盘边缘形态，然后将其冷却硬化，这样能够提高托盘插入就位的可重复性（图26b，c）。

涂布藻酸盐印模材用粘接剂（GC公司）并制取初印模。由于蜡是一种柔软的可塑性材料，因此可以最大限度地减少藻酸盐印模的变形。当限位器使用有弹性的藻酸盐或油泥型硅橡胶等（非可塑性材料）制

作时，虽然这些材料具有很好的操作性，但在等待印模材固化时限位器易被压缩，取下印模时，被压缩的限位器在回弹恢复原状的同时，印模表面整体会发生变形，除非用适合材料检查，否则无法直接观察到这种变形情况。换言之，蜡会因施加在限位器上的手指压力而变形，由于它是一种不可恢复原状的可塑性材料（可塑性是固体在外力作用下变形，即使外力去除也无法恢复原状的特性。也称为塑性），所以压力去除后对印模的影响很小。但如果使用树脂等硬质可塑性材料，则会导致黏膜局部受压位移，与蜡相比所产生的应变量更大。因此，蜡是制作藻酸盐印模限位器最优秀的材料。

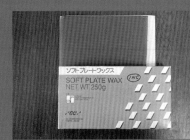
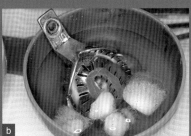
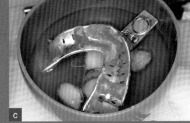

图26a　软板蜡。　　　　图26b，c　完成托盘边缘设定后，将蜡冷却硬化。

详解⑨　**试戴托盘时的注意事项：口角炎等**

如果在试戴托盘时观察到口角炎（图27）或念珠菌口角炎，要在患处涂抹凡士林等，以免引起患者疼痛（同时进行口角炎的治疗）。同样，如果口腔黏膜存在骨隆突、牙槽骨锐缘、创口或溃疡，操作时要确保托盘不直接碰撞到这些部位。

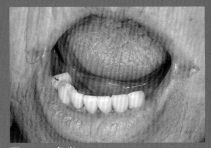

图27　口角炎。

使用热塑性托盘制取藻酸盐初印模

最近，热塑性树脂无牙颌托盘已上市。在欧洲可用到的是Schreinemakers无牙颌托盘，但目前在日本可用的则是Astek可塑形托盘（Astek Innovations，Momose Dental Company，图28）。

该托盘是热塑性共聚物，在70℃的热水中浸泡20秒后会变得相当柔软，可以变形，这种状态可维持10秒（图29）。

在托盘加热变形后进行调整，可使其形状与牙槽嵴的形态相匹配。作者的经验是为将这种托盘调整为所需形态，即使反复浸入热水软化也不会破裂。

在托盘试戴后，将其浸入冷水中硬化（图30），然后使用软板蜡在托盘上附加限位器，并在托盘边缘加蜡调整补足（图31），按照常规方法制取初印模（图32）。

Astek可塑形托盘的单价约为80日元（截至2018年，约5元人民币），就成本而言非常便宜，而且是一次性的。现在使用这种托盘可减轻有骨隆突等问题的患者因制作个别托盘和追加印模等所产生的负担。此外，对于门诊上有较多全口义齿修复的情况，临床上使用起来也非常方便。

可塑形托盘（Transform tray）

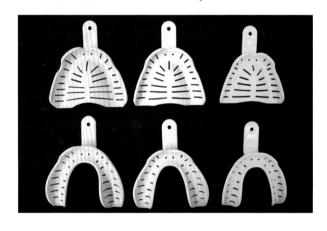

图28 Astek可塑形托盘（Astek Innovations，Momose Dental Company）。

可塑形托盘的形变

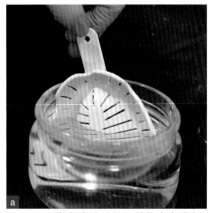 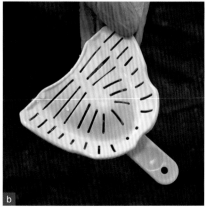 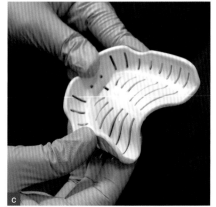

图29a~c 将托盘置入70℃的热水中浸泡20秒，然后用10秒时间调整其形态与牙槽嵴形态匹配。

可塑形托盘的调整

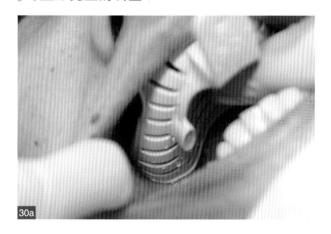
30a

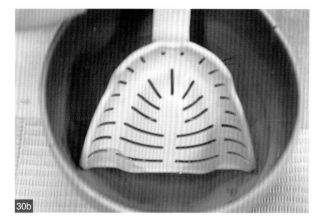
30b

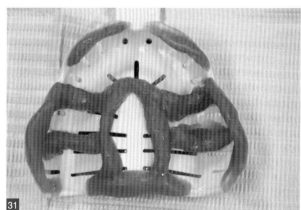
31

图30a，b　完成了托盘与牙槽嵴形态的匹配后，将其浸入冷水中完全硬化。
图31　托盘调整完成。

初印模的制取

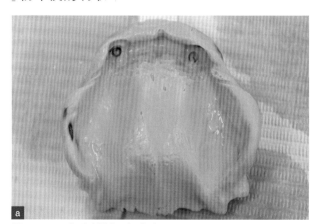
a

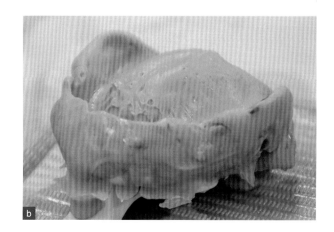
b

图32a，b　初印模制取完成时。

藻酸盐印模材的调和方法和初印模的制取方法

1. 藻酸盐印模材的调和方法

图33展示了混水比增加10%~20%的藻酸盐印模材的调和方法。

2. 初印模的制取方法

图34、图35展示了初印模的制取方法。

藻酸盐印模材的调和方法

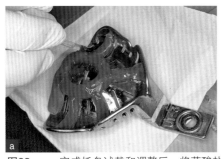
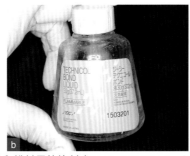
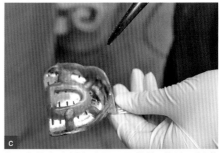

图33a~c 完成托盘试戴和调整后,将藻酸盐印模材用粘接剂(Technicol Bond,GC公司)涂布在托盘内面,干燥约5分钟,以获得足够的粘接效果。

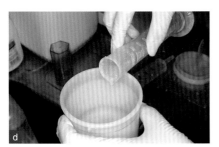
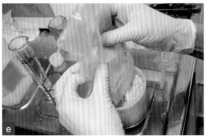

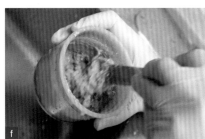
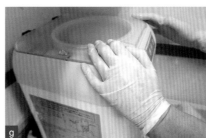

图33d~f 印模材调和的准备工作。在利用自动调和机之前,按先水后粉的顺序将材料添加到专用调和容器内进行混合,然后搅拌至基本看不到粉末为止[使用口腔用印模材搅拌机SUPER RAKUNERU Fine(GC公司)的情况下],最后放入自动调和机调和。SUPER RAKUNERU Fine的说明书要求先将水放入调和容器中之后再放入藻酸盐印模材粉,但在使用藻酸盐印模材Algiace Z(Dentsply Sirona)时则相反,其说明书中指出粉末比水轻,因此要求先加粉后加水。目前,在使用SUPER RAKUNERU Fine印模材搅拌时,在调和容器内应先加水后加粉,轻轻搅拌后再合上盖子进行机器调和。这样可以防止在调和容器的底部残留调和不充分的藻酸盐印模材粉末。

图33g 自动调和。将调和容器合上盖子后放入搅拌机内,打开开关。

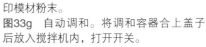

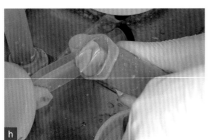
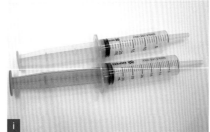
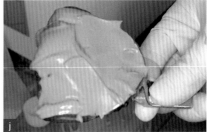

图33h 将藻酸盐印模材Algiace Z(Dentsply Sirona)放入注射器中的演示。术者按所需的量将印模材放入注射器中。
图33i 20mL NIPRO肠内营养注射导管尖端中头式注射器(黄色,上),30mL NIPRO导管尖端偏头式注射器(粉色,下)。依据藻酸盐的量和术者手的大小,选择合适的注射器。注射头较长的注射器更易操作。
图33j 术者将所需量的藻酸盐印模材放到托盘上。

使用高混水比藻酸盐印模材制取初印模的方法（混水比提高10%～20%）：上颌

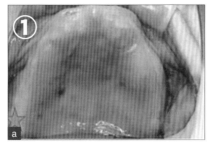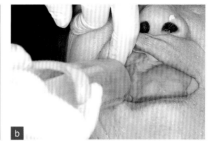

图34a，b　将注射器头靠近左侧或右侧上颌结节的后端注入藻酸盐印模材（当上颌结节颊侧狭窄时，可用口镜等固定口腔前庭的空间。由于大开口时会使该部位进一步狭窄，印模材难以进入，因此应嘱患者轻轻闭合，减小开口度）。

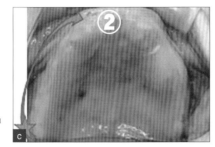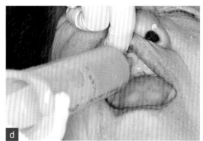

图34c，d　将藻酸盐印模材由远中向近中中线方向注入黏膜转折处。

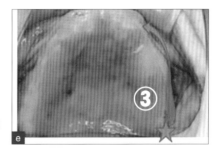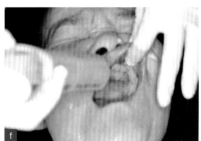

图34e，f　对侧也同样由上颌结节的后端向近中中线方向注入藻酸盐印模材。

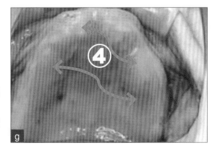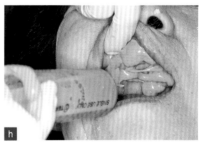

图34g，h　如果注射器中有剩余的藻酸盐印模材，可在切牙乳突、腭皱襞（解剖标志）和腭穹隆较高的部位（腭部较深的部位）注入印模材，以防止气泡进入印模。

托盘位置的保持：上颌

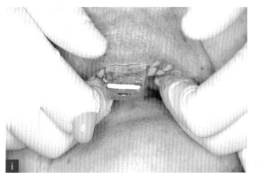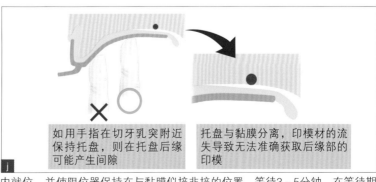

图34i，j　最后，将盛有藻酸盐印模材的托盘放入口内就位，并使限位器保持在与黏膜似接非接的位置，等待3～5分钟。在等待期间，应将手指放在 6⏌、4⏌、⎿4 和 ⎿6 附近，其目的仅为固定托盘位置，而决不能施加压力。

使用高混水比藻酸盐印模材制取初印模的方法（混水比提高10%～20%）：下颌

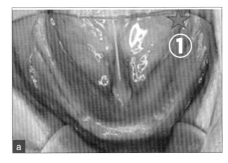

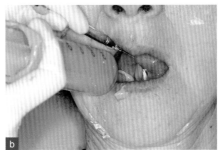

图35a，b 将注射器靠近左或右侧下颌舌骨后窝并注入藻酸盐印模材（因为下颌舌骨后窝较窄，可用口镜等遮挡舌体以确保空间）。

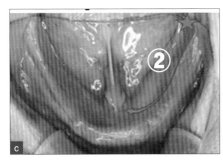

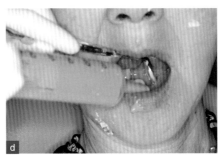

图35c，d 注射器由下颌舌骨后窝向近中中线方向，主要在舌侧注入印模材。

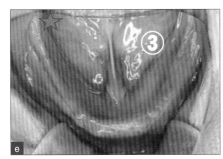

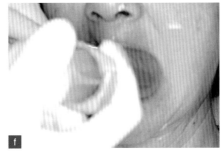

图35e，f 同样，对侧也由下颌舌骨后窝向近中中线方向注入印模材。

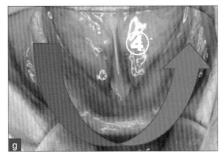

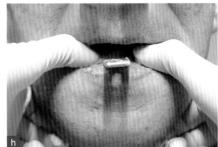

图35g，h 将多余的印模材注入牙槽嵴顶和颊棚区。藻酸盐被均匀地填充到口内后，轻轻地将托盘插入就位并等待3～4分钟，直至其固化。

托盘位置的保持：下颌

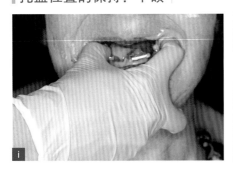

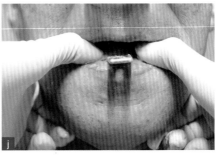

图35i 将在口内就位的托盘位置保持在试戴时的位置。
图35j 以下颌骨下缘为支点，防止托盘移动。

3. 印模制取较困难的部位：比下颌舌骨线更深部位的印模制取

在藻酸盐印模制取中，最难印模制取的部位是下颌舌侧（图36a）。

位于该部位的下颌舌骨线尤为突出，同时因舌肌产生的压力，印模材不易进入下颌舌骨后窝。在将注射器插入该部位之前，可使用口镜将舌根部向对侧方向推移，以确保印模材能够到达该部位（图36b）。这虽是微不足道的小技巧，但却是成功制取下颌舌骨线下方更深部位印模的秘诀。

4. 固化印模的取出方法

仅握住手柄取出固化的藻酸盐印模的方式会导致印模永久变形。因此，将印模从口内取出而不对其施加过大拉力是关键。

取出固化印模的方法有轻轻拉动延展口腔周围的组织（图37），或在印模和黏膜之间吹入空气（图38）等方法。

▎下颌舌骨线更深部位的印模制取

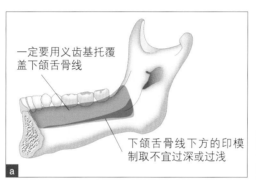
一定要用义齿基托覆盖下颌舌骨线

下颌舌骨线下方的印模制取不宜过深或过浅

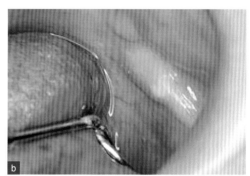

图36a　下颌舌骨线下方的藻酸盐印模制取。
图36b　在制取下颌舌骨后窝区的印模时，可用口镜将舌根向对侧方向推移，便于藻酸盐印模材的注入。

▎固化印模的取出方法①：轻轻拉动延展口腔周围的组织

上颌

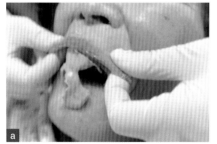

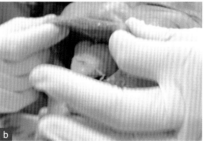

下颌

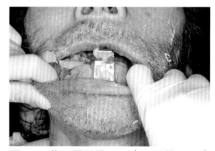

图37a，b　上下延展上唇。延展2～3次后印模会自然脱落。

图37c　将下唇延展2～3次。延展2～3次后印模会自然脱落。

▎固化印模的取出方法②：吹入空气

图38a，b　无论上颌或下颌，如果托盘不动，可在印模和黏膜之间轻轻吹入空气，印模即可轻松取出。

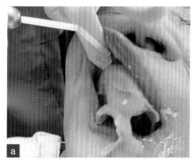

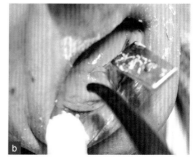

为获得基础固位而追加制取的印模

使用个别托盘制取无压性印模

全口义齿最重要的固位是基础固位，必须在印模制取中获得。通常全口义齿只要获得基础固位，即使没有其他固位也会具有足够的稳定性。

但是，使用成品托盘制取解剖标志明确的无压性印模比较困难，需要有一定的经验。这是因为在很多情况下，成品托盘的一部分与黏膜接触并导致其变形，或者由于印模材流动性大，部分解剖标志和边缘形态无法完整制取。在这种情况下，需要再次制作个别托盘进行无压性印模制取，而不是继续下一步的终印模制取。追加制取无压性印模的典型例子是：

（1）使用个别托盘制取藻酸盐印模；

（2）使用个别托盘制取石膏印模；

（3）使用个别托盘制取氧化锌丁香酚印模等。

通常，通过检查和诊断由藻酸盐初印模灌制的模型来确定用于制取追加印模的材料，并制作适合该印模材的托盘。

作者的选择标准如下：

（1）使用个别托盘制取藻酸盐印模

· 黏膜转折处制取不充分。

（2）使用个别托盘制取石膏印模

· 自费诊疗时制取下颌追加印模；

· 下颌牙槽嵴顶存在松软牙槽嵴或受压位移大的部位。

（3）使用个别托盘制取氧化锌丁香酚印模

· 自费诊疗时制取上下颌追加印模；

· 判断制取的上下颌无压性印模发生了变形并引起印模的尺寸变化（诊疗环境等限制了藻酸盐印模材的使用）；

· 牙槽嵴存在松软牙槽嵴或受压位移大的部位。

以上是临床常遇到的情况，但具体的选择取决于术者的技能和经验。

使用个别托盘制取无压性印模时，根据所用材料的特性，托盘分为有孔和无孔两种。托盘与黏膜的间隔厚度也必须调整改变。用于制取无压性印模的托盘限位器很重要，其在保持间隔厚度均一的同时不会对整个黏膜施加压力。

使用个别托盘制取藻酸盐印模的方法

在制取初印模时，由于使用了流动性较高的藻酸盐印模材，所以可能会出现印模边缘不足、进入较大气泡，或者成品托盘与牙槽嵴形态明显不匹配等问题。这时最好制作个别托盘并再次制取藻酸盐无压性印模。

但是，如果临床需等较长时间才能处理印模或灌注石膏，则该诊疗环境就无法保持藻酸盐印模的精度。因此，在这种情况下应使用氧化锌丁香酚糊剂或石膏印模法进行追加印模的制取。

（a）带溢出孔和缓冲空间（Spacer）的藻酸盐印模用个别托盘

由于初印模制取是在对黏膜无压状态下，因此无论是何种口腔条件都应在托盘和黏膜间保持一个缓冲空间，并将托盘限位器设置在黏膜相对较硬的部位上。由于藻酸盐是一种固化后表面光滑的非可塑性材料，因此在从口内取出固化的藻酸盐印模时，印模材容易从溢出孔或托盘表面剥脱。为防止这种情况发生，应在托盘上制备大小和方向都不同的溢出孔。

图39～图43展示了如何制作带溢出孔和缓冲

带溢出孔和缓冲空间的藻酸盐印模用个别托盘的制作

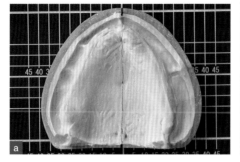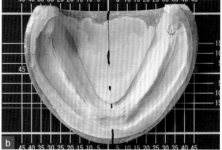

图39a，b 用于个别托盘制作的上下颌模型。当使用混水比高的藻酸盐印模材时，应以黏膜转折处下方约2mm为目标设定托盘边缘（为了将黏膜转折处设定为印模的边缘）。

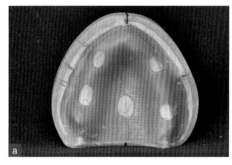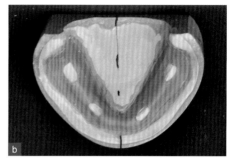

图40a，b 用厚约1.4mm的石蜡（Paraffin wax）铺在模型表面形成托盘与黏膜的缓冲空间，以便使用藻酸盐印模材在无压力的状态下印模制取。将较大的限位器附加在托盘对应于黏膜质地坚硬的部位，这样可减小由印模压力导致的黏膜变形。

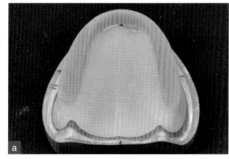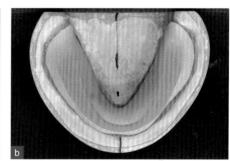

图41a，b 个别托盘的制作。常规制作托盘（请参阅个别托盘制作法，见下文）。

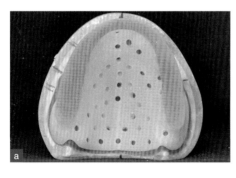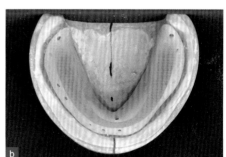

图42a，b 增加溢出道以释放印模压力。设置多个溢出道。

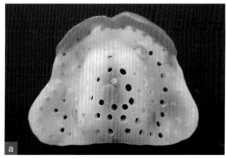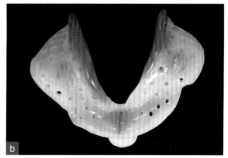

图43a，b 在口内试戴托盘，并使用软板蜡（GC公司）对托盘边缘不足的部位进行边缘修整。

使用个别托盘制取的藻酸盐印模

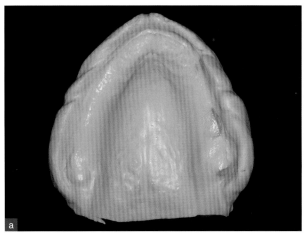

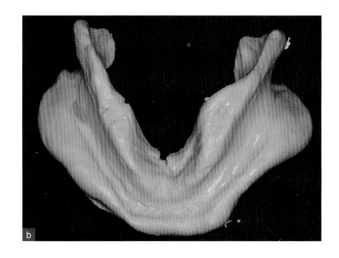

图44a，b　使用个别托盘制取的藻酸盐印模。

> **详解⑩　制取藻酸盐印模时的注意事项**
>
> 　　由于藻酸盐制造商的差异、诊疗环境（室温和湿度）、术者和助手的技能等因素对印模制取结果有很大的影响，所以各医院应综合考虑，以制取可获得黏膜原始形态的印模为目标，确定合适的印模材用量和混水比。此外，在获取藻酸盐印模后应置于保湿箱中，并尽快灌注石膏。
>
> 　　为获得准确的印模，最重要的是提高医院的综合实力和培训术者的技能。

空间的藻酸盐用个别托盘。

（b）使用个别托盘制取藻酸盐印模方法

　　与初印模相同，使用增加10%～20%混水比的藻酸盐印模材进行印模制取。在托盘试戴后，将藻酸盐印模材用粘接剂涂在托盘上并彻底干燥。

　　在托盘限位器与黏膜似接非接且对黏膜无压的状态下保持托盘的位置。将托盘按压在黏膜上会引起黏膜局部受压位移和变形。

　　等待印模固化（约3分钟）后，不要直接持托盘手柄取出，应在印模和黏膜之间吹入弱压空气，或牵拉延展可移动黏膜数次，使印模脱位后取出（图44），防止印模变形。

　　这种方法适用于牙槽嵴轻度吸收病例的终印模制取，但对于黏膜受压位移较大或牙槽嵴重度吸收的病例则不宜使用该法制取终印模。

使用个别托盘制取石膏印模的方法

　　适合于接近无压状态制取口腔印模的材料是可塑性印模材（即该印模材变形后不能恢复原状，在硬化后变坚硬）。因此，一般而言，石膏印模材和氧化锌丁香酚糊剂适合于制取全口义齿的印模。

　　但是，由于石膏印模材不仅操作较难，而且存在被误吞误咽等危险，所以仅适合下颌的印模制取，同时必须密切注意盛入托盘内的石膏量是否合适等情况。

（a）带溢出孔和缓冲空间的石膏印模用个别托盘

　　石膏是一种适用于制取无压性印模的材料，但是即使有轻微的倒凹也会导致硬固后印模材的破裂。为防止印模材从托盘上剥离，要在托盘上设计溢出道，并在托盘的边缘设置沟槽，防止石膏破裂。

　　此外，确保石膏印模材的厚度是制取无压性印模的关键，特别是在松软牙槽嵴的部位，建议设置大约2mm的缓冲空间。

　　石膏印模用个别托盘的制作见图45～图47。

下颌石膏印模用个别托盘

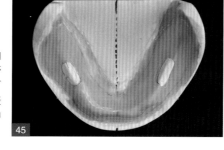
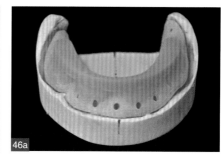

图45　制作下颌石膏印模个别托盘的缓冲空间。由于石膏印模材和模型石膏一样易碎，因此需要有一定的厚度，可使用1～2mm厚的石蜡等铺垫模型表面，确保托盘与黏膜间有足够的缓冲空间。

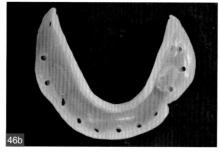
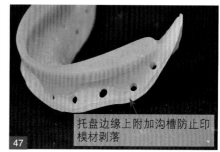

图46a，b　为石膏印模用个别托盘制备溢出道。在个别托盘上制备溢出道，防止印模材破裂或剥脱。

图47　在石膏印模用个别托盘的边缘处制备沟槽。在将红豆大小的限位器置于托盘相对于黏膜较硬部位的同时，要注意防止石膏从托盘边缘剥落。

托盘边缘上附加沟槽防止印模材剥落

使用个别托盘制取石膏印模

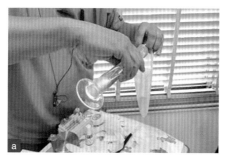
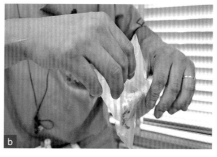

图48a，b　石膏印模制取的方法。

（b）使用个别托盘制取石膏印模的方法

对于被归类为无压印模的全口义齿印模来说，石膏印模材是种优异的可塑性材料。目前使用的石膏印模材是XANTHANO（Heraeus Kulzer Japan）。这种β半水石膏含促凝剂，具有出色的流动性和良好的细节再现性。由于其硬化膨胀和尺寸变化都较小，因此特别适合于无牙颌印模的制取。

该印模材在室温下的操作时间较短。为调节印模材的固化时间，要事先冷却石膏，水和所有调和工具。特别是如果将石膏粉冷却，则从材料调和开始到固化都可拥有充裕的操作时间。由于其流动性高，操作时必须格外小心，防止其流入咽部。

如果托盘边缘到黏膜转折处存在较大距离，或者存在倒凹，印模取出时其表面易破损，所以应仔细研究病例，以期顺利制取印模。通常考虑到这种方法有误吸、误咽的风险，因此多用于下颌。另外，在灌注模型用石膏前，一定要在石膏印模表面涂布分离剂。

将冰箱里保存的水和XANTHANO印模石膏装在袋子中调和（图48）。图49展示的是石膏印模。

使用个别托盘制取氧化锌丁香酚印模的方法

在目前使用的全口义齿印模制取材料中，氧化锌丁香酚是一种非常优秀的可塑性印模材。但在日本却是种较陌生的材料。在实际使用过程中，只需

石膏印模

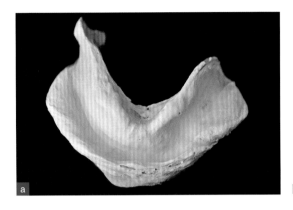

图49a ~ c　石膏印模。

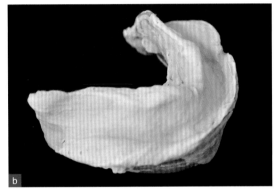

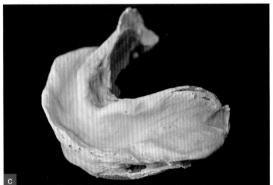

氧化锌丁香酚印模用个别托盘

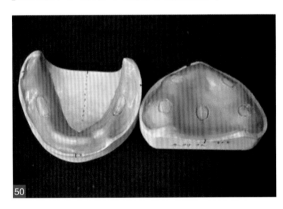

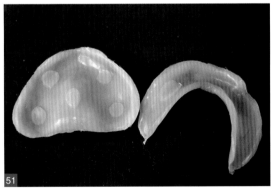

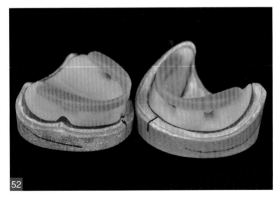

图50　氧化锌丁香酚糊剂印模材用个别托盘缓冲空间的制作。使用0.3 ~ 1mm的蜡片铺垫。

图51　氧化锌丁香酚糊剂印模材用个别托盘附加了限位器。在黏膜较硬而平坦的部位上设置红豆大小的限位器。

图52　氧化锌丁香酚糊剂印模材用个别托盘的制作完成。基于假想咬合平面而附加的堤状（Rim-shaped）树脂柄。

氧化锌丁香酚印模的制取方法

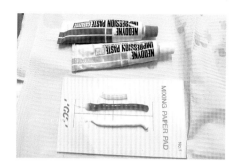

图53　Neodyne印模糊剂（Neo药业）。

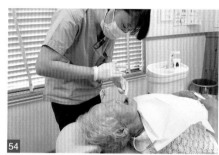

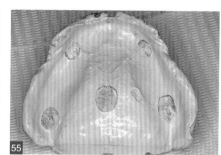

图54　印模制取前，将凡士林涂布在患者口周皮肤和黏膜上。
图55　氧化锌丁香酚无压性印模。

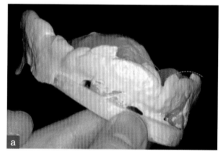

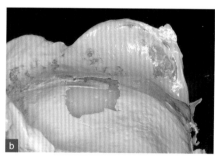

图56a　取出印模时发生的边缘断裂。
图56b　取出印模时发生的印模材剥离。

掌握一点技巧就能获得非常精确的印模。

　　这种印模方法可以获得精确的印模，而且患者也经常表示义齿佩戴感觉轻巧，因此可积极地在临床上使用。但是，由于该印模材的固化时间约为6分钟，而且味觉刺激性很强，为此可能有些患者会感到不适，所以事前一定要给患者解释清楚。

（a）氧化锌丁香酚印模用个别托盘

　　当使用氧化锌丁香酚制取无压性印模时，由于印模材呈糊状，流动性极好，因此附加的缓冲空间可用厚度0.3~1mm的蜡片铺垫（图50）。在黏膜受压无痛的部位放置红豆大小的限位器，以保持托盘的稳定（图51，图52）。与石膏及藻酸盐印模材不同，此印模材呈高流动性的糊状，因此不需要设定溢出道。

（b）氧化锌丁香酚印模的制取方法

　　氧化锌丁香酚印模材是种性能优异的可塑性材料，适合于全口义齿无压印模的制取。基料是氧化锌和橄榄油，催化剂是丁香酚和松香（松脂）。首先，氧化锌与水反应生成氢氧化锌；然后，与丁香酚脱水生成螯合化合物丁香酚锌；并最终固化。

　　Neodyne印模糊剂是唯一可以在日本使用的氧化锌丁香酚印模材（图53）。由于该印模材在室温下调和的可操作性稍差，因此应提前将其加热至60℃左右，并在调和过程中混合少量凡士林，这样可使印模光滑。但如果患者面部粘上了这种印模材则很难除去，因此应在事前将凡士林作为分离剂涂抹在患者口周（图54）。另外，在海外可以使用氧化锌糊剂（Cavex Outline，Cavex Holland BV公司，荷兰）等，以避免丁香酚对黏膜的刺激。

　　将盛有印模材的托盘放入口内后，将其按压在黏膜上，在印模材均匀接触黏膜之后，松开手指以使其处于非压力状态。因材料固化需要大约6分钟，所以操作时间充裕，无须焦虑（图55）。

　　由于该材料是可塑性印模材，因此如果托盘边缘与黏膜转折处之间有2mm以上的连续间隙存在，印模边缘就可能在印模取出时发生破损。此

外，如果存在骨隆突等较大的倒凹，印模在取出时也容易被损坏（图56a）。

　　再有，在取出印模时，如果患者有口腔干燥症或增龄性口干，则可能发生印模材从托盘上剥脱的情况，并在黏膜相应部位形成薄层材料残留（图56b）。所以，如果患者黏膜干燥，可在托盘上涂布硅橡胶印模材用粘接剂，防止材料剥脱。

详解⑪　上颌结节有骨隆突时的印模制取方法

　　如果左右上颌结节处有骨隆突（图57a），且都形成了较大的倒凹，在使用氧化锌丁香酚印模材制取上颌印模时可分两步进行，即先让开一侧上颌结节部位进行印模制取（图57b）。然后，再将有弹性的硅橡胶印模材放入该侧倒凹区后完成印模的制取（图57c）。

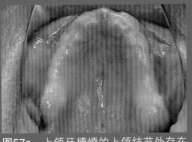 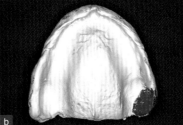

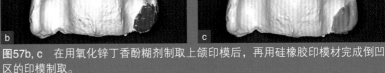

图57a　上颌牙槽嵴的上颌结节处存在骨隆突。

图57b, c　在用氧化锌丁香酚糊剂制取上颌印模后，再用硅橡胶印模材完成倒凹区的印模制取。

名词的定义和解释③："功能性印模"和"功能印模"

　　功能性印模是指在诊室用红膏等印模材进行边缘肌功能整塑后形成的印模。即嘱患者进行开口、伸舌和吞咽等运动，通过模拟口周肌的功能状态而制取的印模。

　　功能印模是让患者佩戴衬有柔软印模材的治疗义齿（Treatment denture）等，在家通过日常生活中重复的会话和饮食等口腔活动，在实际的口腔功能状态下获取的印模。

　　本书中用于功能印模的软衬材料不含乙醇，固化需要10天至2周的时间。将软衬后的治疗义齿戴入患者口中后，直至印模材固化，印模整塑都是通过患者在日常生活中自身口腔功能运动来完成。

　　功能性印模和功能印模之间的区别在于口腔肌肉的整塑运动是模拟的还是真实的，对于牙槽嵴条件良好、可确保义齿承托面积和容易获得固位力的患者，这两种方法都能获得可预期的印模。但对于固位力和承托面积都存在问题的牙槽嵴，功能印模较功能性印模能获得更好的效果。

　　在教科书级别的《无牙颌修复治疗学》[63]中，功能印模也包含了肌功能整塑（本书中所说的功能性印模）。但作者认为区分这两种印模方法有利于确定印模的选择标准。

终印模制取（图58，图59）

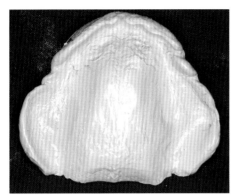

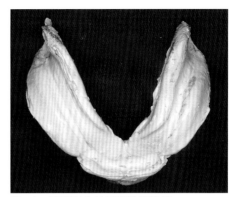

图58a 上颌氧化锌丁香酚终印模。

图58b 下颌氧化锌丁香酚终印模。

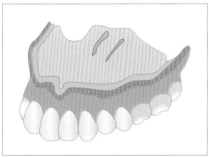

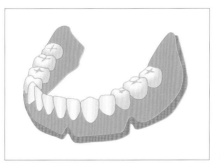

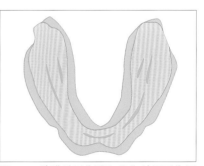

图59a 黏膜受压位移和义齿封闭固位区域。上颌全口义齿组织面。

图59b 义齿封闭固位区域。下颌全口义齿组织面。

图59c 黏膜受压位移和义齿封闭固位区域。下颌全口义齿组织面。

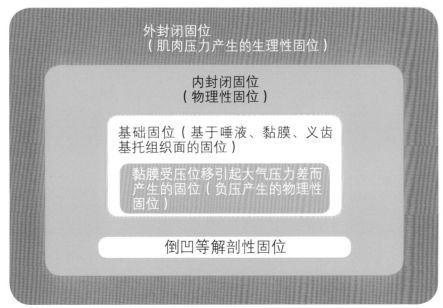

图59d 终印模所需的固位。

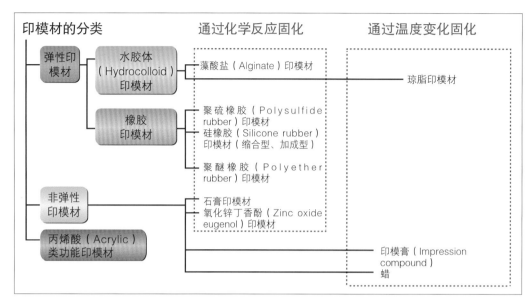

图60　印模材的分类。

终印模材的尺寸变化

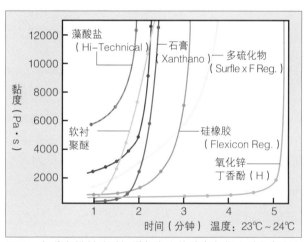

图61　各种印模材随时间增长发生的黏度变化（引自参考文献62，并修改）。

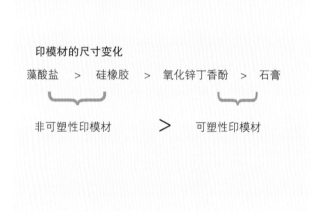

图62　印模材的尺寸变化。

终印模制取

终印模材的尺寸变化

用于终印模的材料多种多样，例如藻酸盐、硅橡胶和印模膏等（**图60**）。其中非弹性可塑性印模材在制取柔软黏膜的印模时显示了优异的印模成型精度。

藻酸盐和硅橡胶的固化是随时间逐渐固化（**图61**）。与之相比较，石膏和氧化锌丁香酚的完全固化所需时间很短。

当使用硅橡胶材料进行印模制取时，托盘可能会在等待固化的过程中发生移动而导致印模变形，麻烦的是这种变形无法通过目测辨识。这是因为在材料未完全固化时发生的托盘轻微移动会导致印模在移动后的位置上完成固化，引起印模

个别托盘的制作

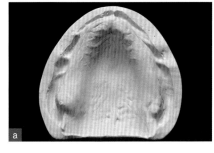
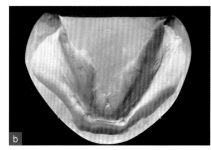

图63a，b　参照解剖标志制作标准模型，此时应评估印模制取的效果，观察模型上的黏膜形态、牙槽嵴状况及解剖标志，这对后续义齿制作很重要。

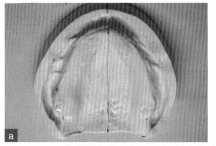
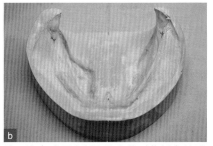
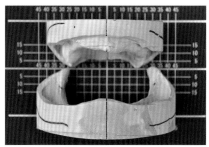

图64a，b　参照激光照射的标记绘制虚拟中线，这有助于在制取终印模时将托盘以适当的位置和方向就位于口内。对于上颌，将上颌腭中缝线作为虚拟正中的参考线，而对于下颌，由于没有可确定正中的解剖参考指标。因此将舌系带和左右两侧磨牙后垫前缘之间的中点连成线，并将其作为虚拟正中的参考线。

图64c　以模型基底面和虚拟中线为参考基准，将上下标准模型放置在专用硅橡胶技师垫（Silicone lab mat）上，对模型的咬合面位置、上下牙槽嵴的对位关系及牙槽嵴的吸收状态等进行观察。

形态的偏差。然而，因为氧化锌丁香酚和石膏的固化时间较短，印模发生这种变形的概率较低。

完全固化后的印模是可塑性的还是非可塑性的也与印模变形有关。由于可塑性印模材固化后变硬无弹性，因此具有优良的再现性。印模表面不会因灌入石膏的重量发生变形。然而，非可塑性印模材在固化后的印模表面仍具有弹性，易受到取出印模的手法、灌注石膏的重量和硬化膨胀，以及印模内部气泡等因素的影响而产生变形。但从使用便利性的角度看，非可塑性弹性印模材非常优异的（图62）。

根据上述材料的特点，对于全口义齿修复经验较少的术者来说，首选个别托盘加硅橡胶印模材进行终印模制取较为合适。但也可选择合适的病例，通过使用氧化锌丁香酚糊剂等可塑性印模材来体会其优良的性能。

对于咬合和牙槽嵴条件存在问题的疑难病例，还有一种方法是通过使用软丙烯酸树脂对治疗义齿进行重衬来制取动态印模（第10章中讲述了使用治疗义齿进行动态印模制取的方法）。

对由初印模灌制的、获取了解剖标志和基础固位的石膏模型进行研究和诊断，选择义齿的固位形式，确定可实现该固位目标的终印模制取方法。

如果通过基础固位就可以获得足够的固位，那么只需调整黏膜的受压位移量即可。如果判断为仅有基础固位不能满足固位需求时，则应在调整黏膜受压位移量后寻求边缘封闭固位。

在终印模要制取到初印模难以获得的下颌骨倒凹部及下颌舌骨嵴线下方黏膜部的印模。将基托边缘设定在这些受口周肌影响较小的被覆黏膜上，不但可扩大承托区面积，也可增加固位力。而更重要的是通过下颌舌侧的肌功能整塑，在一定程度上可以获取与口腔运动功能相适应的功能性印模。

个别托盘的制作

在终印模制取中，控制受压位移量的目的是寻求负压固位和封闭固位，因此制作的个别托盘应符合相应的要求（图63~图75）。

个别托盘的制作（续）

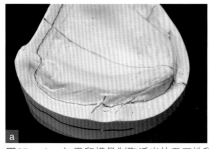
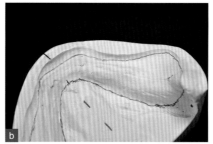
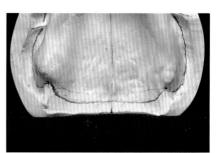

图65a，b　如果印模是制取适当的无压性印模，咀嚼黏膜和被覆黏膜之间的界限就很容易判断，托盘的轮廓线就可以设置在模型最深部的膜龈联合附近的黏膜转折处。

　　上下颌义齿基托边缘通常也设置在此位置附近。但在咀嚼和吞咽运动时，下颌舌侧基托边缘位置会随着颏舌骨肌、二腹肌和下颌舌骨肌的张力变化而变化，因此尽管托盘边缘应设置在无压性印模的最深处，但在制取终印模时，托盘的长度和厚度应根据在口内试戴情况而进行调整和确定。

图66　最终的义齿后缘位置应根据口内检查来确定，但个别托盘后缘应覆盖腭小凹，以确保该部位印模的精度，即托盘后缘应设定在比预想的义齿基托后缘位置长约5mm。

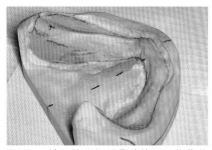
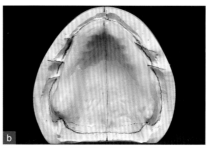
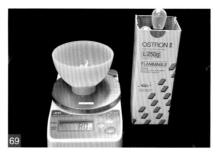

图67a　封闭较下颌舌骨嵴线更深部位的倒凹。该部位的长度在印模制取时会随着舌和周围肌肉的运动而变化。

图67b，c　为了缩短椅旁操作时间，对模型上观察到的较大骨隆突和牙槽嵴顶锐利的部位应进行缓冲。而对于和基础固位相关的无压状态黏膜表面则不进行任何缓冲。另外，无论什么情况都要仔细观察模型并进行最低限度的缓冲。由于托盘在试戴时与黏膜接触可能引起疼痛和擦伤，因此应对牙槽嵴黏膜的陡峭斜面和倒凹部位进行缓冲。

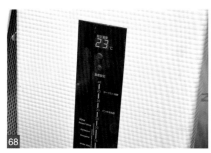
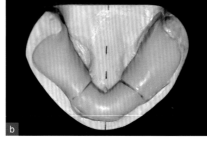

图68，图69　使用Ostron Ⅱ（GC公司）制作个别托盘，应始终将树脂粉和液的保存温度控制在23℃。这是因为许多常温使用的牙科材料要求的操作时间、化学反应时间及稳定性等都是将23℃作为温度条件研发和设计的。此外，必须使用树脂粉和液的计量工具，并以0.1g为单位进行计量，以确保在相同条件下始终能操作准确，防止出错。

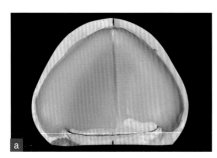

图70a，b　为制作适合性良好的个别托盘，应将树脂粉和液快速混合，并在其柔软的时候开始操作。如果将整体树脂团块压在一起等待固化，则树脂聚合过程中产生的热收缩会使树脂应变增加，导致变形。因此，一方面在树脂柔软时要做一些切口进行分割，以减少树脂聚合反应时的单位体积；另一方面，当聚合反应产热时要将树脂浸入到冷水中，以抑制热收缩和防止细小气泡的产生。这样可以最大限度地减少树脂聚合收缩的量。

　　首先，要在模型上分析初印模获得的信息。然后，确定想获取的固位类型、可获得固位的部位、基托边缘的形态和位置，以及要使用的材料。最后，再开始制作终印模用个别托盘。

　　对于具有强固位力的功能全口义齿，制取初印模的目的是获得义齿的基础固位。　也就是先使

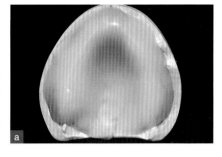
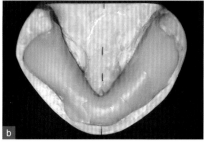

图71a，b　将铺在模型上的树脂片切割形成多个狭缝，等待其聚合至少30分钟后，无须取下树脂托，将相同的树脂压入各狭缝中等待其聚合，最后完成树脂托的制作。

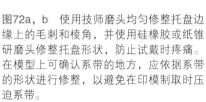
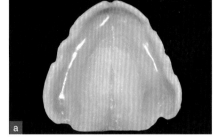
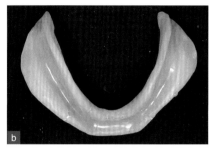

图72a，b　使用技师磨头均匀修整托盘边缘上的毛刺和棱角，并使用硅橡胶或纸锥研磨头修整托盘形状，防止试戴时疼痛。在模型上可确认系带的地方，应依据系带的形状进行修整，以避免在印模制取时压迫系带。

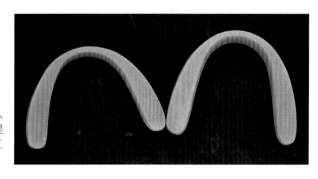

图73　预先将化学固化树脂（只要是丙烯酸类的树脂都可以）倒入PTD蜡堤成型模具中（齿科辅助工具），使其与制作标准咬合蜡堤时的尺寸相同，用模型修整器等设备修整至适当的厚度（约为人工牙冠的长度），用硅橡胶研磨头修整拐角处，使之变圆钝。

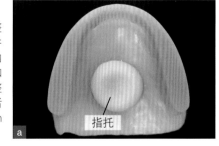
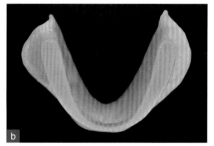

图74a，b　根据标准咬合蜡堤的尺寸调整当作手柄的树脂堤的前后位置和高度，并将其粘接在托盘基托上。应对牙弓宽度的个体差异可通过用燃气灯（或酒精灯）加热树脂堤来调整。为保持托盘在肌功能整塑时的稳定，在上颌腭皱襞的后方（前后方向约为第一磨牙的位置），使用Ostron Ⅱ（GC公司）制作指托。

指托

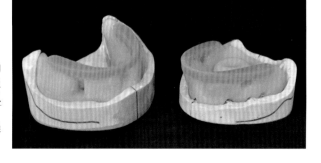

图75　将个别托盘的形态想象成完成后的义齿形态，并将树脂堤的形状、位置和高度假想为天然牙所在的位置。目的是使肌功能整塑时的口周肌肉运动与佩戴义齿时的相似，特别是不能阻碍口唇部肌肉的运动。

　　在牙槽嵴重度吸收时，树脂堤唇部有可能干扰印模制取的操作，建议将其前后向位置设定在平均位置的稍后方。

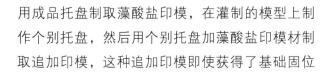

用成品托盘制取藻酸盐印模，在灌制的模型上制作个别托盘，然后用个别托盘加藻酸盐印模材制取追加印模，这种追加印模即使获得了基础固位

也被视为初印模制取中的补充环节，而不单纯将这种第二次印模称为终印模。

　　在此展示的是对于上下颌模型的咀嚼黏膜

疼痛部位的确认

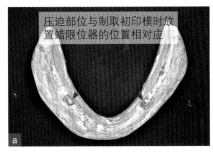

压迫部位与制取初印模时放置蜡限位器的位置相对应

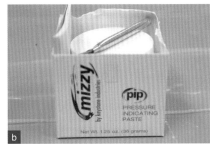

图76a，b 疼痛部位的确认。用义齿适合性检查材料（Mizzy P.I.P.糊剂，Sundental）检查托盘组织面的适合性。

系带和托盘的相应位置

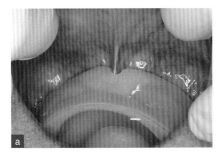

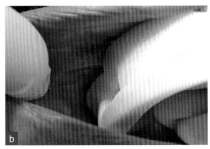

图77a 上唇系带和托盘的相应位置。
图77b 颊系带和托盘的相应位置。

检查托盘边缘的适合性：上颌

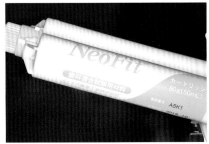

图78a 使用硅橡胶类齿科适合性检查材料（NeoFit，NEO DENTAL CHEMICAL PRODUCTS CO.,LTD.）检查边缘的适合性。

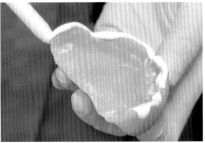

图78b 适合性检查材料包绕在边缘上的状态。

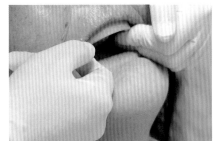

图78c 戴入口内。

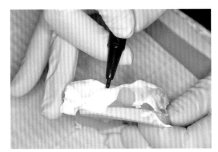

图78d 标记边缘过长的部位。

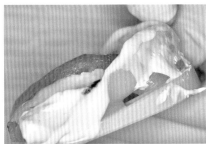

图78e 标记的部位。

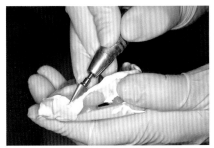

图78f 根据系带的形状削除过长的部位。

（基础固位承托区）面积比，可得到基础固位的模型更狭窄。可先用印模膏（Modeling compound）形成终印模个别托盘的边缘封闭后，再用氧化锌丁香酚可塑性材料制取终印模，这也是作为终印模个别托盘最常用的操作方法。

为不破坏初印模获得的基础固位，应使个别托盘组织面与模型严密贴合，无须形成缓冲空间。

检查托盘边缘的适合性：下颌

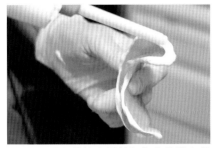

图79a　适合性检查材料包绕在边缘上的状态。

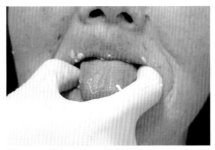

图79b　戴入口内。指示患者伸出舌头。

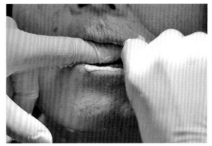

图79c　指示患者做伸舌运动，并用手指按压舌体以使舌根部肌肉紧张。

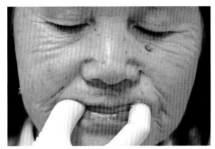

图79d　指示患者闭口并做吞咽动作。

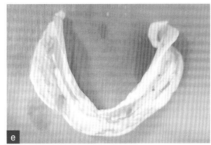

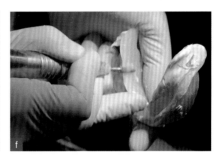

图79e，f　消除过长的边缘。

　　因使用个别托盘制取的终印模边缘就是全口义齿的基托边缘，所以术者应当了解所使用终印模材的特性。

试戴托盘

　　在评估完使用初印模灌制的模型后进行托盘的试戴。在试戴托盘时务必进行以下操作：
·确认有无疼痛；
·确认边缘的长短。

1. 确认有无疼痛

　　由于制取终印模时使用的是无缓冲空间的托盘，因此需调整托盘的组织面，防止撞击压迫黏膜。如果托盘与模型的适合性良好，而试戴时托盘却压迫了黏膜，则说明是初印模发生了变形。应使用义齿适合性检查材料（Mizzy P.I.P.糊剂，Sandental）等对托盘进行检查和调整，避免托盘压迫黏膜组织（图76，图77）。在临床上，这种调整应与黏膜受压位移程度的调整同时进行。

2. 确认边缘的长短

　　托盘的边缘过长是由于制取的藻酸盐印模是加压状态下进行的，而非无压性印模。然而，基础固位必须通过制取无压性印模才能获得。

　　首先，检查边缘的适合性，对初印模超出黏膜转折处所导致的托盘过长边缘及压迫系带的部位进行调整。其次，根据所使用的肌功能整塑材料的特性，对托盘边缘的长度进行调整（图78，图79）。如果边缘过短且欠缺超过3mm以上，则必须预先用速凝树脂等硬质材料进行修整，防止托盘边缘的印模材破损。

3. 调整个别托盘对黏膜的压迫程度

　　在进行精确印模制取之前，应在进行个别托盘适合度调整的同时，调整加压下的托盘对黏膜的压迫程度。在口内试戴个别托盘，确认其与黏膜均匀贴合且无压痛后，用手指加压模拟咀嚼压力，调整托盘对黏膜的压迫程度（图82~图87）。

调整托盘系带部位时的注意事项

由于系带的形状呈弧形（图80），因此必须根据系带的形状将托盘相应部位调整为弧形。如，将系带部调磨为V形，则制作的义齿封闭性较差。当口周肌运动时，空气更易进入到基托与黏膜之间，导致义齿固位的破坏。

事实上系带部不是V形，而是呈现为各种三维形状。因此，必须根据系带的具体形状来调整托盘相应部位的形态（图81）。

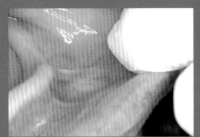
图80a 颊系带。

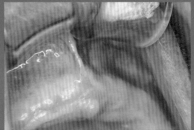
图80b 上颌唇系带。

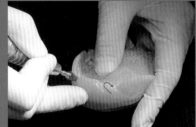
图81 个别托盘系带部位的调整。

调整个别托盘对黏膜的压迫程度

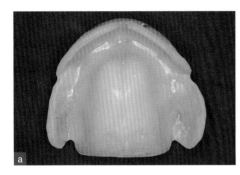
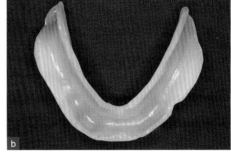
图82a，b 个别托盘的组织面。

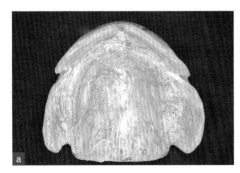
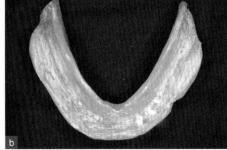
图83a，b 涂布义齿适合性检查材料。

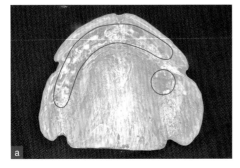
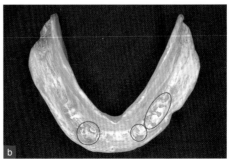
图84a 用手指加压模拟咀嚼压力。可观察到托盘压迫前牙牙槽嵴骨隆突和牙槽嵴顶部。
图84b 可观察到托盘压迫下颌牙槽嵴顶部。

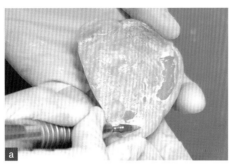
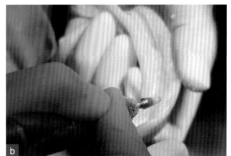

图85a，b　调整个别托盘压迫黏膜的部位。

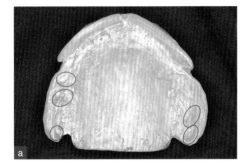
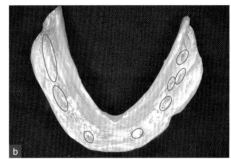

图86a，b　在第二次加压试戴时。局部的压迫程度得到改善。

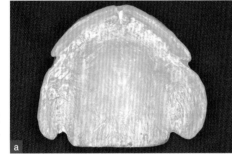
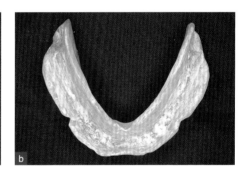

图87a，b　在第三次加压试戴时。约有60%的黏膜与托盘接触。调整完成。

封闭固位

印模边缘的确定和封闭固位，可分为内封闭固位和外封闭固位。

1. 印模边缘的确定

终印模的边缘就是最后完成的义齿基托边缘，因此对于具有强固位力功能全口义齿，为减少义齿的佩戴不适感，确定印模边缘的位置和形态非常重要。对于旨在恢复口腔缺失组织的全口义齿，义齿基托边缘应设定在黏膜转折处（图88）或形成封闭固位的被覆黏膜上。

由于义齿基托边缘是设置在可动黏膜上，因此要注意印模边缘的形态会因术者的技术不同而导致较大的个体差异。

黏膜转折处

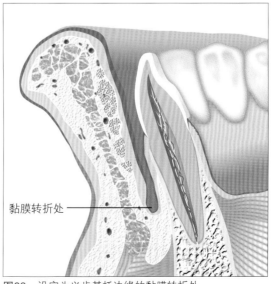

黏膜转折处

图88　设定为义齿基托边缘的黏膜转折处。

105

肌功能整塑用印模膏

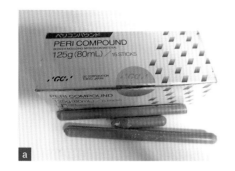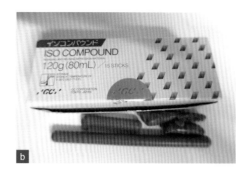

图89a　边缘成形用印模膏（PERI COMPOUND，GC公司）。

图89b　印模再调整或边缘整塑用印模膏（ISO COMPOUND，GC公司）。

用于肌功能整塑的材料

1. 封闭固位优良的印模材

可塑性材料是非常适合于制作高精度全口义齿的印模材。这是因为印模对象是具有高可动性和弹性的黏膜。印模膏可用于形成印模的封闭固位。

印模膏是义齿制作中一种非常好的热塑性印模材。但由于热收缩率约为0.3%，导致印模尺寸变化较大，因此很少单独使用，一般要与硅橡胶印模材或氧化锌丁香酚印模材联合使用。其软硬度可随温度的高低而变化。

印模膏是一种导热系数较低且难以均匀软化的印模材，因操作性差而导致使用率较低。但是，如果能正确掌握其用法，对于印模边缘成形，特别是边缘的肌功能整塑非常有效。要注意的是，过度加热可能会使某些成分熔解析出，导致性能降低。

2. 肌功能整塑用印模膏

当印模制取过程中的主要目的是进行边缘肌功能整塑时，可使用PERI COMPOUND（GC公司）和ISO COMPOUND（GC公司）两种印模膏材料（图89）。PERI COMPOUND与ISO COMPOUND相比具有更高的熔点和更短的固化时间。而ISO COMPOUND的熔点则较低，固化时间较长，软化后的流动性更高，具有更好的再现

性。当托盘边缘与设定的义齿基托边缘之间的距离较小时，使用ISO COMPOUND进行肌功能整塑可得到更好的结果。但两者边缘之间的距离较大时，则建议使用PERI COMPOUND进行肌功能整塑，或者也可以先用PERI COMPOUND将两者边缘靠近，然后用ISO COMPOUND置于其边缘顶部，再次进行肌功能整塑。

ISO COMPOUND可在温度约53℃时软化。要注意如果材料过于靠近燃气灯的火焰，则其表面会被烧焦，甚至无法使用。因此，操作时应当将材料与火焰稍微离开一点，然后边旋转边加热，这样可使材料中心处也得到加热软化（图90，图91）。如将燃气灯与材料保持一定距离并对准局部，则可进行较小范围的边缘修正（图92）。

如果没有水浴锅，可以使用小型电锅对印模膏进行调温（图93）。

3. 调温（Tempering）

使用印模膏很难一次性完成整个托盘边缘的肌功能整塑。另外，在进行局部肌功能整塑时，因不同部位的肌肉压力存在差异，形成的边缘形态也不同，因此可能导致印模的边缘连续性欠佳。为避免这种情况，可在恒定温度下将整个印模膏加热，这个过程称为调温。其词源本义是冶金中的回火，但现在通常是指在融化或固化巧克力的加工过程中进行的温度调整（图94）。

印模膏的使用方法

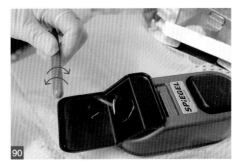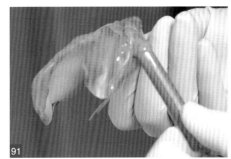

图90　印模膏的加热方法。调节印模膏与燃气喷灯的距离，使火焰尖端能碰到印模膏。但要避免长时间直接加热。

图91　印模膏的使用方法。将中心部位也被加热软化的印模膏涂布包绕在托盘边缘上。

使用喷灯加热软化印模膏

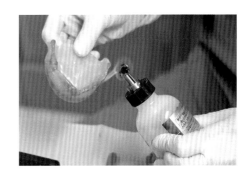

图92　用喷灯加热印模膏需软化的部位。

调温（Tempering）

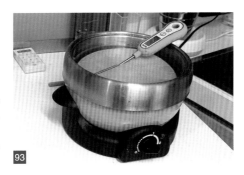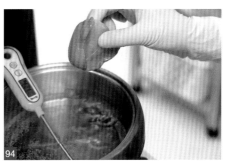

图93　使用小型可调节温度的电锅代替水浴锅（Water bath）。通过调温整体加热印模膏。

图94　在恒温水浴锅内通过调温软化印模膏。

4. 防止调温破坏印模膏形态的技巧

　　根据印模膏材料的要求改变调节温度。使用印模膏时，可能会因长时间加热而使其边缘熔化流失。在利用印模膏调温完成边缘整塑的过程中，控制加热的温度和时间很重要。另外，要注意每次整塑后应除去多余印模膏。如果义齿基托边缘设定的位置与托盘边缘的距离较大，最好事先用即刻自凝树脂（Cold curing resin）加长托盘边缘后再涂布印模膏，防止其过大流动性引起的较大变形。这样在短时间内就可取得良好的印模膏边缘成形效果。

肌功能整塑病例展示

图95～图100展示了通过将模拟的口周肌运动反映到印模表面的方式确定功能性印模边缘的方法。肌功能整塑的方法需根据所用印模材的特性和牙槽嵴的条件而改变。

▌肌功能整塑/上颌 ①：口腔前庭区，颊侧形态，上颌唇系带

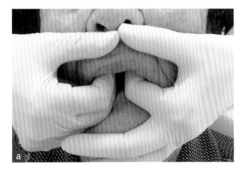
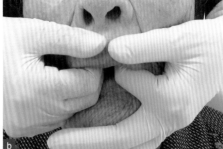

图95a，b 上颌口腔前庭部肌功能整塑。用左右食指支撑托盘，同时将拇指置于鼻下的鼻唇沟处（a），将口腔前庭部多余的印模材向上唇唇缘的方向排出（b）。

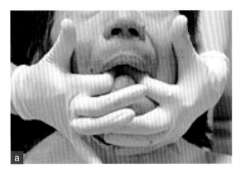
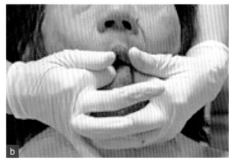

图96a，b 将颊侧多余的印模材沿口周肌的走行方向排出。

▌肌功能整塑/上颌②：颊系带部位

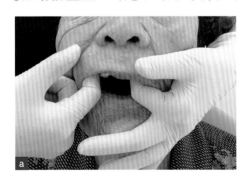
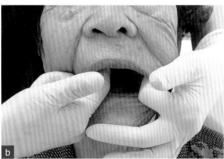

图97a，b 将食指放在口内上颌颊系带附近，轻轻按压颊侧组织，使颊系带在印模上形成印迹。

肌功能整塑/下颌 ① ：口腔前庭区颊部

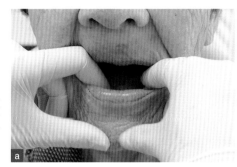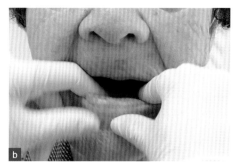

图98a，b　下颌口腔前庭区的肌功能整塑。如果印模材积聚在颊部，应轻轻地将其排出。如果手指压力太大则会挤压出过多的印模材。

肌功能整塑/下颌 ② ：颊系带部位

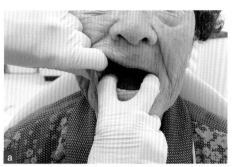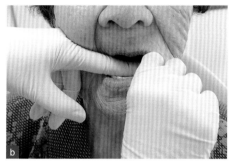

图99a，b　下颌颊系带部位的肌功能整塑。用一只手按压住托盘，将另一只手的食指插入口内牵拉颊黏膜，使颊系带在印模上形成印迹。

肌功能整塑/下颌 ③ ：下颌舌侧部位

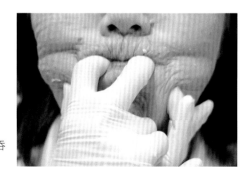

图100a　下颌舌侧肌功能整塑。吞咽运动。嘱咐患者"吞咽唾液"。这样可利用吞咽过程中口周肌的运动对印模进行整塑。

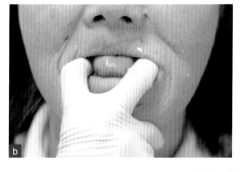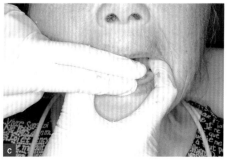

图100b　用一只手按住托盘，让患者伸舌至下唇附近。但要注意如果伸舌超出下唇会使口底变浅，最终导致下颌义齿基托舌侧边缘过短。

图100c　用一只手按住托盘，用另一只手的手指压住向前伸出的舌。这样可使舌根部的肌肉紧张收缩。

1. 使用印模膏进行肌功能整塑

图101~图103展示了使用印模膏进行肌功能整塑的病例，最后使用氧化锌丁香酚印模材进行终印模制取。

使用印模膏进行肌功能整塑

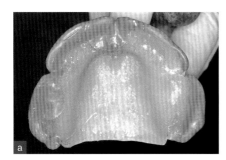
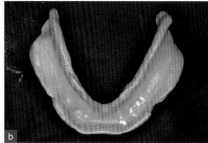

图101a，b 用喷灯等类似装置对ISO COMPOUND的局部进行数次加热，并仔细整塑系带部的印模边缘。观察和确认边缘肌功能整塑成形的效果。注意将温度控制在60℃左右，即使多次反复加热软化也不会使边缘过长，在肌功能整塑初期，边缘较厚不均，整体平衡性差，呈现加压过度的厚边缘形态。

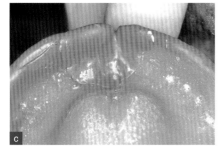
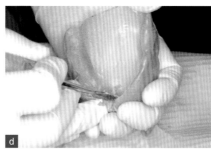

图101c，d 进入托盘组织面的印模膏会导致托盘浮起，因此每次整塑后都要用技师雕刀（Evance）或刮刀（Scrapper）仔细地将其清除。

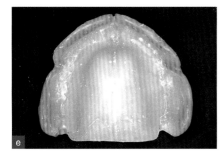
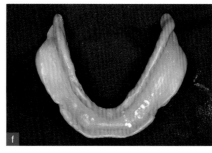

图101e，f 将印模膏反复加热软化，进行多次边缘肌功能整塑，调整边缘印模膏的形态，完成边缘整塑。可以观察到边缘形态变得均匀，同时获得了系带等边缘组织形态的印模。

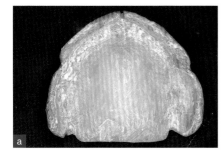
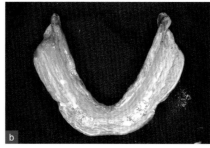

图102a，b 在肌功能整塑后，用义齿适合性检查材料验证是否获得了基础固位，同时检查边缘封闭是否有对黏膜压迫的部位。

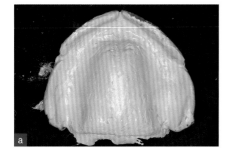
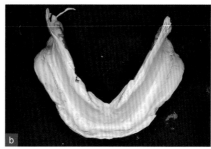

图103a，b 将托盘戴入口内，快速按压整塑并去除口内多余的印模材。材料固化需等待约6分钟。最后完成氧化锌丁香酚终印模的制取。

2. 其他材料：使用硬质树脂重衬材料进行的肌功能整塑

　　具有较高成型精度的可塑性印模材非常适合于全口义齿的印模制取，但是要用好印模膏和氧化锌丁香酚等印模材并不是容易的事。相比较而言，易于使用的可塑性材料是硬质树脂材料（图104～图107）。

使用硬质树脂重衬材料进行的肌功能整塑

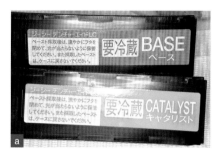
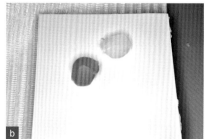

图104a，b　义齿修理用光固化树脂（DEN-TURE AID LC，GC公司）。树脂材料固化形式包括化学固化、热固化、光固化和双重固化等类型，其中光固化硬质树脂义齿重衬材料可用于边缘封闭的形成。

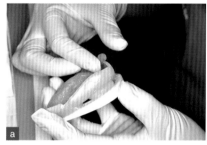
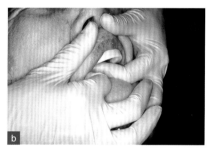

图105a，b　肌功能整塑操作的展示。将重衬材料放在需封闭固位的部位，然后进行肌功能整塑。

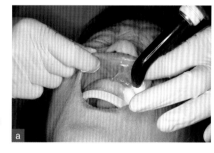
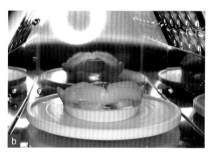

图106a，b　通过肌功能整塑完成边缘形态的调整后，用光照固化重衬材料。

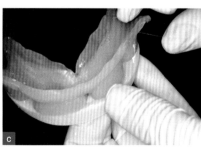
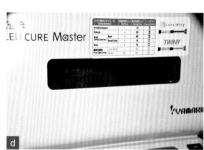

图106c，d　下颌也同样在完成肌功能整塑后进行材料的光固化。

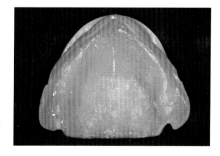

图107　肌功能整塑后，一定要检查封闭区有无过度加压的部位，确认托盘组织面的适合性。

3. 印模膏边缘肌功能整塑后，使用硅橡胶印模材进行终印模制取

使用热塑性材料印模膏形成封闭固位后，用硅橡胶材料进行终印模制取（图108～图110）。这种方法是一种可预期获得物理性负压固位的选择性加压印模。但与可塑性印模材相比，无法期待获得基础固位。在临床应用时，因硅橡胶印模材越薄成型精度越高，所以应使用少量高流动性印模材制取终印模。

这种方法特别适用于有口腔干燥综合征、唾液量少或黏膜过敏的病例。当口腔黏膜干燥时，如使用氧化锌丁香酚印模制取则有可能使印模材从托盘上剥离并残留在牙槽嵴上。或者当患者不能接受丁香酚刺激时，都可以选择这种终印模制取方法。

印模膏边缘肌功能整塑后，使用硅橡胶印模材进行终印模制取

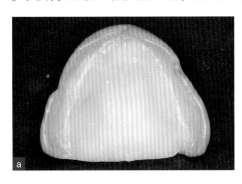
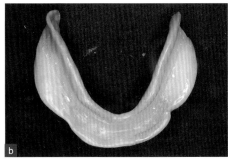

图108a，b　使用印模膏完成的肌功能整塑。形成封闭固位并确认组织面的适合性后，将适合于相应印模材的粘接剂涂布在个别托盘上，并使其充分干燥。

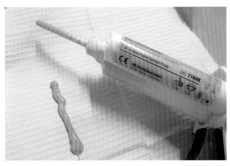

图109a　硅橡胶印模材的使用方法。在使用枪混式材料时，无论所使用的硅橡胶是哪种类型，一定要废弃最初从混合头排出的约3cm的材料，因为这部分材料可能混合不均匀。用于制取有牙颌或存在倒凹的印模时，硅橡胶印模材性能表现优异。牙科行业主要制造商的相关产品都具有优良的特性，比可塑性材料更容易使用。但是，在操作时要特别细致小心，因为操作不当可使印模发生永久变形或固化不均匀。临床常用的是枪混式加成型硅橡胶材料，由于温度变化会导致固化团块不均和固化时间变化，因此在使用前应确认材料的使用方法。

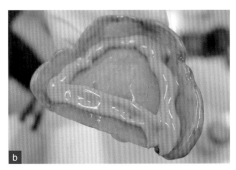
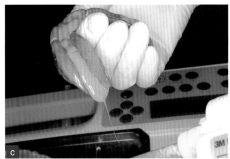

图109b，c　为避免对黏膜加压，应选择使用流动性较好的轻体硅橡胶印模材。由于将肌功能整塑后的印模膏边缘原封不动用于义齿基托边缘的成形，因此只需在托盘内铺一层少量的印模材即可。使用最少量的材料可以提高印模的成型精度。

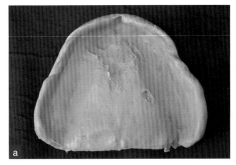
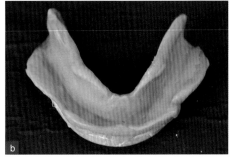

图110a，b　完成硅橡胶印模制取。非常重要的是在等待材料固化期间要保持托盘稳定不移动。将托盘戴入口内后，要快速按压就位，并将多余的硅橡胶材料从口内取出，等待其固化。应当避免放入过多的印模材，否则黏膜就会受压移位，边缘也会过长，从而导致印模变形和尺寸变化。

4. 使用硅橡胶印模材进行肌功能整塑和终印模制取

牙槽嵴的倒凹较多时，如果前期不进行外科处理，则不能使用可塑性印模材进行边缘肌功能整塑。肌功能整塑和终印模都使用硅橡胶印模材

是应对牙槽嵴倒凹较多病例（图111）的印模制取方法（图112～图114）。

在形成边缘封闭固位时，要考虑硅橡胶印模材的使用量。材料过多可能使封闭固位产生过大的压力。

使用硅橡胶印模材进行肌功能整塑和终印模制取

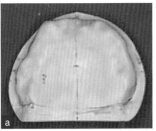 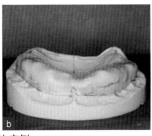 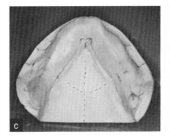 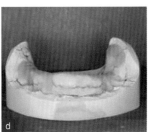

图111a~d　牙槽嵴存在较多倒凹的病例。

图112　使用硅橡胶印模材进行的肌功能整塑。确认个别托盘与组织面的适合性后，涂布适用印模材的粘接剂，并充分干燥。在托盘的边缘上放一层印模材，以避免在选择性加压的区域产生过大的压力。

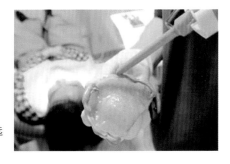

图113a，b　完成硅橡胶印模材的肌功能整塑。使用枪混式硅橡胶印模材以均匀的厚度提升托盘边缘高度。另外，由于可将封闭区整体一次性抬高，因此与印模膏等材料相比有很好的便利性，可以显著缩短临床操作时间。在肌功能整塑过程中，需要注意托盘的调整和整塑时的动作等要适度，以免对印模边缘过度加压。

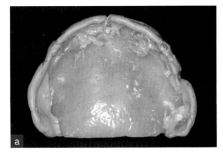 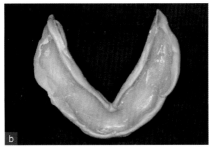

图114a，b　用硅橡胶印模材制取的终印模。由于其为一种弹性印模材，可能会因石膏灌注后的重量等原因引起印模变形。

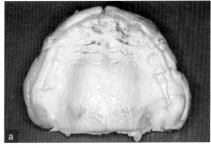 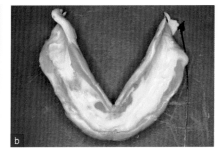

下颌牙槽嵴重度吸收

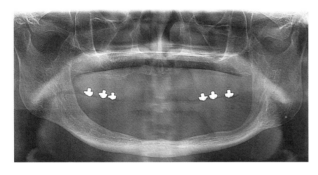

图115　牙槽嵴重度吸收的曲面断层片。

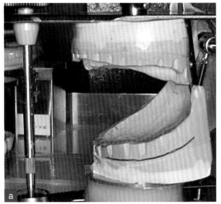

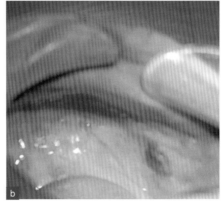

图116a　下颌牙槽嵴重度吸收的上下颌对位关系。
图116b　颏孔开口处。

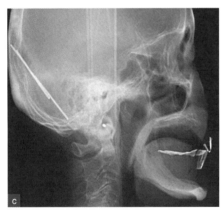

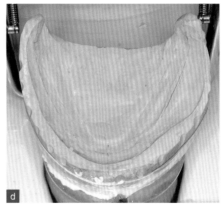

图116c　下颌牙槽嵴重度吸收患者的头颅侧位片。
图116d　下颌模型上的颏孔开口处。

5. 下颌牙槽嵴重度吸收的印模制取

　　牙槽嵴重度吸收时，在第二前磨牙处外斜线附近有颏孔开口，义齿基托组织面可能接触到颏孔区，如果基托压迫了颏孔开口处的颏神经，则会引起疼痛和暂时性的麻痹，对于一些开口部位高于牙槽嵴顶的病例更要特别注意。因此，一定要对基托组织面的颏孔相应部位进行缓冲，或者使基托边缘避开颏孔区（图115，图116）。

应对下颌牙槽嵴重度吸收的印模制取措施

　　在下颌牙槽嵴过度吸收的情况下，通常很难获取理想的印模。对于刃状牙槽嵴或基本被吸收至下颌骨体部的牙槽嵴，则可能无法确定基托边缘应设置在何处（图117）。在这种情况下，恰当的印模方法是使用治疗义齿制取下颌动态印模（第10章）。

　　利用治疗义齿制取动态印模，有望在存有严

应对下颌牙槽嵴重度吸收印模制取难题的措施

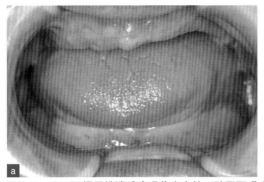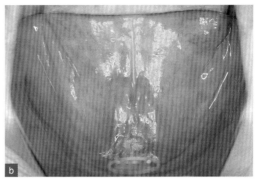

图117a，b　下颌牙槽嵴重度吸收患者的口腔正面观（a）和咬合面观（b）。

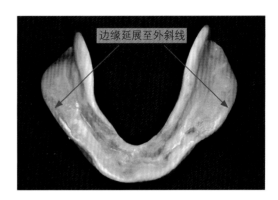

图118a　下颌颊棚区的边缘形态。边缘延展至外斜线。

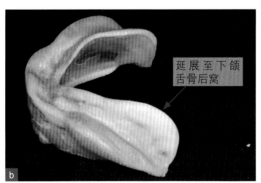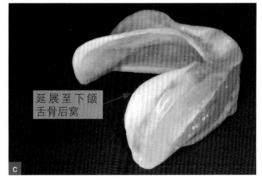

图118b，c　义齿基托边缘延展至下颌舌骨后窝。

重问题的牙槽嵴（下颌牙槽嵴重度吸收和存在松软牙槽嵴的情况）上获得良好的固位。

图117和图118所示的病例中，刃状牙槽嵴之外的区域几乎被可动黏膜覆盖。在这种情况下，即使通过功能性印模的肌功能整塑确定了边缘位置，完成的全口义齿也会经常因不稳定和固位不足而引发长时间的持续疼痛。通过利用治疗义齿制取功能印模，可以探寻可用于固位的牙槽嵴部位。

在图118的牙槽嵴条件下，基托较小的治疗义齿会因口周肌强有力的活动而变得不稳定。将治疗义齿的颊棚区基托延展至外斜线附近，同时随着佩戴义齿时间的增长，义齿下颌舌骨后窝部的基托会得到延展，固位得到逐渐改善，义齿稳定性增高。

6. 松软牙槽嵴疑难病例的印模制取

松软牙槽嵴（Flabby ridge）常出现在上下颌前牙区牙槽嵴附近，常出现在下颌仅存前牙时的上颌无牙颌前牙区牙槽嵴处。

上颌牙槽嵴的吸收可导致全口义齿的固位减弱（图119）、松软牙槽嵴部位和腭中缝线附近反复形成溃疡，并使咀嚼效率显著下降。这种状态需要增加承托区面积来改善，为此个别托盘的后缘应设置在腭小凹的后方。

在制取存在松软牙槽嵴的无牙颌印模时，可先在松软牙槽嵴部位以外的黏膜区域进行选择性加压印模的制取（图120），然后再使用石膏印模材XANTHANO（Heraeus Kulzer，Japan），或即刻固化的自凝树脂等无压性印模用材料，在松软牙槽嵴部位进行无压性印模的制取（图121，图122）。

松软牙槽嵴疑难病例的印模制取

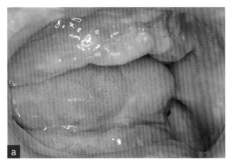
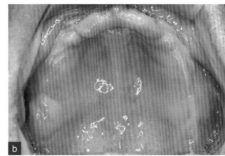

图119a，b 上颌前牙区松软牙槽嵴（a），咬合面观（b）。

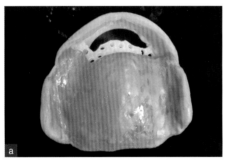
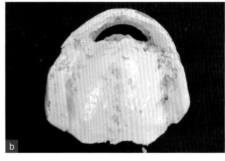

图120a 肌功能整塑。
图120b 终印模。在松软牙槽嵴以外区域进行选择性加压印模的制取。

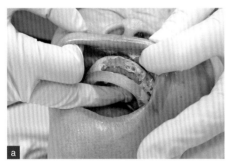
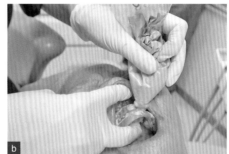

图121a 确认松软牙槽嵴的部位。确认松软牙槽嵴区域与托盘无接触。
图121b 用石膏印模材XANTHANO（Heraeus Kulzer，Japan）制取松软牙槽嵴部位的无压印模。在使用前将装有调和好的XANTHANO石膏印模材袋子的一个下角剪开，将袋子下角缺口插入口内注入印模材。

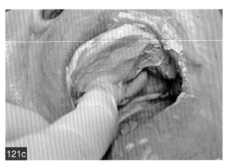
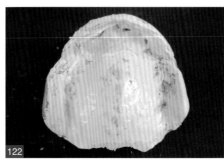

图121c 将XANTHANO石膏印模材注入口内后等待材料凝结硬化。
图122 印模制取完成。

根据牙槽嵴吸收条件选择印模制取方法的总结

1. 牙槽嵴轻度吸收

如果牙槽嵴形态丰满且稳定，则仅通过制取可得到基础固位的藻酸盐印模就可获得足够的固位。

如果承托区充足，则将义齿基托边缘设置在咀嚼黏膜上可能也不是问题。

检查确认骨隆突、倒凹和黏膜厚度。当骨隆突较大和倒凹较深时，制取该部位的印模应避免使用可塑性印模材。

2. 牙槽嵴中度吸收

除了牙槽嵴的形态外，还要检查确认咀嚼黏膜、被覆黏膜和舌的位置对义齿固位的影响情况，以及下颌舌骨嵴附近是否存在可提供固位的条件。原则上应将印模边缘设定在被覆黏膜上。

考虑到黏膜较薄处和倒凹等部位可能发生疼痛，应采用选择性压力印模制取终印模，在终印模制取中推荐使用可塑性印模材。

如果下颌义齿的固位不良，则需检查确认下颌舌骨前窝和后窝的可用空间，同时适度伸展基托边缘。

3. 牙槽嵴重度吸收

在牙槽嵴重度吸收的情况下，很难使用成品托盘制取无压性藻酸盐印模。如果无法成功获得初印模，则首先应制作个别托盘，以追加制取无压性印模；然后尝试延长印模边缘，因牙槽嵴过度吸收可能导致印模边缘过短，但不应妨碍口周肌的功能运动；最后完成整合了口腔功能并与之协调的稳定印模。为了实现这种印模的成功制取，避免采用功能性印模制取方法的局限性，通常利用治疗义齿来制取这种功能印模（有关功能性印模和功能印模之间的差异，请参阅第096页）。

4. 关于氧化锌丁香酚印模材在口腔干燥症病例中的使用

使用个别托盘印模制取时，应先在个别托盘上涂布粘接剂，但对于患有严重口腔干燥症的患者，存在印模材从托盘剥脱并黏附在黏膜上的风险。因此，在一些情况下可用硅橡胶印模材替代氧化锌丁香酚印模材。

5. 义齿性纤维瘤，松软牙槽嵴部位

对于松软牙槽嵴等较厚纤维结缔组织部位的印模制取，为了防止印模压力导致的黏膜扭曲变形，应进行无压性印模制取。

6. 总结

对于全口义齿的印模制取，术者应根据黏膜和牙槽嵴检查和诊断的结果，选择将哪些口腔功能整合到印模中，最后决定采用哪种印模制取方法。随着技术的发展，现在使用的材料和制取方法都会被进一步简化，但是想在印模中整合怎样的固位类型和功能，术者应根据每个病例的具体检查和诊断结果来决定。

关于印模压力

Hamada等[36]使用聚硫硅橡胶印模材（SURFLEX F，GC公司，日本），以轻中重3种不同印模压力制取实验犬的上颌印模并制作义齿基托，然后按佩戴有相应义齿基托的实验犬分为轻度加压组（1层蜡片缓冲空间+ SURFLEX F枪混型）、中度加压组（SURFLEX F常规型，无缓冲空间）和重度加压组（SURFLEX F重体型、MODELLING COMPOUND中体型印模膏）等3组，对其牙槽骨进行了组织学评价。

据此，基托下组织出现的变化主要由于受压程度不同引起，印模压力越强，黏膜受压程度越大，骨吸收也就越早发生（图123）。然而，研究结果还显示随着骨吸收的进展，当对骨的压力达到一定值时可观察到骨的再生。此外，黏膜的压缩性因部位而异，如果不充分了解其状态就进行印模制取，则会引起基托下组织损伤。

此外，该研究结果提示口腔黏膜试图维持其厚度的稳定，对于由义齿基托引起的压迫，黏膜会将压力传导给骨组织并引起骨吸收，使黏膜表面的形态接近义齿基托组织面的形态。同时，显示黏膜虽试图通过自身的压缩适应受到的压力，但会因部位不同而有所差异。最后，结论指出为保持义齿基托下组织的长期稳定，避免黏膜受到咀嚼压力以外的力非常重要。

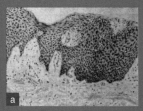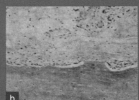
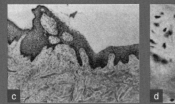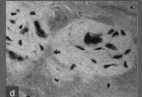

图123a 轻度加压组6周后。 角化不全层脱落，在上皮正下方的固有层中观察到轻度淋巴细胞浸润（图123引自参考文献36）。
图123b 中度加压组6周后。腭骨表面出现吸收窝，其中发现破骨细胞，观察到骨吸收。

图123c 重度加压组2周后。观察到以淋巴细胞为主的中度炎性细胞浸润。
图123d 重度加压组2周后。在基托下方的腭骨吸收窝中存在破骨细胞。

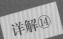

吸盘装置与吸附固位

在1970年版的《Urich全口义齿学》[61]中提到了当时使用的多种吸附装置。 其中具有代表性的是用于上颌中央位置的吸盘装置（图124）。

据研究报道，佩戴该装置的腭部黏膜会出现坏死、纤维组织增生和炎性细胞浸润，并因血流停滞而导致骨的吸收（图125）。目前全口义齿的吸附固位和吸盘固位一样都是利用大气压差，但是压力差存在较大差异。要注意的是，过度的负压会引起患者的疼痛和压迫感。

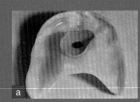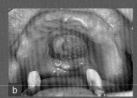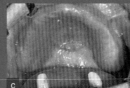

图124a 吸盘固位装置。
图124b 刚去除吸盘固位装置后。
图124c 去除吸盘固位装置10天后（图124、图125引自参考文献61）。

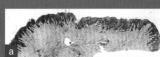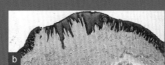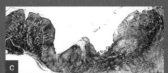

图125a～c 与吸盘固位装置接触的义齿基托下黏膜组织发生炎症的影像。

详解⑮　封闭区厚度的差异

　　图126和图127展示的义齿由本书作者（五十岚）与合著者高桥技师共同制作完成。图126完成于2009年左右，图127完成于2017年。对于图126中的义齿，初印模是用正常混水比的藻酸盐印模材制取，没有获得基础固位。为了弥补这一点，使用印模膏对封闭部位强力加压，并采用选择性加压法，用硅橡胶印模材进行终印模制取。因此，可以看出基托边缘变厚且系带形态不清晰。幸运的是，上述病例在修复大约8年后仍能保持一定的吸附固位。

　　一般情况下，为获得固位而加压的黏膜会被压缩，如果黏膜持续受压，则受压部位血流停滞，导致牙槽骨吸收。这种状态随时间增长可引起义齿适合性

不良、固位力减弱，制取加压性印模就变得毫无意义。但是，如果制取义齿组织面下咀嚼黏膜占主体的无压性印模，并获得足够的基础固位，则义齿基托下组织的形态变化会较小，可期待获得持续而长久的固位。

　　图127中展示的新全口义齿完成于2017年，自完成后就没有再进行过组织面调整，患者会有诸如"非常轻""好像没有戴义齿，感觉不可思议"和"一天中大半时间忘了自己佩戴着义齿"等主诉。这是因为通过制取咀嚼黏膜的无压性印模获取了基础固位，并使封闭固位最小化而获得舒适的义齿佩戴感（图128）。

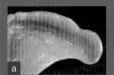 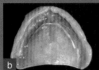 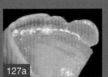 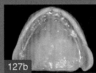 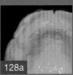
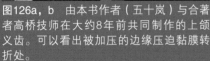

图126a，b 由本书作者（五十岚）与合著者高桥技师在大约8年前共同制作的上颌义齿。可以看出被加压的边缘压迫黏膜转折处。

图127a，b 现在制作的义齿基托边缘位于黏膜转折处附近。封闭区的厚度适中，减轻了患者的不适感。

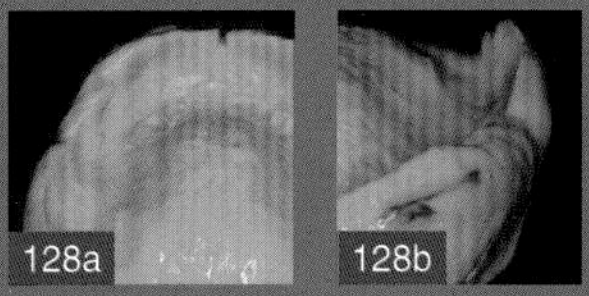

图128a，b 制取无压性印模时，印模边缘断面形态不是棒状（Kolben状），而是边缘内封闭较直立，外封闭略显凸起的形态。要以此作为边缘封闭的基本形态，不能为获得封闭固位而使其形态发生太大的变化。

 详解⑯　基础固位的重要性

　　基础固位与通过大气压差获得的吸附固位不同，是指通过分子间作用力，范德华力和表面张力获得的黏附（附着）固位。在多数情况下，全口义齿只要确保基础固位就不会发生大的问题。由于此时黏膜表面形态被准确地反映在义齿基托的组织面上，且两者严密贴合，因此即使在义齿腭板上开孔也不会使上颌义齿脱落，咀嚼效率也不会改变。

　　图129a和b这个病例是义齿完成当天。通过常规方法确认患者可以食用试验食品后，经患者同意在义

齿的腭板上开孔，确认其对固位和咀嚼效率有无影响（图129c~f）。结果，因开孔减少了基础固位面积，所以在拉力测试中义齿固位略有下降，但患者感觉并不明显，咀嚼效率也没有变化。然而，只有在人工牙排列合理的情况下才能实现这种稳定的固位。

　　换言之，在强固位力功能全口义齿修复过程中，为使义齿具有良好的固位和舒适性，获得义齿的基础固位最重要。

 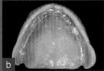 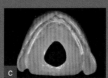

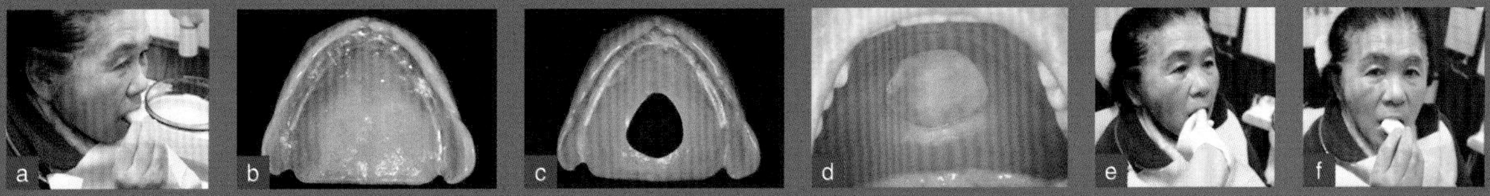

图129a 完成全口义齿修复当天进行的咀嚼试验。
图129b 全口义齿的组织面。

图129c 在患者同意的情况下，磨除义齿一部分腭板。
图129d 确认患者大开口时口内义齿的固位情况。

图129e 通过拉力测试确认基础固位情况。
图129f 确认咀嚼测试食品（苹果）时的咀嚼效率没有降低。

石膏的管理和准确称重，以及真空调拌机的使用

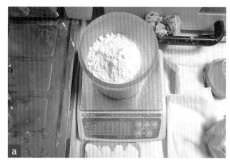

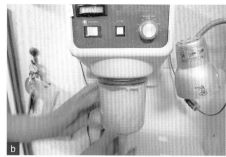

图130a　石膏容易变质，所以开封后应加入干燥剂并密封保存。进行准确的称重。
图130b　用真空调拌机调拌。

石膏灌注的注意事项

1. 管理和准确称重；
2. 真空调拌机的使用；
3. 石膏的灌注方法；
4. 等待石膏硬化的印模表面；
5. 石膏的追加应在模型灌注24小时后再进行；
6. 石膏模型的消毒。

　　牙科用石膏（普通石膏，β–石膏）是在空气中将原料二水石膏直接加热除去结晶水而制成。牙科用硬质石膏（硬石膏，α–石膏）是用蒸压釜的加压水蒸气加热、在饱和水蒸气介质中熔化并重结晶而制成。在牙科用硬石膏中，将低膨胀性和高强度的石膏称为超硬石膏。

　　α–石膏和β–石膏在发生水合作用时所需水量相同，但是实际调拌时所用水量不同。这是因为α–石膏密度大，可以用较少的水调拌，因此强度高。β–石膏（普通石膏）多孔，所以调拌需要更多的水，强度较低，灌制的石膏模型不适合义齿制作用工作模型及对颌模型。

　　此外，禁止混合使用β–石膏（普通石膏）和α–石膏（硬石膏、超硬石膏），因为这两种石膏的性质明显不同。工作模型应使用硬石膏或超硬石膏。

1. 管理和准确称重

　　由于石膏的膨胀系数根据水量而变化，因此必须保持制造商规定的混水比（图130a）。

　　如果石膏袋上标注的制造商规定的混水比为"W/P=数值"，其中W（Water）为水，P（Powder）为粉，这个数值也就表示100g的石膏需要多少水。

　　预先确定石膏和水的用量可以提高工作效率。

2. 真空调拌机的使用

　　如果气泡进入模型表面，则无法使义齿组织面正确再现黏膜的形态。此外，还可导致模型的强度下降。

　　通过手工调拌的石膏易含气泡，故应使用真空调拌机调和（图130b）。

3.石膏的灌注方法

　　由于腭部和边缘等部位的石膏厚度存在差异，石膏的硬化进程也会因部位而异，因此灌注石膏时应尽可能均匀地加厚。

　　取出藻酸盐印模后，要立即用水清洗，用纸捻儿等去除倒凹和转角处的积水并吸干，同时防止印模干燥，并在印模发生脱液收缩之前尽早注入石膏。

　　如果使用的是硅橡胶印模材，在取出印模后，用水清洗，在印模表面喷上表面活性剂类的表面处理液。彻底清除多余处理液，围模后进行石膏灌注。

　　为了减少工作模型的变形，必须进行围模灌注石膏[32]。如果不能使用围模灌注法，可直接进行印模的石膏灌注，但这样的模型精度不如围模灌

藻酸盐印模的围模灌注（Boxing）

图131a~j　为将印模边缘反映在石膏模型上而进行的围模操作。

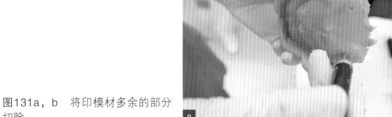
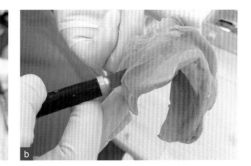

图131a，b　将印模材多余的部分切除。

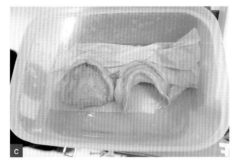
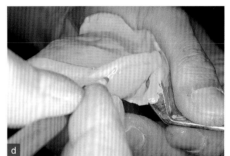

图131c　为每位患者准备一个保湿箱，以保持印模的卫生和湿度。在塑料容器底部放置湿纸巾可制成简易保湿箱。将藻酸盐印模置于其上，要确保印模表面不要碰到湿纸巾。

图131d　围模包埋的位置是在距离印模边缘约3mm处。

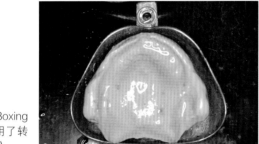
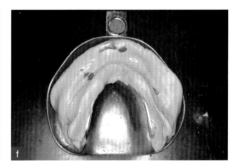

图131e，f　检查围模托架（Boxing frame）的适合性。本次使用了转换托架Cast box（PTDLABO）。

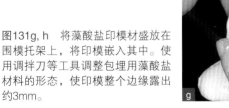
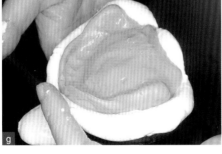
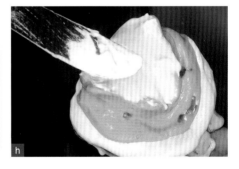

图131g, h　将藻酸盐印模材盛放在围模托架上，将印模嵌入其中。使用调拌刀等工具调整包埋用藻酸盐材料的形态，使印模整个边缘露出约3mm。

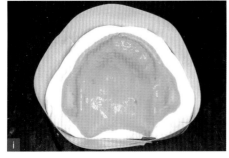
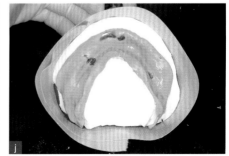

图131i, j　在用于围模的藻酸盐印模材硬化后，用较宽的布胶带将其围住，完成围模操作。

灌注石膏

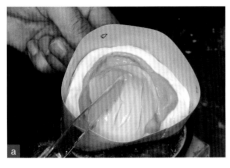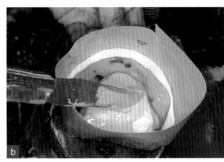

图132a，b 灌注石膏。上颌印模（a）和下颌印模（b）。

等待石膏硬化的印模表面

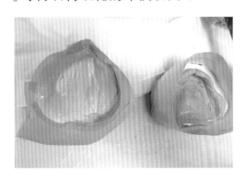

图133 始终保持印模面朝上的状态，并等待石膏硬化。

注。图131展示了藻酸盐印模的围模灌注方法。

经过充分调拌的石膏在灌注后会迅速硬化，因此表面粗糙度会随之降低。灌注石膏时要将托盘靠在振荡器上，从印模的一个地方开始缓慢地注入。注意观察石膏流动的尖端，确认石膏流入了印模的拐角和倒凹处。

当石膏灌注到所需模型的表面高度后，关闭振荡器，改用调拌刀装填石膏（图132）。

4. 等待石膏硬化的印模表面

石膏灌注后，勿将印模面朝下。重力会使注入的石膏远离印模表面，导致气泡进入石膏模型（图133）。

5. 石膏的追加应在模型灌注24小时后再进行

因印模面朝上可能使石膏模型变薄。在这种情况下有必要追加石膏。石膏在硬化时会发生直视无法观察的微量膨胀。

但是，如果在未完全硬化时追加石膏，就会导致石膏模型的"吸水膨胀"，引起显著的膨胀。这是由于模型在初始凝结硬化过程中加入了水。因此，在模型上追加石膏必须在模型完全硬化24小时后再进行[31]。

等待石膏硬化时的存放方法

对于琼脂和藻酸盐印模，在灌注石膏后应将其存放在保湿箱中保存，否则印模会干燥收缩，未完全硬化的石膏模型可能因印模收缩的压力而变形。

对于硅橡胶印模，如果在室内操作，石膏灌注后直接放置在室内环境也没有问题。

按制造商规定的时间将石膏模型从印模中取出后，置于不易干燥处2~3小时，以完成石膏的水合反应（Hydration reaction，是溶质和水的相互作用）。对于煅烧石膏的水合反应需要2小时完成，而对于硬石膏则需要3小时才能完成，所以应将刚取出的石膏模型在不易干燥的地方放置2~3小时。

之后，应立即在温度不超过45℃的条件下通风干燥。如果在45℃以上干燥，结晶水将逐渐逸出，石膏强度会下降，因此必须注意不要在高温下干燥。

6. 石膏模型的消毒

　　根据日本口腔修复学会的《修复过程中感染控制指南》（2007年），石膏模型的消毒有以下两种方式：

①在次氯酸钠（Sodium hypochlorite）1000ppm溶液中浸泡10分钟。或者在1000ppm的二氯异氰尿酸钠（Sodium dichloroisocyanurate）溶液中浸泡10分钟。 在密闭容器中放置1小时，然后在技师操作前喷洒氯基中和剂（Chlorine neutralizer）进行中和；

②喷洒乙醇类消毒剂并密封。

参考文献

[1] 下野正基. 新編 治癒の病理 臨床の疑問に基礎が答える. 東京：医歯薬出版，2011：52-56.

[2] イラストで語るペリオのためのバイオロジー. 東京：クインテッセンス出版，2010：96-140.

[3] 須田立雄，小澤英浩，髙橋榮明. 新 骨の科学 第2版. 医歯薬出版，2016：85-123.

[4] 堀孝良，他. 筋圧維持法（いわゆるフレンジテクニック）を応用した無口蓋総義歯の4例について. 九州歯会誌 1975；29（3）：228-237.

[5] 清水崇雪. フレンジテクニックを応用した上下無歯顎症例. 補綴誌 2010；2（1）：40-43.

[6] Hyde TP, Craddock HL, Blance A, Brunton PA. A cross-over Randomised Controlled Trial of selective pressure impressions for lower complete dentures. J Dent 2010；38(11)：853-858.

[7] Zarb GA, Bolender CL. Prosthodontic treatment for edentulous patients: complete dentures and implantsupported prostheses. 12th ed. St. Louis：Mosby，2004.

[8] Walton JN, MacEntee MI. Choosing or refusing oral implants: a prospective study of edentulous volunteers for a clinical trial. Int J Prosthodont 2005；18（6）：483-488.

[9] Basker RM, Davenport JC. Prosthetic treatment of the edentulous patient. 4th ed. Oxford：Blackwell，2002：281.

[10] Duncan JP, Raghavendra S, Taylor TD. A selective-pressure impression technique for the edentulous maxilla. J Prosthet Dent 2004；92（3）：299-301.

[11] Myers GE, Peyton FA. Physical properties of the zinc oxide--eugenol impression pastes. J Dent Res 1961；40：39-48.

[12] Polyzois GL. Improving the adaptation of denture bases by anchorage to the casts: a comparative study. Quintessence Int 1990；21（3）：185-190.

[13] Frank RP. Analysis of pressures produced during maxillary edentulous impression procedures. J Prosthet Dent 1969；22（4）：400-13.

[14] Douglas WH, Bates JF, Wilson HJ. A Study of Zinc Oxide-Eugenol Type Impression Pastes. Brit. D. J. 1964；116：34–36.

[15] Vieira DF. Factors Affecting the Setting of Zinc Oxide-Eugenol Impression Pastes, J. Pros. Den. 1959；9：70.

[16] Copeland HI Jr., Brauer GM, Sweeney WT, Forziati AF. Setting Reaction of Zinc Oxide and Eugenol. Journal of Research of the National Bureau of Standards 1955；55（3）.

[17] el-Khodary NM, Shaaban NA, Abdel-Hakim AM. Effect of complete denture impression technique on the oral mucosa. J Prosthet Dent 1985；53（4）：543-549.

[18] Sykora O, Sutow EJ. Posterior palatal seal adaptation: influence of a high expansion stone. J Oral Rehabil 1996；23（5）：342-345.

[19] Chandrasekharan NK, Kunnekel AT, Verma M, Gupta RK. A technique for impressing the severely resorbed mandibular edentulous ridge. J Prosthodont 2012；21（3）：215-218.

[20] Sofou AM, Diakoyianni-Mordohai I, Pissiotis AL, Emmanuel I. Fabrication of a custom-made impression tray for making preliminary impressions of edentulous mandibles. Quintessence Int 1998；29（8）：513-516.

[21] Kaur S, Datta K, Gupta SK, Suman N. Comparative analysis of the retention of maxillary denture base with and without border molding using zinc oxide eugenol impression paste. Indian J Dent 2016；7（1）：1-5.

[22] Chopra S, Gupta NK, Tandan A, Dwivedi R, Gupta S, Agarwal G. Comparative evaluation of pressure generated on a simulated maxillary oral analog by impression materials in custom trays of different spacer designs: An in vitro study. Contemp Clin Dent 2016；7（1）：55-60.

[23] Devan MM. Basic principles in impression making. 1952. J Prosthet Dent 2005；93（6）：503-508.

[24] Lynch CD, Allen PF. Management of the flabby ridge: using contemporary materials to solve an old problem. Br Dent J 2006；200（5）：258-261.

[25] Bansal R, Kumar M, Garg R, Saini R, Kaushala S. Prosthodontic rehabilitation of patient with flabby ridges with different impression techniques. Indian J Dent 2014；5（2）：110-113.

[26] Crawford RW, Walmsley AD. A review of prosthodontic management of fibrous ridges. Br Dent J 2005；199(11)：715-719.

[27] Allen F. Management of the flabby ridge in complete denture construction. Dent Update 2005；32（9）：524-526，528.

[28] 古地崇志. フレンジテクニックを用いた総義歯により口腔習癖による義歯の安定不良を改善した症例. 補綴 2013；5（3）：313-316.

[29] 古橋明大. 上下無歯顎患者に対しフレンジテクニックを用いて総義歯を製作した症例. 補綴誌 2016；8（1）：98-101.

[30] 松本直之. 無歯顎補綴の臨床 Q & A. 東京：医歯薬出版，2006：167.

[31] 大月晃，小林健二. BOOK in BOOK #7 ラボサイドからチェアサイドに渡したい 印象チェックと石膏注入マニュアル. QDT 2016；41（7）：付録.

[32] サンエス石膏（2018）. 石膏について. http://www.san-esugypsum.co.jp/howto/. 2018年3月19日閲覧.

[33] 全国歯科技工士教育協議会（編）. 小正裕. 永井栄一. 杉上圭三. 椎名芳江（著）. 新歯科技工士教本 有床義歯技工学. 東京：医歯薬出版，2007.

[34] 野本秀材. GC友の会 会員特典／みんなでレベルアップよりよい補綴物製作のための印象・模型ポイント解説シート―. ジーシー，2014.

[35] 須田誠基. 酸化亜鉛ユージノールペーストを用いた総義歯臨床. 栃木県歯科医学会誌 2016；68.

[36] 浜田重光，津留宏道，他. 印象圧が義歯床下組織に及ぼす影響に関する実験的研究. 補綴誌 1982；26（6）：1135-1145.

[37] 丸森賢二. 落ちない浮かない総義歯の臨床. 東京：医歯薬出版，2004.

[38] 小林一夫. 酸化亜鉛ユージノール印象材への添加剤による理工学的検討. 補綴誌 1986；30（2）：405-420.

[39] 下山和弘，安藤秀二，長尾正憲. 無歯顎の印象採得に使用される最終印象材の流動性に関する研究. 補綴誌 1988；32（6）：1301-1305.

[40] 関根弘，田島篤治，溝上隆男，海洲馨一，平井泰征，前田佳英，大沢一博. 有床義歯のための印象方法に関する基礎的ならびに臨床的研究（第2報）印象材の内圧とトレー圧接速度および流動性との関係について. 歯科学報 1971；71：2161-2166.

[41] 林都志夫，平沼謙二，根本一男，松本直之，山縣健佑，長尾正憲. 全部床義歯補綴学. 東京：医歯薬出版，1982：59-80.

[42] 原聰. 高度な顎堤吸収とフラビーガムを伴う無歯顎症例. 補綴誌 2009；1（1）：89-92.

[43] 権田悦通, 柿本和俊, 柴田正子, 柏村武司, 松山博史, 以倉完悦, 三ケ山秀樹. 総義歯患者の統計的観察（第3編） 第1報 特に食品咀嚼状況と義歯の清掃を中心に. 補綴誌 1990；34：944-952.

[44] 狙いどおりの無歯顎印象がしたい！ 今選びたい印象用トレー（無歯顎用）7. QDT 2013；38(11)：14-26.

[45] 小林賢一. 総義歯臨床の押さえどころ. 東京：医歯薬出版, 2001：56-80.

[46] 諏訪兼治, 堤嵩詞. 科学的根拠に基づく総義歯治療 クリアトレーによる選択的加圧印象と V.H.D. プレートによる咬合採得の実際. 東京：医歯薬出版, 2012：110-119.

[47] 大月晃, 小林健二. BOOK in BOOK #7 ラボサイドからチェアサイドに渡したい 印象チェックと石膏注入マニュアル. QDT 2016；41（7）：付録.

[48] 遠藤義樹. 下顎総義歯印象のパラダイムシフト（後）―術者主導のコンパウンド印象から患者主導の吸着印象へ―. QDT 2016；41（7）：14-31.

[49] 堤嵩詞. 歯科技工士のための口腔の歯なしの話―総義歯を難しくする要因としての維持力・支持力の獲得を考える 第4回 唾液と粘膜の特性を踏まえた適切な印象採得法. 歯科技工 2015；43（4）：466-473.

[50] 松田謙一, 前田芳信. 全部床義歯臨床のビブリオグラフィー―成書の改訂各版記述の比較にみる, 無歯顎補綴治療の本質と臨床知見70余年の蓄積 第4回 最終印象採得について（総論編）. 歯科技工 2015；43（4）：458-465.

[51] 堤嵩詞. 歯科技工士のための口腔の歯なしの話―総義歯を難しくする要因としての維持力・支持力の獲得を考える 第6回 印象材の物性と組織解剖の理解による適切な印象採得の重要性. 歯科技工 2015；43（6）：716-723.

[52] 松田謙一, 前田芳信. 全部床義歯臨床のビブリオグラフィー―成書の改訂各版記述の比較にみる, 無歯顎補綴治療の本質と臨床知見70余年の蓄積 第5回 最終印象採得について（各論編）. 歯科技工 2015；43（5）：570-599.

[53] 堤嵩詞. 歯科技工士のための口腔の歯なしの話―総義歯を難しくする要因としての維持力・支持力の獲得を考える 第5回 粘膜の変形に由来する「総義歯臨床の難しさ」への方策. 歯科技工 2015；43（5）：580-585.

[54] 須藤哲也. JDA 指導歯科技工士4名による 吸着して機能する総義歯製作を極める技工ステップ―患者満足を得るために必要な基本的知識と技術 第1回 吸着を成功させる個人トレーの製作. 歯科技工 2016；44（9）：1083-1094.

[55] 小林湊. 何歳からでも遅くない！ポイントで知る総義歯技工入門―初学者とクラウンブリッジ技工経験者に贈る, 取り組み方のコツと秘訣 第3回 印象採得の種類と歯科技工士の役割. 歯科技工 2017；45（7）：912-920.

[56] 尾崎正司. Clinical Study 支持力・維持力の獲得に必要な印象採得の工夫と考え方―"あるがままの粘膜面"を得るための辺縁形成と印象材への配慮. 歯科技工 2016；44（7）：822-832.

[57] 吉田博昭. アルジネート印象の臨床における精度を考察する. 歯科技工 2002；30（3）：317-337.

[58] 土生博義. 臨床に役立つ歯科理工学―印象材の特性と正しい使用法 第3回 ハイドロコロイド印象材の寸法変化. 歯科技工 2002；30（3）：376-381.

[59] 諏訪謙治. 残痕歯と粘膜の複合した部分床義歯印象の変形防止～"残存歯への弾性印象材"と"粘膜への非弾性印象材"使用による二つの印象複合化～. 補綴臨床 2001；34（2）；192-203.

[60] 本郷英彰（著）, 堤嵩詞（編集協力）. デンチャースペースの回復できめる総義歯のかたち. 東京：医歯薬出版, 2012.

[61] Horst Uhlig（著）, 小山正宏（翻訳）. ウーリッヒ総義歯学. 東京：医歯薬出版, 1970.

[62] 富岡健太郎. 各種印象材の理工学的性質. 国際歯科ジャーナル 1997；6（4）：373-383.

[63] 市川哲雄, 大川周治, 平井敏博, 細井紀雄（編）. 無歯顎補綴治療学 第3版. 東京：医歯薬出版, 2016.

[64] Lynch CD, Allen PF. Management of the flabby ridge: using contemporary materials to solve an old problem. Br Dent J 2006；200（5）：258-261.

第6章

标准模型制作、诊断及咬合蜡堤制作

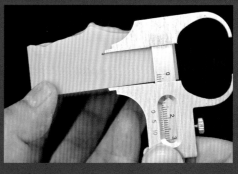

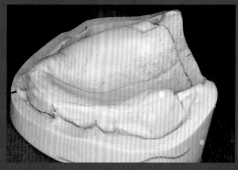

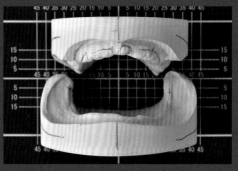

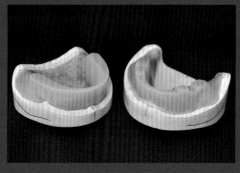

第6章 要点

制作标准模型的目的

制作标准模型的目的：

· 设定假想咬合平面；

· 上下颌牙槽嵴对位关系可视化；

· 以解剖学标志为基准制作基托。

很多病例在制作修复体前可以应用受增龄性变化影响小的标志点（解剖学标志、参考标志）制作标准模型。据此观察再现的口腔内状态，可以形成修复体的整体印模并事前预测整个制作程序。通过具体数值了解患者的个体差异容易发现存在的问题，吸附力强的功能性全口义齿必须制作堤嵩词先生倡导的标准模型。

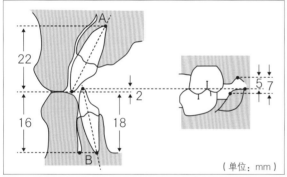

（单位：mm）

图1 假想咬合平面与各标志点的距离（根据参考文献1改编）。

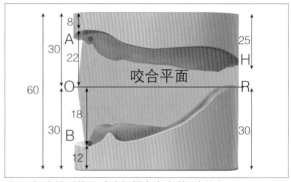

图2 标准模型的尺寸（根据参考文献1改编）。

堤嵩词先生[1]测量了1000名以上无牙颌修复病例假想咬合平面（O）与各标志点的距离，报告以下解剖学指标的参考距离值（图1）：

A—O=22mm

B—O=18mm

H—O=5mm

R—O=0mm

工作模型的尺寸包括模型与咬合蜡堤如果控制在60mm以内就可以方便日常的𬌗架使用。因此，堤嵩词先生为了控制标准模型在60mm以内规定（图2）：

A点到模型基底面的距离为30—22=8（mm）

B点到模型基底面的距离为30—18=12（mm）

H点到模型基底面的距离为30—5=25（mm）

R点到模型基底面的距离为30—0=30（mm）

观察制作全口义齿的标准模型

1. 上颌（图3）

· 切牙乳突；

· 腭中缝线；

· 横向腭皱襞；

· 腭小凹；

· 翼下颌韧带；

· 腭侧残留牙龈边缘（Buccoling breadth，BLB）；

· 膜龈联合附近（黏膜转折处）。

2. 下颌（图4）

· 舌系带；

· 磨牙后垫；

· 膜龈联合附近（黏膜转折处）。

▌蜡堤位置图解与总结 ▌

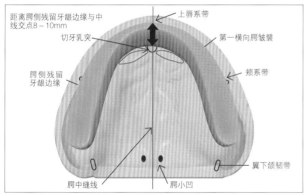

图3a　上颌标准蜡堤水平位置基准。

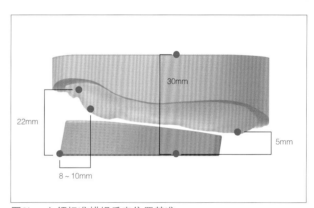

图3b　上颌标准蜡堤垂直位置基准。

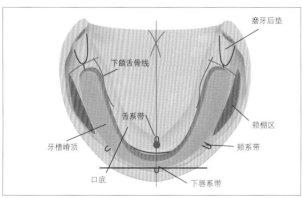

图4a　下颌标准蜡堤水平位置基准。

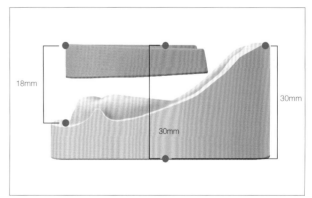

图4b　下颌标准蜡堤垂直位置基准。

标准模型

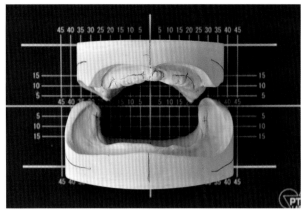

图5a　标准模型正面观。

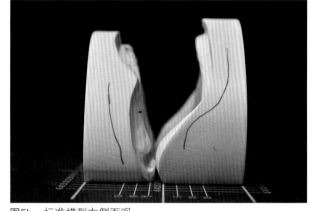

图5b　标准模型右侧面观。

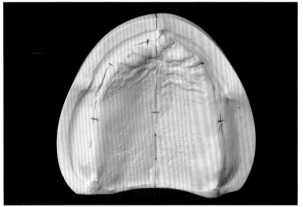

图5c　标准模型上颌咬合面观。

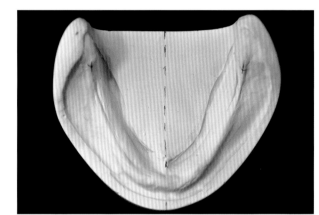

图5d　标准模型下颌咬合面观。

模型标准化

有牙颌时口腔内被牙齿、牙龈与舌充满，然而无牙颌病例必须再现有牙颌时存在的牙槽嵴形态、牙齿及它们所在的位置，使患者可以协调地行使功能。因此，必须观察患者固有的状态及事实关系，了解更多的信息（图5）。

为了获取口腔上下无牙颌的正确咬合关系，蜡堤的制作方法就成为很重要的课题，假想有牙颌时牙齿的所在位置与方向，尽可能靠近有牙颌时的位置制作蜡堤非常重要。以尽可能靠近有牙

颌时的位置制作蜡堤（后面称作标准蜡堤）为目的，于1980年堤嵩词先生把无牙颌病例测得的难以随时间变化的解剖学标志设定为参考点，主张模型标准化。已故的近藤弘先生最先使用了"标准模型"这个名称。

正畸诊断等会常规把模型标准化（图6），然而在修复治疗中还没有进行推广与普及。根据在标准模型上制作的标准蜡堤进行诊断并设定的假想咬合平面适合70%～80%的病例，且几乎不需要进行蜡堤的调整。以这样的标准蜡堤取咬合关系，不仅缩短了诊疗时间，而且提高了蜡堤调整

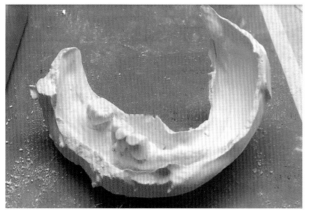

图6a　牙科医院送来的模型。

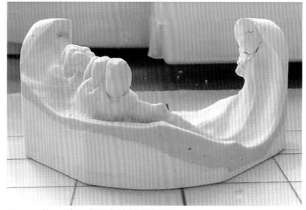

图6b　将牙科医院送来的模型标准化。

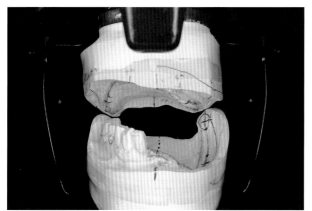

图6c　取咬合关系后的对位关系。

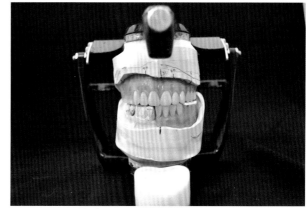

图6d　人工牙排列。

时的预知性，可以避免术者与患者的精神压力。使用日本人平均尺寸标准制作的咬合蜡堤，如必须进行调整，则很容易归结为疑难杂症，需制订有针对性的治疗计划。

1. 标准模型的目的

标准模型的目的：

· 设定假想咬合平面；

· 上下牙槽嵴对位关系的可视化；

· 根据解剖学标志制作标准咬合蜡堤。

尽可能靠近有牙颌时的位置制作咬合蜡堤，必须以有牙颌转变为无牙颌过程中比较难以变化的位置（解剖学标志，后面简称为标志点）为基准制作标准模型。

标准模型虽然是无牙颌模型，但是也可以想象为有牙颌状态的模型，制作时使假想咬合平面与模型基底面平行。这样可以与正常状态比较，发现牙齿丧失、牙槽嵴吸收、黏膜改变及颌位等到底使模型发生了哪些变化，并使应该修复的形态与功能可视化。

2. 制作标准模型的标志点

尽管牙槽嵴会发生吸收等情况，但可通过分别确定上下颌不易随时间变化的3个标志点来制作标准模型（图7~图9）。

解剖学标志点

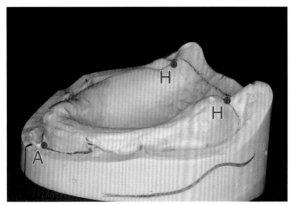

图7a 标志点：上颌。
A：相当于上颌中切牙根尖附近的黏膜转折处。
H：上颌翼下颌韧带起始部位。

前牙部位基准点A–B必须是无压性印膜获得的黏膜转折处。通常认为无压状态下黏膜转折处相当于中切牙根尖的位置。

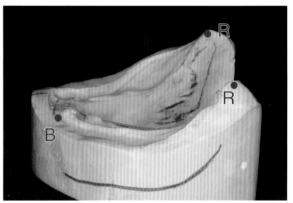

图7b 标志点：下颌。
B：相当于下颌中切牙根尖附近的黏膜转折处。
R：磨牙后垫上缘。

上颌翼下颌韧带起始部位与磨牙后垫上缘的H–R点是翼下颌韧带连接黏膜的部位。由于附近是上颌结节外侧与下颌牙槽骨外侧颊肌附丽部位，通常认为下颌做开闭口运动时即使受刺激也难以发生变化。

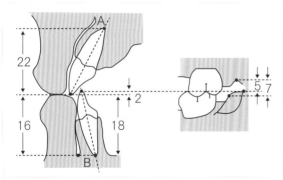

图8 假想咬合平面与各标志点的距离（引自参考文献1，并修改）。

堤嵩词先生[1]测量了1000名以上无牙颌修复病例假想咬合平面（O）与各标志点的距离，报告以下解剖学指标的参考距离值：

A—O＝22mm

B—O＝18mm

H—O＝5mm

R—O＝0mm

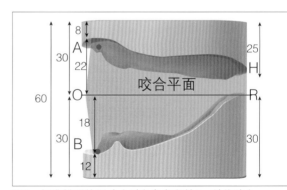

图9 标准模型的尺寸（引自参考文献1，并修改）。

工作模型的尺寸包括模型与咬合蜡堤如果控制在60mm以内就可以方便日常的𬌗架使用。因此，堤嵩词先生为了控制标准模型在60mm以内规定：

A点到模型基底面的距离为30—22=8（mm）

B点到模型基底面的距离为30—18=12（mm）

H点到模型基底面的距离为30—5=25（mm）

R点到模型基底面的距离为30—0=30（mm）

3. 制作标准模型

　　标准模型的制作方法如**图10~图21**所示。

围模灌制标准模型

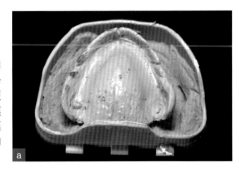
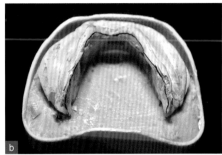

图10a，b　放入围模型盒的印模：上颌（a）与下颌（b）。放置印模的围模型盒没有特别的限制，修改存放活动义齿的盒子就非常方便（使用**第5章图131e，f**的预成围模型盒也可以）。为了节约围模用藻酸盐印模料，在底部垫上不凝固的油泥。

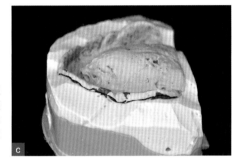
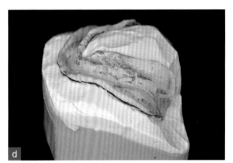

图10c，d　灌注藻酸盐印模料后：上颌（c）与下颌（d）。在印模边缘外侧3mm附近做记号，用刀片整齐地去除多余部分，调拌藻酸盐印模材灌入围模型盒，灌注时露出印模组织面到基托边缘必要的部位。

标记前方基准点位置

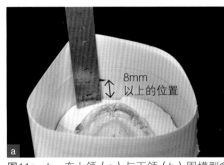
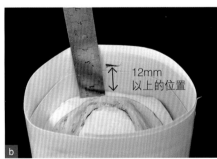
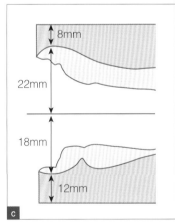

图11a，b　在上颌（a）与下颌（b）围模型盒的周围贴附布胶带，制作围挡，标记前方基准点位置。

图11c　前方基准点的尺寸。为了设置标准模型假想咬合平面到模型基底面的30mm距离，作为灌注石膏的大致目标，相当于前方基准点的位置到上颌基底面的距离大约为8mm，到下颌基底面的距离大约为12mm，为了方便模型修整，延长5mm左右作为灌注石膏的最终位置并标记。另外，对于腭穹隆顶部及下颌舌骨后窝等较深的病例有时石膏不能完全覆盖印模，这种情况下必须适当地增加石膏厚度。如果调整厚度，应该以标志点相应的部位为基准等距离加厚，确保假想咬合平面与模型基底面平行。

标记后方基准点位置

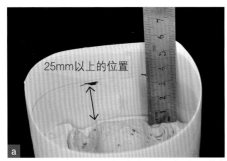
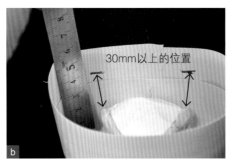
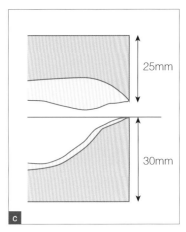

图12a，b　标记上颌（a）与下颌（b）后方基准点位置。

图12c　后方基准点的尺寸。相当于后方基准点的位置到上颌基底面25mm，到下颌基底面30mm，并分别延长5mm左右标记为灌注石膏的位置。

石膏凝固

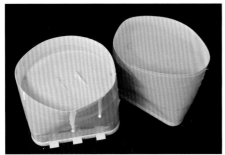
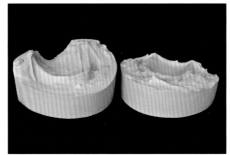

图13　灌注石膏大致到标记的位置，等待凝固。

图14　石膏凝固后去除围模型盒及周围围挡的模型。

测量与标记前的模型修整

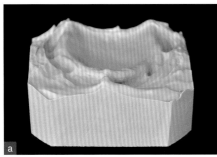
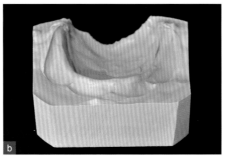

图15a，b　测量与标记前的模型修整：上颌（a）与下颌（b）。为了便于测量与标记，把基底面与前面修平。

模型前面修整部位的测量与标记

图16a~d　模型前面修整部位的测量与标记。前方基准点到基底面的距离在上颌为8mm，在下颌为12mm，从基底面位置测量并标记修整距离。

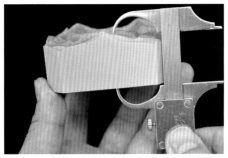

图16a　测量与标记上颌前方基准点到基底面的距离。

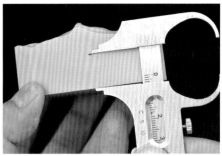

图16b　为了形成上颌前方基准点到基底面的8mm距离，从基底面位置测量并标记修整距离。

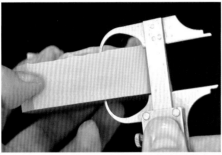

图16c　测量并标记下颌前方基准点到基底面的距离。

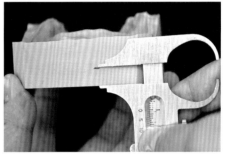

图16d　为了形成下颌前方基准点到基底面的12mm距离，从基底面位置测量并标记修整距离。

模型后面修整部位的测量与标记

图17a~d　模型后面修整部位的测量与标记。后方基准点到基底面的距离在上颌为25mm，在下颌为30mm，测量并标记修整距离。

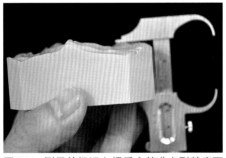

图17a　测量并标记上颌后方基准点到基底面的距离。

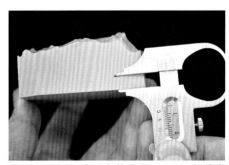

图17b　为了距离后方基准点25mm，从基底面位置测量并标记修整距离。

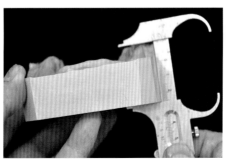

图17c　测量并标记下颌后方基准点到基底面的距离。

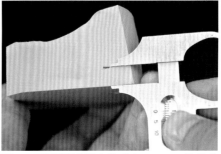

图17d　为了距离后方基准点30mm，从基底面位置测量并标记修整距离。

基底面修整

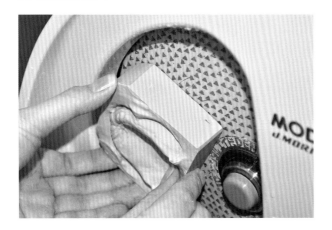

图18　基底面修整。基底面与假想咬合平面修整平行是非常重要的工作。

使用游标卡尺边确认边修整上下颌前方基准点到基底面的尺寸（图16，图17标记的位置）。

无论如何标记位置是首要目标，修整过程中如基底面与基准点的角度发生改变，标记的位置与基准点的距离就会发生变化。因此，只有边打磨边反复测量，才能实现最终的目标尺寸。

为了进行正确的修整，使用金刚砂片才能确保修整面不形成波浪状痕迹。

后缘修整

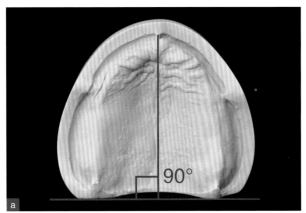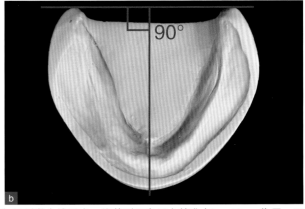

图19a，b　后缘修整。以打磨金刚砂片为基准，上颌（a）模型后面与解剖学中线垂直，修整到距离后方基准点5～10mm位置。下颌（b）以假想正中线为基准，修整到距离后方基准点5～10mm位置。注意不要磨除下颌舌骨后窝的后缘。模型后缘必须与假想正中线成90°。

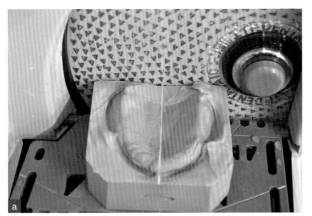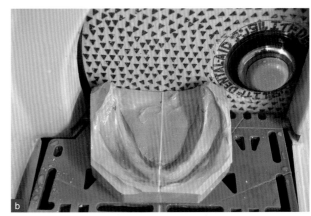

图20a，b　使用激光标记线的模型后缘修整：上颌（a）与下颌（b）。使模型后缘与假想正中线垂直进行修整。

基底面与后缘研磨

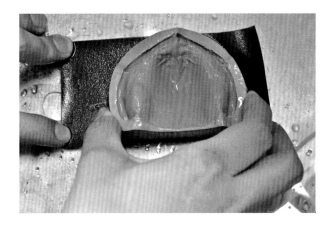

图21　用耐水砂纸研磨基底面与后缘。把颗粒很细的耐水砂纸放在玻璃板上研磨模型基底面与后缘，使其光滑。

标准模型观察（图22，图23）

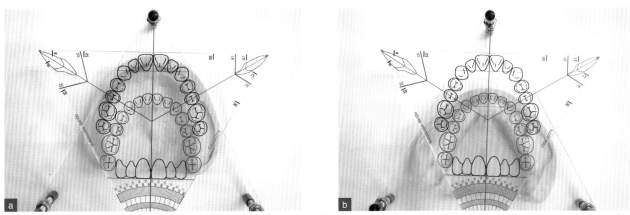

图22a，b　观察标准模型：上颌（a）、下颌（b）。使用三角尺（PTDLABO）观察平均牙列与牙齿的位置。

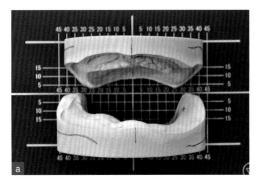

图23a～c　在专用硅橡胶技师垫子（PTDLABO）上观察：冠状面（a）、左侧面（b）和右侧面（c）。标准模型完成后，把模型放置在专用硅橡胶技师垫子上，观察制作义齿时应该注意的必要标志、解剖学对位关系、假想咬合平面、牙槽嵴吸收状况、骨突等。根据观察结果拟订制作方案。

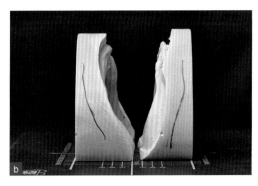

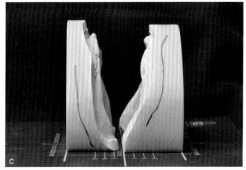

义齿制作需要的标准模型研究：上颌

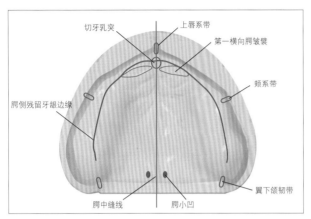

图24a　模型上的上颌解剖学标志。

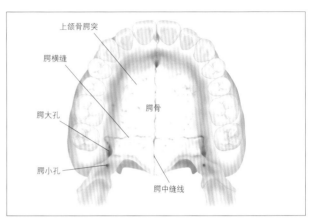

图24b　上颌解剖学标志。

描记中线的标志（图25）

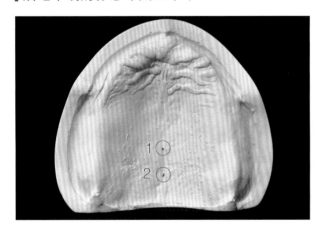

图25　描记解剖学中线的标志。在模型呈现的腭中缝上取两点（腭骨水平板上难以受后天因素影响，大致相当于后方第一磨牙附近前后的位置），然后连线并延长形成正中线。另外，也可以参考腭小凹、翼下颌韧带，观察切牙乳突。为了在模型上制作基托以后继续给操作带来方便，在模型的侧面做记号。

研究标准模型的各个标志（图26）

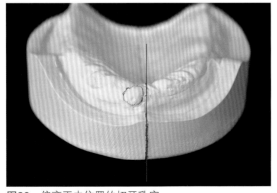

图26　偏离正中位置的切牙乳突。

1. 切牙乳突

　　两侧中切牙之间大致位于腭侧5mm左右的圆形突起。这个部位通常作为正中位置和排列前牙的参考。不过，有牙颌时切牙孔上方的切牙乳突大致位于正中位置，然而多数全口义齿患者此位置发生移动与变形，未必可以作为正中的基准。因此，正中的基准优先选择腭中缝线。无压性印模根据切牙乳突的位置与变形就可以了解前牙部位牙槽骨的吸收状况，由此，可以设想人工牙的排列技巧及口腔前庭部位磨光面的形态等。

　　另外，切牙乳突附近牙槽嵴重度吸收意味着前牙部位基准点的改变，所以必须一并研究（图26）。

2. 腭中缝线

腭中缝线是在腭骨的腭中缝上决定中线时使用的黏膜上标志。靠近前牙腭骨的腭中缝线很难受后天因素的影响，可以信赖（图27）。

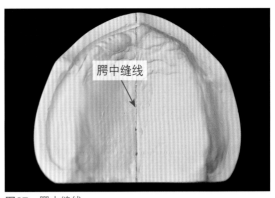

图27　腭中缝线。

3. 横向腭皱襞

上颌腭顶前方有凹凸不平的腭皱襞，从腭中缝线向外侧延伸的多条坚硬的皱襞称为腭皱襞。有牙颌时尖牙与前磨牙之间的腭皱襞有2～4条，或者更多，左右呈现非对称且弯曲的复杂形态。

从天然牙状态下的腭顶最前方第一条横向腭皱襞尖端开始向颊侧延长线上9mm的位置多数情况下是尖牙牙尖的部位。因此，此位置大致可以作为制作全口义齿时排列前牙的参考。

由于76.8%左右第一条横向腭皱襞位于正中与尖牙牙颈部之间，因此也可以作为排列尖牙的大概位置（图28）。

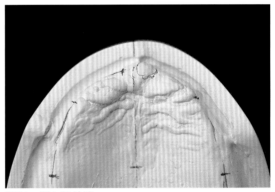

图28　横向腭皱襞。

4. 腭小凹

腭小凹是腭中缝线后方极其微弱的凹陷，是位于腭中缝线左右两侧各一个腭腺的开口部位。因此，腭小凹有时也可以作为描记中线的参考。可是，40%的人腭小凹不能确定。腭小凹位于腭骨后缘附近，常常用作决定义齿基托后缘的基准（图29）。

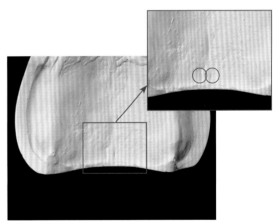

图29　腭小凹。

5. 翼下颌韧带

翼下颌韧带为标准模型后方基准点。可见于上颌结节远中，朝向外下方，为附丽于磨牙后方隆起的黏膜韧带。有牙颌时与最后磨牙牙颈线后方延长部位大体一致，可以作为排列人工磨牙的参考（图30）。

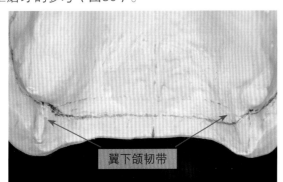

翼下颌韧带

图30a　取得翼下颌韧带的模型。

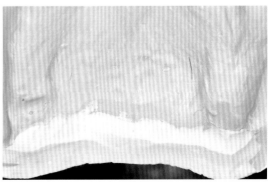

图30b　未取得翼下颌韧带的模型。

腭侧残留牙龈边缘

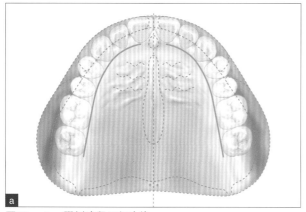

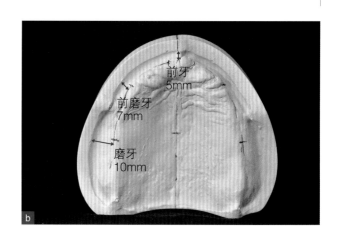

前牙
5mm

前磨牙
7mm

磨牙
10mm

图31a，b 腭侧残留牙龈边缘。

表1 有牙颌腭侧龈缘到颊侧牙槽嵴的平均值

部位与测量值	变化的平均值（mm）	标准差（mm）
中切牙矢状断面	6.3	0.91
尖牙冠状断面	8.5	1.06
第一前磨牙冠状断面	10.0	1.03
第二前磨牙冠状断面	10.6	1.40
第一磨牙冠状断面	12.8	0.98
第二磨牙冠状断面	11.6	1.14
第三磨牙冠状断面	10.1	1.33

表2 上颌牙拔除后腭侧残留牙龈边缘向唇颊侧移动量的平均值

部位与测量值	变化的平均值（mm）	标准差（mm）
中切牙矢状断面	1.6	1.16
第一前磨牙冠状断面	2.6	1.43
第二前磨牙冠状断面	2.8	1.16
第一磨牙冠状断面	2.9	1.30
第二磨牙冠状断面	3.6	1.26
第三磨牙冠状断面	2.9	1.51

表3 到无牙颌最突部位的平均值

部位与测量值	平均值（表1－表2）
中切牙矢状断面	6.3－1.6=4.7
第一前磨牙冠状断面	10.0－2.6=7.4
第二前磨牙冠状断面	10.6－2.8=7.8
第一磨牙冠状断面	12.8－2.9=9.9
第二磨牙冠状断面	11.6－3.6=8.0
第三磨牙冠状断面	10.1－2.9=7.2

6. 腭侧残留牙龈边缘（Buccolingual breadth，BLB）

腭侧残留牙龈边缘是在1976年Watt与MacGregor在"全口义齿设计（Designing complete dentures）"中出现的名词[2]，牙齿拔除以后，伴随拔牙窝牙槽骨的吸收，在腭侧聚合线上留下的条状痕迹，可以在牙槽嵴与模型上获得确认（图31）。Watt等对8名受试者牙齿残存时的腭侧牙龈边缘进行文身标记并观察其位置在拔牙后随时间的改变。

腭侧牙龈边缘的痕迹是丧失牙齿后牙龈边缘的残留，多数情况下即使移向颊侧也可以被确认。由于可以推测天然牙所在的位置，因此通常作为人工牙排列位置的参考（表1~表3）。

观察模型并在腭侧残留牙龈边缘偏腭侧约1.5mm位置（上颌牙拔除后腭侧残留牙龈边缘向唇颊侧的移动量）描记，可以设想天然牙原来的位置。

义齿制作需要的标准模型研究：下颌

标准模型的研究标志（图32）

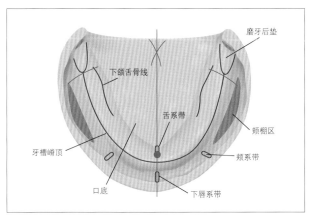

图32a 模型上的下颌解剖学标志。

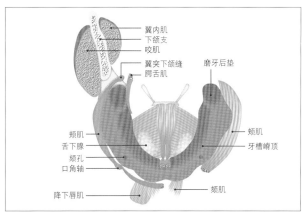

图32b 下颌解剖学标志。

描记假想正中线（图33）

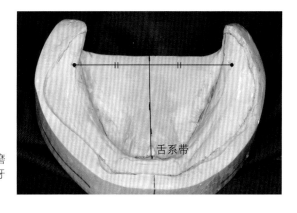

图33 描记假想正中线的参考点。与上颌不同之处是没有明确的标志，即使下颌支左右的长度对称也未必可以作为正中的参考。通常可以标记磨牙后垫前缘与牙槽嵴顶的交点，然后取左右交点连线的中点与舌系带和牙槽嵴交界点的连线并延长，作为大致的基准。

标准模型研究的各个标志

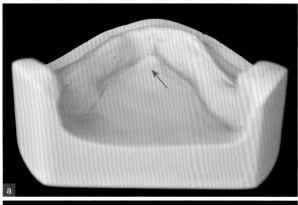

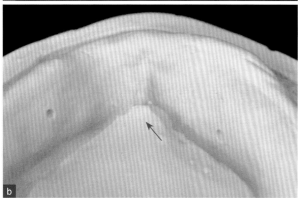

图34a，b　舌系带。

1. 舌系带

假想正中线的基准。舌系带下方是颏舌骨肌与颏舌肌的附丽部位，义齿基托边缘位于朝向上方弯曲的口底黏膜与牙槽嵴咀嚼黏膜的交界处（或口底黏膜上）（图34）。

2. 磨牙后垫

磨牙后垫是下颌骨上最后磨牙直后方的小三角形隆起，内有磨牙腺这样的小唾液腺。由于形态与位置比较稳定，并且很少发生吸收，排列人工牙时可以作为水平面与矢状面的基准（图35）。

图35　磨牙后垫。

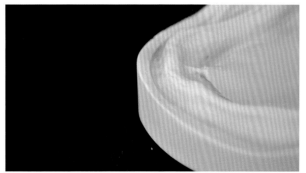

图36　膜龈联合附近。

3. 膜龈联合附近（牙龈与唇颊黏膜移行部位）

制作基托时，作为平均基准，有牙颌时下颌前牙的切缘与咬合平面垂直的投影位于膜龈联合附近。由于很难受到后天因素的影响，所以可以作为排列前牙的基准（图36）。

制作标准咬合蜡堤

1. 制作树脂基托

　　制作标准咬合蜡堤时首先必须精确地制作密合的树脂基托。如果树脂基托在模型上不稳定或与模型之间存在间隙，就不能判断在口腔内取得的印模是否准确。因此，在制作树脂基托时应该尽可能防止树脂聚合收缩的变形。为了防止树脂基托的变形，在铺压树脂操作时通过切割方式制作缝隙，使树脂聚合收缩降到最低限度。

　　用于基托的树脂有化学固化及光固化等。化学固化树脂强度低，耐热性能弱，容易受其上方安放蜡堤的散热影响而收缩变形，树脂中残留单体随着时间变化而散发，容易引起尺寸的变化。因此，作者为了解决这些缺点而使用光固化型个别托盘用树脂LC Ⅱ（Agsa Japan，feed）。光固化型树脂从光照射的部位开始聚合，组织面受聚合收缩影响。必须设法尽可能控制聚合收缩的变形。

　　制作树脂基托如图37～图43所示。

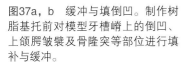

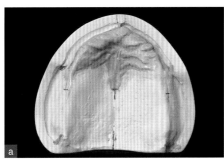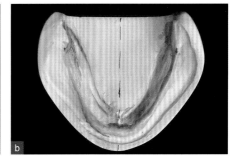

图37a，b　缓冲与填倒凹。制作树脂基托前对模型牙槽嵴上的倒凹、上颌腭皱襞及骨隆突等部位进行填补与缓冲。

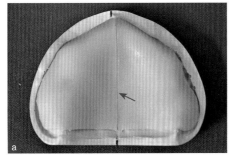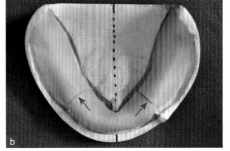

图38a，b　压接树脂，切割形成缝隙。为了补偿聚合收缩，先把义齿基托边缘部位（牙龈与唇颊黏膜移行部位或封闭区）切短，并在树脂凝固前切割形成缝隙。上颌后缘部位开始也不要压接树脂并减短。下颌缝隙位置应避开易应力集中的舌系带部位，否则有导致折裂的可能性。

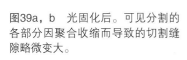

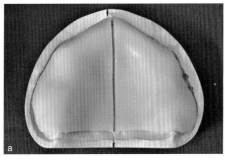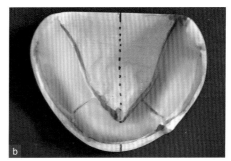

图39a，b　光固化后。可见分割的各部分因聚合收缩而导致的切割缝隙略微变大。

在切割缝隙中压入树脂

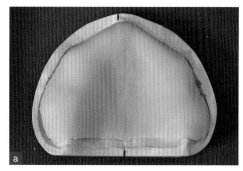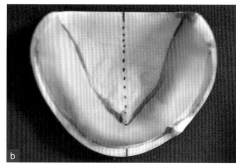

图40a，b　在切割缝隙中压入同样的树脂并聚合。

封闭边缘部位

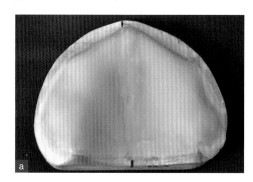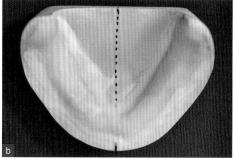

图41a，b　封闭边缘部位。把切割形成的缝隙相互连接并聚合。使用专用毛笔蘸取即刻聚合的树脂（PROVINICE松风）封闭减短的封闭区与后缘部位。最后仅剩边缘部位的微弱收缩，确实封闭边缘。

清除飞边

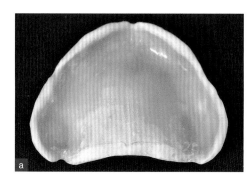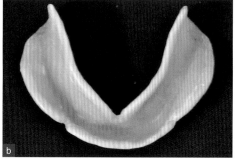

图42a，b　使用打磨磨头修整并清除多余的飞边，磨除一层安放蜡堤的面，去除未聚合层。使用颗粒较细的橡皮轮或砂纸轻轻抛光边缘。

完成的基托

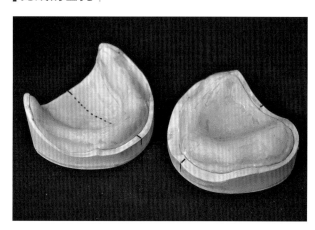

图43　完成的基托。

2. 在树脂基托上安放蜡堤

在树脂基托上安放蜡堤的操作顺序如图44～图49所示。

蜡堤

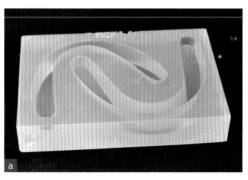

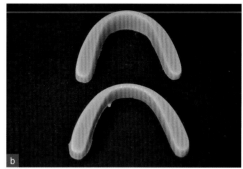

图44a，b　PTD蜡堤印模（a）（PTDLABO）与蜡堤（b）。为了在高温状态下把熔解的蜡压接到基托上并使基托不发生变形，使用事先根据平均牙列制作的蜡堤。

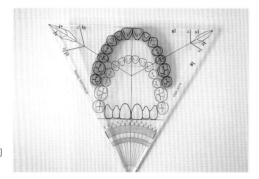

图44c　蜡堤弓形大小与日本人平均牙列的三角尺（PTDLABO）一致。弓形的宽度根据不同患者进行微调即可，所以非常容易决定蜡堤的位置。

确定蜡堤的水平位置：上颌

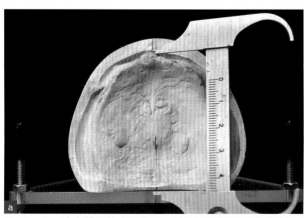

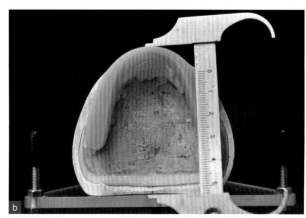

图45a，b　确定蜡堤的水平位置。首先测量模型后缘到腭侧残留牙龈边缘的距离（a），上颌蜡堤的水平位置把正中线与腭侧残留牙龈边缘交点前方8～10mm的位置设定为蜡堤中切牙切缘（b），前磨牙与磨牙部位沿腭侧残留牙龈边缘固定，最后磨牙的舌侧朝向翼下颌韧带的方向。

切牙乳突位置受后天因素影响而发生改变，通常不宜作为参考标志。有牙颌时的中切牙切缘位于其前方平均10～12mm，然而腭侧残留牙龈边缘随着牙槽骨等吸收而向唇侧移动，因此应设定在有牙时的中切牙切缘后方2mm左右处。

确定蜡堤的水平位置：下颌

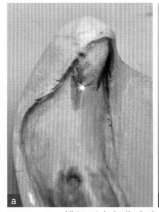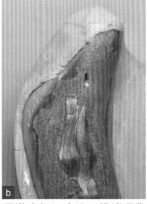

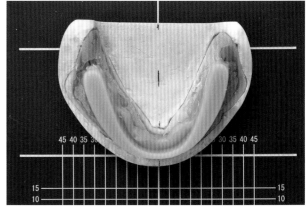

图46a，b　蜡堤后方部位事先用激光标记确认牙槽嵴顶位置，并将第一磨牙中心确定在牙槽嵴顶的位置。

图46c　确定蜡堤的水平位置。将中切牙切缘的位置设定在中切牙唇侧黏膜转折处的正上方。

确定蜡堤的垂直位置

上颌前方基准点

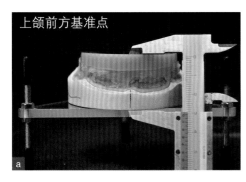

上颌后方基准点

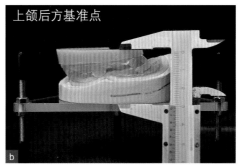

下颌前方基准点

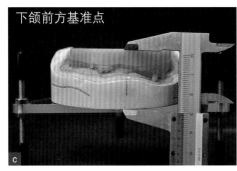

下颌后方基准点

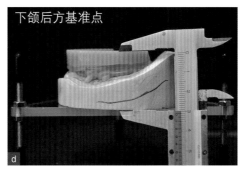

图47a～d　标准模型基底面到假想咬合平面的距离为30mm，使用游标卡尺测量并确定蜡堤的高度。

a：上颌前方基准点。

b：上颌后方基准点。

c：下颌前方基准点。

d：下颌后方基准点。

完成的标准咬合蜡堤

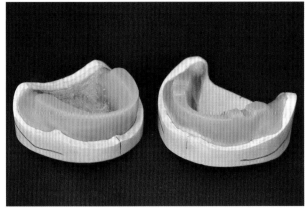

图48 完成的标准咬合蜡堤。唇颊侧与腭舌侧形态应不妨碍口腔周围肌肉与舌的运动。为了实现后牙部位紧密而稳定的咬合并防止下颌前伸，在相当于尖牙之间及第二前磨牙的部位切除深约3mm的咬合面蜡，并去除相当于第二磨牙部位的蜡，使下颌蜡堤的后牙区有4个位置与上颌蜡堤形成咬合接触。

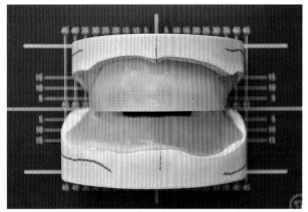

图49 把标准模型与标准咬合蜡堤放在专用硅橡胶技师垫子上，确认上下蜡堤的适合性及模型基底面与咬合平面的平行。

蜡堤位置图解与总结（图50）

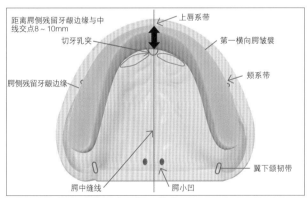

图50a 上颌标准蜡堤水平位置基准。

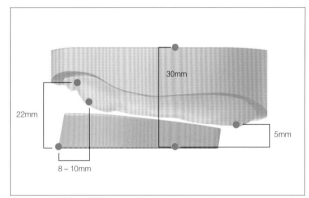

图50b 上颌标准蜡堤垂直位置基准。

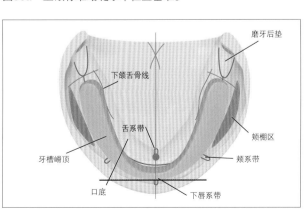

图50c 下颌标准蜡堤水平位置基准。

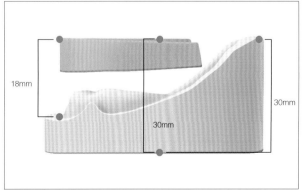

图50d 下颌标准蜡堤垂直位置基准。

参考文献

[1] 堤嵩詞, 平岡秀樹. 総義歯づくり すいすいマスター 総義歯患者の「何ともない」を求めて～時代は患者満足度～. 東京：医歯薬出版, 2014.

[2] David M. Watt, A.Roy MacGregor（eds）. Designing Complete Dentures 2nd edition. Oxford：Butterworth-Heinemann, 1986.

[3] 深水皓三（編）. 治療用義歯を用いた総義歯臨床. 東京：永末書店, 2014：114-121.

[4] Earl Pound（著）, 坂本勲（訳）, 櫻井薫（監訳）. 患者との信頼関係を築く総義歯製作法―ティッシュコンディショナーを活用して―. 東京：わかば出版, 2009.

[5] 近藤弘. かんばん方式による必ず噛めるイージーオーダー総義歯製作 基本の "き" セレクション 第3回 Step1 検査・診断 2）概形印象・一次咬合採得による形態学的検査. 歯科技工 2004；32（3）. 402-418.

[6] 堤嵩詞. チェアサイドからの情報提供の理解・応用に基づく前歯部人工歯排列の品質向上へのアプローチ（前）. 歯科技工 2005；33（5）：541-563.

[7] 全国歯科技工士教育協議会（編）. 小正裕, 永井栄一, 杉上圭三, 椎名芳江（著）. 新歯科技工士教本 有床義歯技工学. 東京：医歯薬出版, 2007.

[8] 鍛治田忠彦, 石川功和, 中込敏夫（編）. 総義歯 部分床義歯の審美―形態・色彩・機能が調和する技工操作の進め方―. 東京：医歯薬出版, 2011.

[9] 小出馨（編著）. デザイニング・コンプリートデンチャー. 東京：医歯薬出版, 2008.

[10] 日本臨床歯科補綴学会ホームページ. 臨床歯科補綴用語集. https://jcpds.jp/dictionary/. 2018年3月19日閲覧.

[11] サンエス石膏（2018）. 石膏について. http://www.san-esugypsum.co.jp/howto/. 2018年3月19日閲覧.

[12] 肥田岳彦. ぜんぶわかる骨の名前としくみ事典―部位別にわかりやすくビジュアル解説. 東京：成美堂出版, 2011.

[13] 大月晃, 小林健二. BOOK in BOOK #7 ラボサイドからチェアサイドに渡したい 印象チェックと石膏注入マニュアル. QDT 2016；41（7）：付録.

[14] 堤嵩詞, 深水皓三（編）. 目でみる人工歯排列＆歯肉形成 実力アップのための Training with Basics. 東京：医歯薬出版, 2005.

[15] 上條雍彦. 図解口腔解剖学 1 骨学. 東京：アナトーム社, 1969.

[16] 近藤弘, 堤嵩詞（編）. 検査・診断・治療計画にもとづく 基本 総義歯治療. 東京：医歯薬出版, 2003.

[17] 堤嵩詞. 無歯顎の印象と模型の規格化. 日本大学歯技会雑誌 1996；14（1）：1-7.

[18] 大野淳一, 加藤武彦, 堤嵩詞（編）. 目で見る コンプリートデンチャー～模型から口腔内をよむ～. 東京：医歯薬出版, 1994.

[19] 上濱正, 阿部伸一, 土田将広. 今後の難症例を解決する総義歯補綴臨床のナビゲーション. 東京：クインテッセンス出版, 2012：197-203.

[20] 高橋宗一郎. 総義歯製作に必要な情報整理. 日本歯技 2014；544：33-40.

[21] 近藤弘. 無歯顎規格模型の有効性. 補綴臨床 1997；30（1）：39-42.

[22] 深水皓三, 堤嵩詞. 作業用模型・咬合床の製作と人工歯排列. In：大野淳一, 加藤武彦, 堤嵩詞（編）. 目で見る コンプリートデンチャー～模型から口腔内をよむ～. 東京：医歯薬出版, 1994.

[23] 土屋嘉都彦, 諌山浩之. 全部床義歯をシンプルに考えよう！How to から Why へ. 常識と科学の視点から情報選択 第4回 咬合採得のステップと注意点―「上顎6前歯の排列法」「咬合高径の決定法」「中心位が重要とされる理由」など―. QDT 2016；41（7）：58-68.

[24] 平栗布海. "観える化" により再確認する適切な蝋義歯製作のポイント 中編 模型へのガイドラインの記入と蝋堤製作の工夫. 歯科技工 2015；43（8）：920-930.

[25] 集中講座 "観える化" により再確認する適切な蝋義歯製作のポイント―日常の臨床技工にある「思い込み」を排除して, ワンランク上の手技を身につけるために 前編 正しい製作基準で観える化する,「模型の規格化」の重要性. 歯科技工 2015；43（6）：655-665.

[26] 佐藤敏哉. 明確な基準を根拠として行う的確で効率的な人工歯排列の実践 「レーザーマーカースタンド」の考案と多彩な活用法について（第9回） 有歯顎正中とアンテリアガイダンスの "観える化". 歯科技工 2015；43（6）：724-732.

[27] 小林湊. 何歳からでも遅くない！ポイントで知る総義歯技工入門―初学者とクラウンブリッジ技工経験者に贈る, 取り組み方のコツと秘訣 第4回 作業用模型（規格模型）の製作. 歯科技工 2017；45（8）：1032-1038.

[28] 平岡秀樹, 堤嵩詞. 思考と実践で臨む総義歯臨床トレーニング―無歯顎模型を「視えるように, 観る」ための鍛錬・症例選 第9回（最終回） 重度歯周病のため多数歯を抜歯し, 義歯で対応した症例. 歯科技工 2011；39（12）：1432-1447.

[29] 近藤弘. かんばん方式による必ず噛めるイージーオーダー総義歯製作 基本の "き" セレクション 第14回（最終回） 総義歯臨床が変わる！時代が求める 目からウロコのデジタル総義歯治療・製作. 歯科技工 2005；33（6）：718-723.

[30] 堤嵩詞. チェアサイドからの情報提供の理解・応用に基づく前歯部人工歯排列の品質向上へのアプローチ―前）チェアサイドにおける患者のイメージをラボサイドに的確に伝える『規格模型』『ツルーバイト・ツースインディケーター』. 歯科技工 2005；33（5）：541-555.

[31] 高橋宗一郎, 鶴見毅, 堤嵩詞（監修）. 思考と実践で臨む総義歯臨床トレーニング―無歯顎模型を「視えるように, 観る」ための鍛錬・症例選 第7回 平均値と患者の個性をイメージしながら総義歯を製作した症例. 歯科技工 2011；39（10）：1432-1447. 1186-1198.

第 7 章

取咬合关系

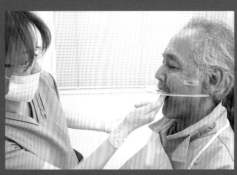

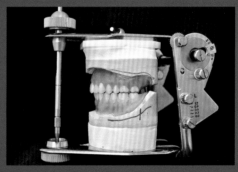

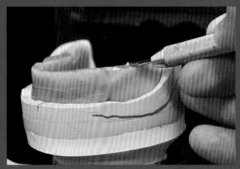

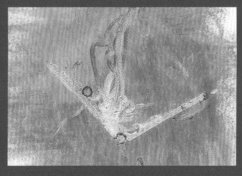

第7章 要点

全口义齿从取咬合关系到完成的流程图（图1）

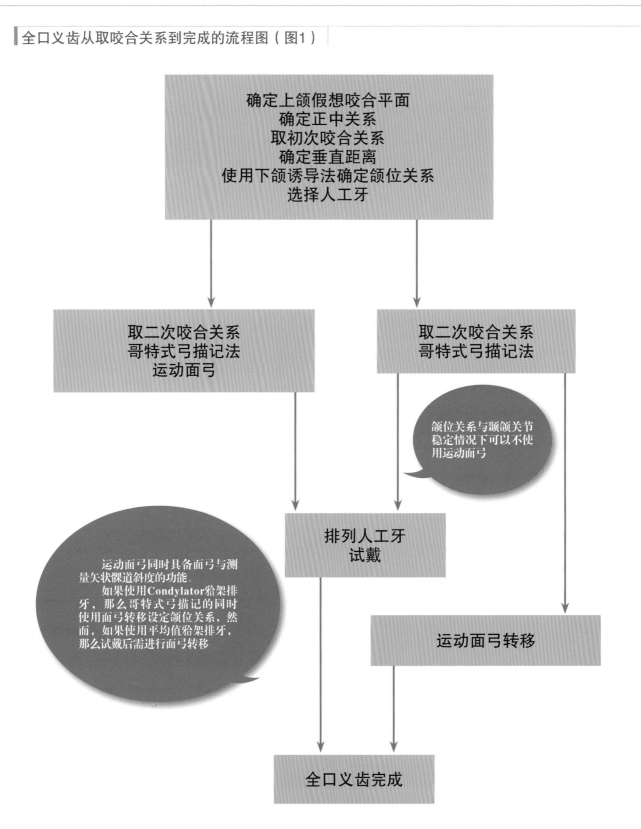

确定上颌假想咬合平面
确定正中关系
取初次咬合关系
确定垂直距离
使用下颌诱导法确定颌位关系
选择人工牙

取二次咬合关系
哥特式弓描记法
运动面弓

取二次咬合关系
哥特式弓描记法

颌位关系与颞颌关节
稳定情况下可以不使
用运动面弓

排列人工牙
试戴

运动面弓同时具备面弓与测
量矢状髁道斜度的功能。
如果使用Condylator 验架排
牙，那么哥特式弓描记的同时
使用面弓转移设定颌位关系，然
而，如果使用平均值验架排牙，
那么试戴后需进行面弓转移

运动面弓转移

全口义齿完成

图1 从取咬合关系到完成的流程图。

设定上颌假想咬合平面：鼻翼耳屏面（图2）

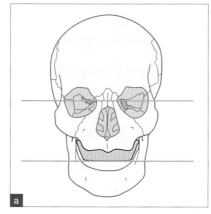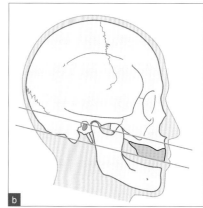

图2a，b　设定假想咬合平面：正面（a）与侧面（b）。

设定垂直距离：Willis法（图3）

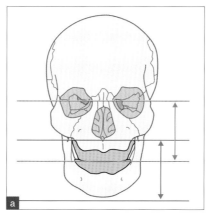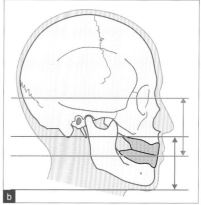

图3a，b　设定垂直距离：正面（a）与侧面（b）。

设定水平颌位关系（取二次咬合关系）（图4）

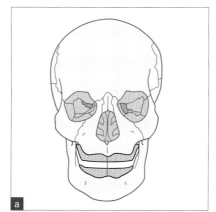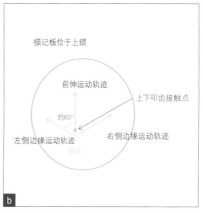

图4a　设定水平颌位关系。
图4b　使用哥特式弓描记法设定水平颌位关系。

恢复无牙颌患者的功能

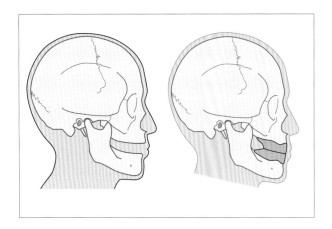

图5 无牙颌患者丧失了牙尖交错位、正中关系等许多口腔功能。正确的咬合关系对于恢复功能非常重要。

标准模型

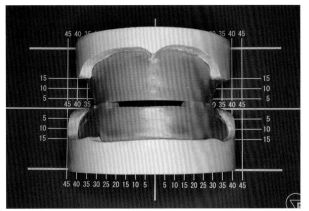

图6a 标准模型与标准咬合蜡堤。

颞颌关节部位

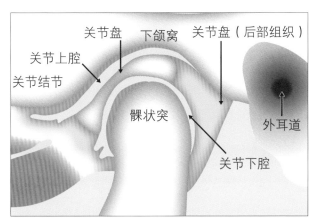

图6b 颞颌关节部位。

全口义齿取咬合关系

无牙颌患者丧失了牙尖交错位、正中关系等有牙颌的很多功能（图5）。制作全口义齿时使用标准模型与标准咬合蜡堤根据三维观念取正确的咬合关系对于恢复功能非常重要（图6）。

取咬合关系必须满足以下要点：

· 假想咬合平面的设定；
· 上下颌恰当的垂直与水平颌位关系；
· 牙列与颞颌关节的静态位置关系；
· 牙列与头颅的静态位置关系；
· 下颌运动过程中牙列与颞颌关节的动态位置关系。

临床上有时确定了假想咬合平面与垂直距离就完成取初次咬合关系。

想象患者到无牙颌状态时颞颌关节功能所发生的变化，作者认为仅仅靠这些步骤无法确定正确的颌位关系。另外，长期使用的全口义齿出现垂直距离降低与下颌偏离正中关系的情况下，疏忽旧义齿的颌位关系修正，多数情况下很难发现恰当的正中关系。

为了避免这样的状况，修复治疗特别是制作多数牙修复体的情况下，考虑到今后颌位关系的长期稳定，必须在早期使用哥特式弓描记法，确定颌位关系为正中关系。

全口义齿治疗过程中取咬合关系就是要在恢复缺失牙及牙槽嵴的所谓"空间恢复"的同时，确定"生理性可信赖的正中关系"。通过这样的

迅即侧移（Immediate side shift）

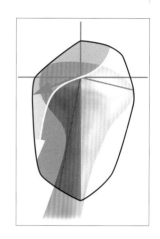

图7 绿色箭头表示迅即侧移。黄色箭头表示Bennett运动路径。黑线表示髁突运动范围。

后退运动（Retrusive movement）

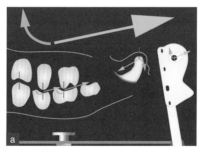
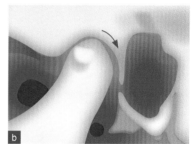

图8a，b 下颌后退运动（Retrusive movement）。

操作恢复颞颌关节功能与防止下颌位置偏移，以实现咬合力均衡并延缓牙槽嵴吸收的目标。

全口义齿颌位关系

制作全口义齿时确定恰当而稳定的下颌位置非常重要。Gerber提倡的稳定颌位关系是"Physiologic and reliable centric relation"，直译为"生理性可依赖正中关系"，意译为"习惯性无肌肉紧张的生理性正中关系"。

多数无牙颌患者都是因为少数牙残留期间长期戴用咀嚼不均衡及垂直距离不足等导致颌位关系不恰当的修复体，每次咀嚼运动时颌位关系被口腔周围肌肉诱导而引起下颌三维偏移，结果导致颞颌关节部位形态与功能发生改变。

这些会影响构成颞颌关节髁突的组织。髁突上面的关节面覆盖纤维性软骨，正下方是非常薄的皮质骨。关节盘是纤维结缔组织，是包绕髁突的结缔组织。关节囊是结缔组织纤维膜，不断分泌关节运动所需的滑液。这种软组织构成的关节部位因偏移将力集中到其中一个部位发生粘连与吸收，最终导致关节盘纤维结缔组织松弛与形态变化，以及髁突吸收与重建时的形态变化。发生这样变化的颞颌关节在下颌运动时就会形成迅即侧移（Immediate side shift）与后退运动（Retrusive movement）的缓冲（图7，图8）。这种颞颌关节的缓冲在正中关系附近就会出现三维方向上的正中关系偏移。

详解⑰ 出现迅即侧移（Immediate side shift）与后退运动（Retrusive movement）患者有牙颌修复体制作与无牙颌全口义齿制作的不同

因颞颌关节缓冲而导致迅即侧移（Immediate side shift）与后退运动（Retrusive movement）出现的情况下，牙列就会在正中关系附近发生正中关系偏移。

通常有牙颌咬合重建时进行全口修复治疗的情况下，在确定垂直距离后首先应决定前牙诱导。然后形成无正中关系偏移的狭隘正中关系，消除颞颌关节的自由滑动。

这种情况的下颌运动形成上下颌咬合面处于不接触状态，颞颌关节不稳定，如果处在咀嚼周期闭口路径正中关系附近的咬合接触面出现迅即侧移，就会发生牙尖干扰，患者自己就会无意识地避开，久而久之就会适应（优先考虑前牙）。

然而，有的病例如果颞颌关节功能不稳定，且口腔周围肌肉影响较大，那么就无法形成迅即侧移与后退运动等功能。这种情况与术者设定的前牙诱导无关，咀嚼运动时容易发生牙尖干扰，结果导致牙齿松动与修复体破损。

相反，全口义齿与有牙颌修复治疗不同，修复体不是被固定在颌骨上（全口义齿只是处于骑跨在黏膜上的状态），如果设定前牙诱导及无正中关系偏移的狭隘正中关系，全口义齿就会翻转，咀嚼运动时就会出现人工牙的牙尖干扰。这种牙尖干扰的力容易引起全口义齿摇，降低固位力，最终导致全口义齿翻转及黏膜压疮性溃疡。

总之，全口义齿修复治疗在优先考虑颞颌关节功能的基础上形成后牙咬合面形态（优先考虑后牙）。为了形成可实现颞颌关节功能协调且咀嚼运动无障碍的咬合面形态，将三维正中关系偏移区域的"生理性可信赖正中关系"设定为修复用正中关系非常重要。

详解⑱ 鼻翼耳屏面定义的变迁

Petrus Camper是荷兰的医学家，在绘画方面也具有非常优秀的才能。Camper发现骨骼的特征因人种而异，提出测量面部颜面角的基准，暗示这个角度因人种而异[26]。虽然在此基础上研究了测量平面图，但是当时的测量平面与现在的鼻翼耳屏面不同，当时的测量平面是指联结鼻下点与外耳道上缘形成的假想平面。

关于假想咬合平面还有以下这些报告。

"鼻下点与外耳道下缘联结的假想平面与咬合平面平行，具有临床意义"[27]。日本人适合"鼻下点与距离耳屏上缘向下11.8mm的点形成的假想平面"[28]。

总的来说日本人有各种各样的骨骼形态，随着国际交流发展不能一概而论。强固位力功能全口义齿由于使用了根据标准模型制作的标准咬合蜡堤，所以多数情况下是在从耳屏到其下缘的几毫米范围内。

通过治疗义齿修复获得哥特式弓描记结果的变迁

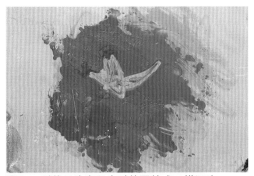

图9a　刚戴用治疗义齿时的哥特式弓描记法。

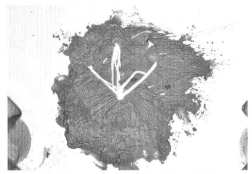

图9b　戴用治疗义齿2个月后的哥特式弓描记。

设定假想咬合平面

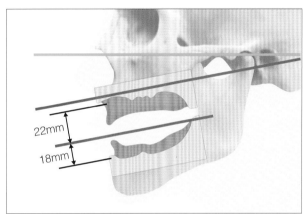

图10　假想咬合平面的基准。

全口义齿咬合重建

颌位偏移的下颌运动受口腔周围肌肉的诱导，短时间内设定"生理舒适性正中关系"有时非常困难。诊断为颌位偏移或颞颌关节病导致咀嚼障碍或全口义齿固位不良的情况下，需要进一步对垂直距离的正确性、哥特式弓描记法及矢状运动轨迹描记的动态诊断进行评价。之后还必须使用治疗义齿进行一定期间的三维颌位复原。通过这些治疗寻求"生理舒适性正中关系"在全口义齿修复方面非常重要（图9）。

取初次咬合关系

1. 假想咬合平面

通常取咬合关系时首先设定假想咬合平面。这毕竟是为上𬌗架设定的咬合平面，在上𬌗架的同时进行咬合平面分析。

然而，正确设定假想咬合平面非常重要。采

用什么基准平面，为什么采用这样的基准设定，在整个全口义齿修复团队中取得共识非常重要（图10）。

头面部绝非对称，由于患者的姿势、术者与患者取咬合关系的位置无论怎样都会影响结果。所以，决定基准平面时常常需要在确认患者的姿势及取咬合关系的术者姿势与位置的同时进行诊疗，这点非常重要。

目前，使用鼻翼耳平面（请参阅第152页"详解⑱"）设定假想咬合平面的方法最常用。其他以上颌为基准的情况有FH平面及HIP平面等。使用下颌决定假想咬合平面的情况有磨牙部位后方的高度及安静时舌背的高度等。

2. 设定假想咬合平面

　　设定假想咬合平面最重要的参考是正面观察时咬合平面与瞳孔连线平行。咬合平面与瞳孔连线不平行的全口义齿不仅美学效果欠缺，而且容易诱导颌位偏移并使咀嚼运动时的咬合力向单侧集中，结果导致固位不良、疼痛及难治的压疮性溃疡。假想咬合平面的设定如图11、图12所示。

▌鼻翼耳平面的标记

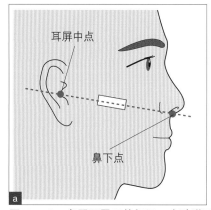

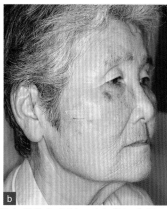

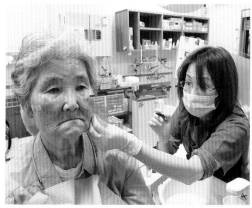

图11a，b　鼻翼耳平面的标记。在贴附于脸上的胶布或创口贴上描记鼻翼耳平面。

图11c　标记鼻翼耳平面的姿势。术者站在患者的正侧方，位置与患者面部高度相同。

▌鼻翼耳平面获得法

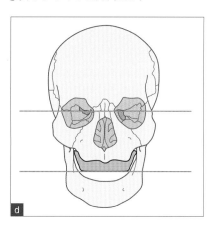

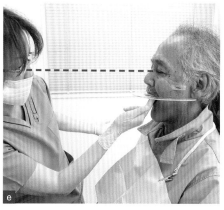

图11d　鼻翼耳平面获得法。使用咬合平面板确认上颌蜡堤与瞳孔连线的平行性。
图11e　获得鼻翼耳平面的姿势。

▌咬合平面与水平面（两瞳孔）平行的情况

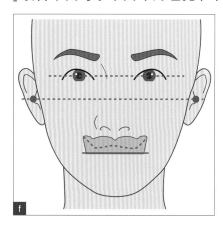

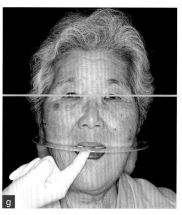

图11f　鼻翼耳平面获得法。
图11g　使用鼻翼耳平面最重要的要素是冠状面两侧瞳孔、耳屏中点和鼻下点连线与蜡堤平面平行。通常在标准模型上制作的咬合蜡堤在即将试戴时假想咬合平面多数情况下与两侧瞳孔、耳屏中点和鼻下点连线呈平行状态。
　　标准咬合蜡堤必须修正的情况是确认以往咬合不协调等导致牙槽嵴吸收出现明显的左右差异或Combination综合征（仅下颌前牙部位牙齿残留、上颌全口义齿、下颌两侧游离端义齿的病例。大多数问题是上颌前牙部位牙槽嵴过度吸收及产生松软牙槽嵴等）病例及偏侧咀嚼习惯等导致大量牙槽嵴吸收的病例。

咬合平面与水平面（两瞳孔）不平行的情况

图12a，b　使用咬合平面板确认，标准咬合蜡堤平面与鼻翼耳平面不一致的情况很可能存在下颌颌位发生偏移的风险。基托下黏膜承受不均匀的咀嚼压力是导致溃疡的原因，应该避免这种情况发生。

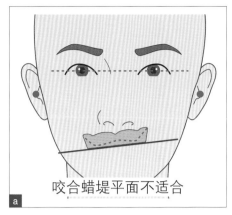

咬合蜡堤平面不适合

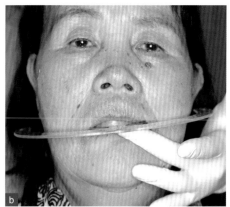

上颌假想咬合平面的设定

图12c　咬合蜡堤的咬合平面与鼻翼耳平面不一致。

图12d　为了与鼻翼耳平面一致，用硅橡胶进行修正。上下颌咬合蜡堤不密合及左右咬合平面单侧较低的情况下使用硅橡胶或树脂填补间隙，使咬合平面与两侧瞳孔连线平行。

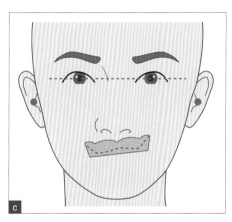

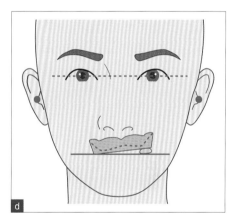

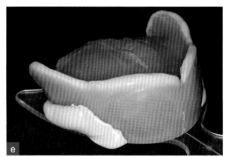

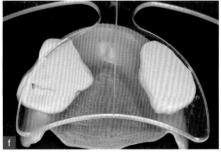

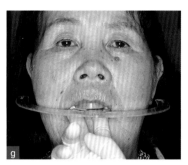

图12e～g　把硅橡胶填入左右后牙部位调整鼻翼耳平面直到凝固。

垂直距离良好而咬合平面与水平面不平行的情况

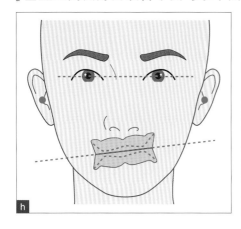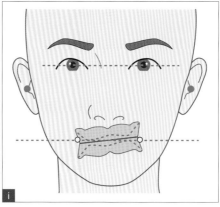

图12h 咬合平面与鼻翼耳平面不一致。

图12i 为了与鼻翼耳平面一致做记号。

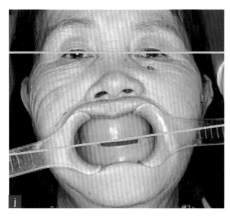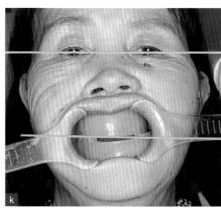

图12j 咬合平面与鼻翼耳平面不一致。

图12k 垂直距离良好，假想咬合平面接触倾斜的情况下最好熟悉修整前的咬合平面，在蜡堤上做记号使修整后的咬合平面与鼻翼耳平面一致。

3. 用矢状面确认鼻翼耳平面与假想咬合平面的平行性

事前必须在矢状面上确认描记的鼻翼耳平面与假想咬合平面的平行性。鼻翼耳平面是一个基准，术者应该根据人种及骨骼等综合评判设定基准平面（**图13**）。

确认鼻翼耳平面与假想咬合平面的平行性

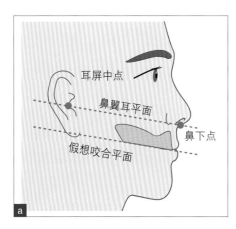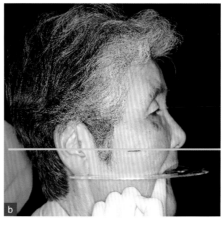

图13a，b 侧面看鼻翼耳平面。确认鼻翼耳平面与假想咬合平面是否平行。

4. 中线的设定

　　设定中线。人的面部是不对称的。特别是全口义齿患者的面部由于习惯性咀嚼侧与平衡侧的不同或颌位偏移，多数情况下面形与口唇左右不对称。因此，必须根据面部和口腔内众多的信息综合探寻恰当的中线（图14，图15）。

　　影响中线的因素不仅有先天性的，还有口腔周围肌肉、颌位及蜡堤形态等。根据改善的颌位及中性区功能印模技术（Flange technique）的应用等综合考虑并决定中线。即使有试戴咬合蜡堤等过程，有时也必须要修整。

设定中线的解剖学参考基准
①眉心
②鼻尖
③唇峰
④颏部中央
⑤上唇系带

图14　设定中线的解剖学参考基准。

中线的设定

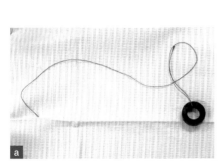
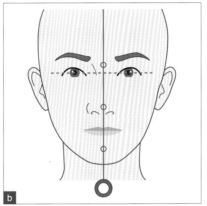
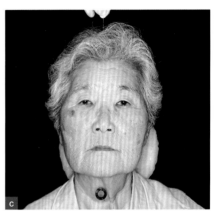

图15a～c　描画中线时，在面部中央垂直悬挂拴有坠子（a）的线探寻中线（b，c）。

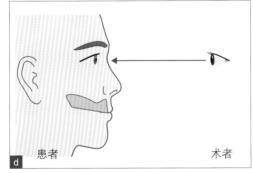
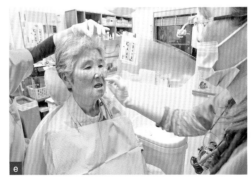

图15d　记录中线时术者的视线应该与患者的视线一致。在医院的环境中术者即使打算站在了患者的正面，有时也未必站在了患者真正的正面，这种情况下让患者从治疗台上起身改为在椅子上坐直，从真正的正面标记中线。
图15e　设定中线。

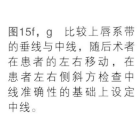
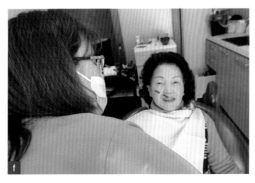
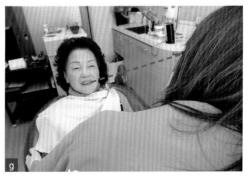

图15f，g　比较上唇系带的垂线与中线，随后术者在患者的左右移动，在患者左右侧斜方检查中线准确性的基础上设定中线。

用样品人工牙确认中线位置（图16）

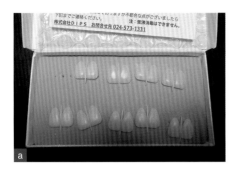

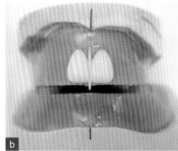

图16a 决定中线位置的装置Pita中（DIPS，SUNDENTAL）。用样品人工牙确认中线位置。
图16b 暂时让决定中线位置的装置与中线的参考标准对齐。

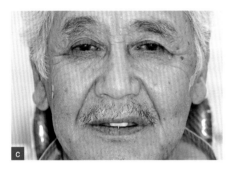

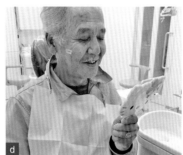

图16c 试戴决定中线位置的装置：患者面形。
图16d 患者自己用镜子确认中线。

5. 决定牙龈线

决定牙龈线的方法如**图17**所示。

决定牙龈线

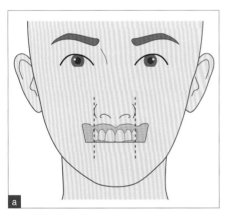

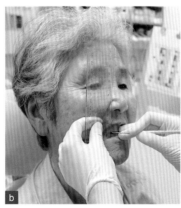

图17a 多数情况下鼻翼向下垂直的线为尖牙牙尖的位置，因此在蜡堤上标记鼻翼位置。同时标记笑线作为排牙的参考标准。
图17b 术者标记鼻翼位置的姿势。

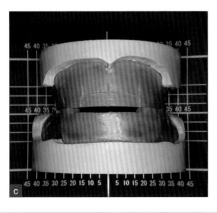

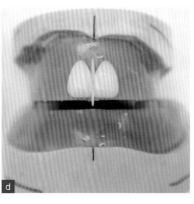

图17c 标记有中线、鼻翼线与笑线的蜡堤。
图17d 附着决定中线位置的装置及标记有鼻翼线与笑线的蜡堤。

决定垂直距离

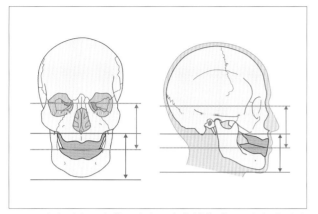

图18　决定垂直距离就是决定牙尖交错位时上下颌间的垂直距离。此图表示Willis法。

通过面部测量决定垂直距离的方法

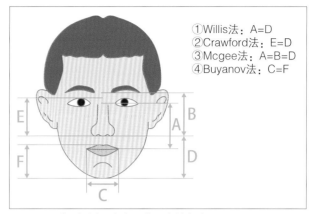

①Willis法：A=D
②Crawford法：E=D
③Mcgee法：A=B=D
④Buyanov法：C=F

图19　通过面部测量决定垂直距离的方法。

6. 决定垂直距离

决定垂直距离就是决定牙尖交错位时上下颌间的垂直距离（图18）。这在决定整个面部的生理协调性方面非常重要。标准咬合蜡堤可以再现日本人平均垂直距离，而且无牙颌患者再现的垂直距离是以有牙颌人的平均值为目标进行制作。因此，如果满足印模制取的必要条件，大多数病例咬合关系的取得都可以一次性完成，而且不需要调整标准咬合蜡堤。

然而，标准咬合蜡堤的制作依据毕竟是日本人平均值，所以术者最终在确定垂直距离时必须考虑个体的身高和牙槽嵴形态大小。而且，前牙基准点附近的牙槽骨过度吸收的情况下，将其作为参考标志就会不准确，必须考虑牙槽嵴吸收的部分来确定垂直距离。另外，确定垂直距离以后有时还需要根据哥特式弓描记法的结果重新确定。

参考旧全口义齿抬高垂直距离的情况下必须充分考虑患者是否同意。多数患者可以接受垂直距离的变化，但是有时也有一部分患者哪怕就是尝试一下垂直距离的增大都不愿接受。因此，检查旧义齿后进行咬合重建前必须确认患者是否同意增高垂直距离。

颞颌关节异常的情况下，初戴标准咬合蜡堤，有时上下蜡堤的咬合面可能不适合，然而试戴5～10分钟后颞颌关节与肌肉可恢复正常，多数情况下上下颌咬合面就会变得适合。因此，试戴后稍事等待，等到咬合蜡堤适应口颌系统的环境后再确定垂直距离，这点非常重要。

7. 确定垂直距离常用的方法

确定垂直距离的方法虽然很多（图19），但是与单独使用一个方法相比，最好多个方法联合使用。

特别在术者确定垂直距离时感到没有把握的情况下，使用其他方法辅助判断确定垂直距离是否恰当非常重要。

8. Willis法：利用解剖学平均值的方法

　　Willis法通常是确定垂直距离广泛使用的方法。这种方法使鼻下点与颏部间的距离和瞳孔连线与口角连线之间的距离相同（图20a~e）。不同的术者测得的值有差别（图20f~h）。而且，由于是平均值，所以在面部不匀称的情况下优先考虑个体的功能要素。

| Willis法

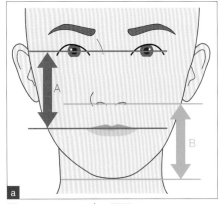

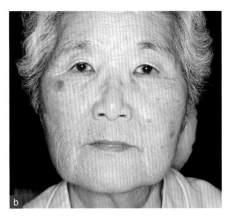

Willis法

①测量瞳孔连线与口角连线间的
距离：A

②设定B与A相同

瞳孔连线–口角连线=鼻下点–颏部

图20a，b　Willis法：正面。

图20c　Willis法。

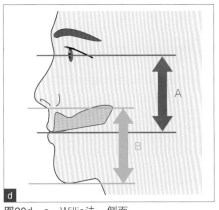

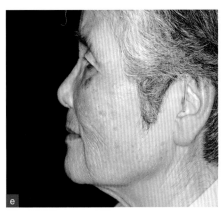

图20d，e　Willis法：侧面。

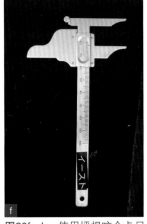

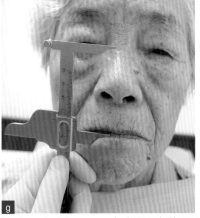

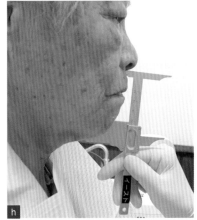

图20f~h　使用坪根咬合卡尺（Tsubone's bite gauge）（YDM）的Willis法。Willis法是使鼻下点与颏部间的距离和瞳孔连线与口角连线之间的距离相同（图20g，h），作者测量大多数日本人的结果是68~72mm。

9. 确定垂直距离的各种诊断方法

确定垂直距离时使用主要的诊断法（Willis法）不能确定的情况下，可以辅助以下所示的各种方法探查其准确性。特别是可通过观察患者是否可以吞咽唾液以确认吞咽，以及是否可以发音等检查方法来进行辅助诊断（表1）。

确定垂直距离的诊断方法

表1　确定垂直距离时的各种诊断方法

	形态依据	功能依据
有牙颌时的信息	有牙颌时标准的头部X线片 有牙颌时面部照片（正面与侧面） 有牙颌牙列模型	
无牙颌时的信息	上颌中切牙露牙程度 正在使用义齿的垂直距离 面部特征 面部测量 牙槽嵴对位关系	息止颌位[1] 咬合力 发音时下颌位[2] 吞咽位[3] 下颌位置间隔

[1]息止颌位诱导法：放平牙椅安静地躺5分钟左右，以嘴唇接触并放松的开口状态为基准。
[2]发音法：垂直距离高，无法发音。
[3]吞咽法：垂直距离高，无法吞咽。

10. 需要抬高标准咬合蜡堤垂直距离的情况

需要抬高已制作的标准咬合蜡堤垂直距离的情况下，多数应对的措施是增高下颌蜡堤的后牙部位（图21）。

标准咬合蜡堤的咬合增高

图21a，b　本病例使用Willis法测量的垂直距离少许偏低（a，b）。旧义齿垂直距离低，并且事前使用哥特式弓描记法诊断发现下颌位偏向前方及上下叩齿时不稳定。因此，决定抬高标准咬合蜡堤垂直距离。
图21c　新义齿修复前哥特式弓描记法诊断。

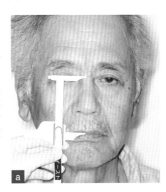
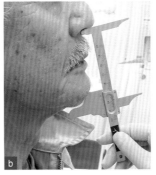
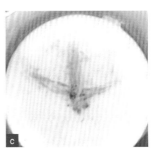

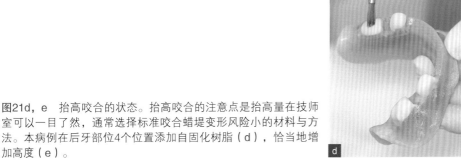
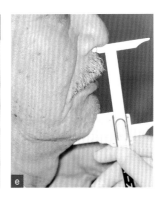

图21d，e　抬高咬合的状态。抬高咬合的注意点是抬高量在技师室可以一目了然，通常选择标准咬合蜡堤变形风险小的材料与方法。本病例在后牙部位4个位置添加自固化树脂（d），恰当地增加高度（e）。

选择人工牙

1. 大小

人工牙大小的选择根据面形宽度与长度测量值等决定。根据模型牙槽嵴大小可以推测解剖学天然牙的位置，但是最终只能作为参考。

根据面形宽度选择人工牙

根据面形宽度选择人工牙如**图22**所示。

根据面形宽度选择前牙部位人工牙

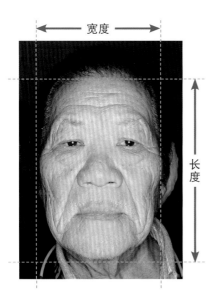

图22a　根据面形宽度选择人工牙。

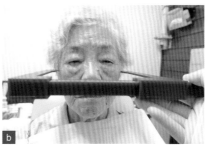

图22b，c　宽度以颧弓最宽部位的测量值为基准。

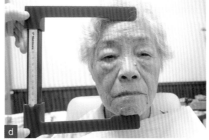
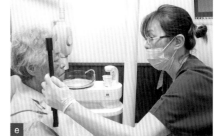

图22d，e　长度根据发际与息止颌位下颌骨下缘的距离决定，发际模糊的情况下让患者上扬眉毛，根据最上方可以确认的皱纹推测并决定。

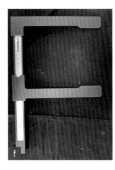
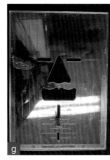

图22f　面形宽度测量仪（西村三十郎商店）。
图22g　登士柏牙齿比对尺（Trubyte Tooth Indicator）（登士柏西诺德）。

中切牙宽度：大致以面形宽度的1/16为基准美学效果协调。

中切牙长度：与每个宽度对应的人工牙长度有很多种，很多人工牙的长度都决定于宽度，因此制作牙龈时必须考虑年龄与微笑时上唇的位置决定牙冠长度。

其他选择人工牙的方法

　　其他选择人工牙的方法如图23、图24所示。

其他前牙部位人工牙的选择

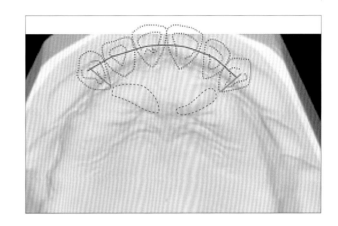

图23　根据设想的天然尖牙位置选择人工牙。多数情况下第一条腭皱襞尖端是两侧上颌天然尖牙的舌侧边缘，腭皱襞延长线上约9mm的位置为上颌尖牙的牙尖，以测量 3+3 间弧形曲线距离作为大小的基准。

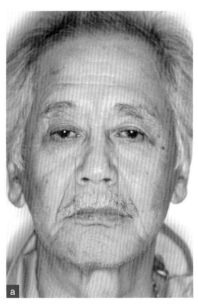

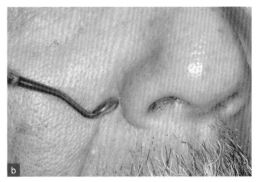

图24a　根据鼻翼宽度选择人工牙。
图24b　根据鼻根部测量。

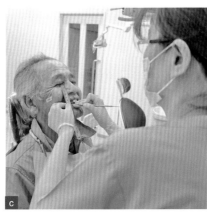

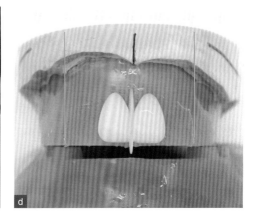

图24c，d　多数情况下患者鼻翼正下方的位置是尖牙的牙尖，在蜡堤上标记此位置（蓝色线），根据尖牙排列位置作为现在前牙大小的参考。

2. 人工牙形态

人工牙各种形态的选择可以根据取咬合关系时恰当的唇部支撑决定，也可以根据前牙部位恰当的丰满度决定。但是，前牙部位的美学性能非常重要，可以考虑面形并参考患者的期望和过去有牙颌时的照片选择人工牙，而且应该优先考虑患者期望的美学效果。

不同的厂家生产的人工牙形态特征不同，主要有图25那些形态。

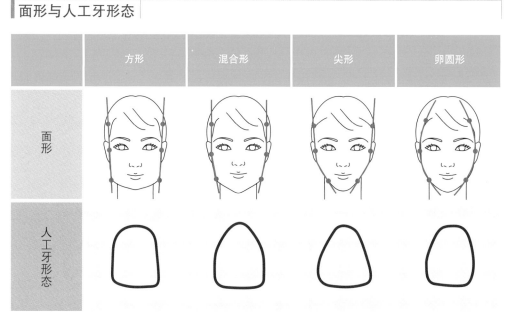

图25　人工牙形态。蒙古人种的日本人咀嚼运动主要是研磨，所以尖形与卵圆形的形态较多，高加索人种的咀嚼运动主要是切碎，所以尖形的形态较多。特别是尖形，即使面形为三角形的人，实际尖形的牙齿较少，从审美的观点来看也很少选择尖形的牙齿。

中性区功能印模技术（Flange technique）

1. 所谓中性区功能印模技术（Flange technique）

中性区功能印模技术是在1964年由Lott与Levin倡导[30]。此技术的目的是通过全口义齿的唇部支撑获得固位、审美效果的恢复及预防食物残渣的滞留等。中性区功能印模（义齿基托磨光面部位）就是一边观察义齿磨光面的形态与周围肌肉功能运动及左右面形的协调性，一边完成制作的方法（图26）。通常在取咬合关系或排牙后试戴时进行。

用中性区功能印模技术形成磨光面，就是使用义齿磨光面弥补因牙齿丧失造成的牙周组织缺损，并恢复口腔功能（图27）。

中性区功能印模技术

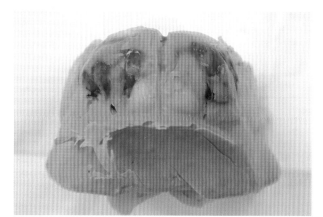

图26a 取咬合关系时完成的中性区功能印模。

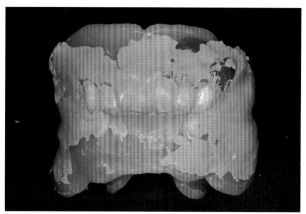

图26b 排牙后试戴完成的中性区功能印模。

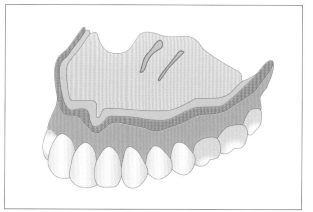

图26c 实施中性区功能印模技术的全口义齿磨光面：上颌（橙色部分）。

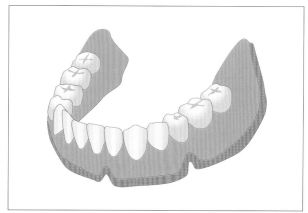

图26d 实施中性区功能印模技术的全口义齿磨光面：下颌（橙色部分）。

边缘、中性区等，通过舌、口唇及颊部的肌肉固位（由肌肉压力形成的生理固位）

外封闭固位（肌肉压力产生的生理性固位）

内封闭固位（物理性固位）

基础固位（基于唾液的固位）

黏膜受压位移的气压差固位（负压产生的物理性固位）

倒凹等产生的解剖性固位

图26e 中性区功能印模技术获得的固位。

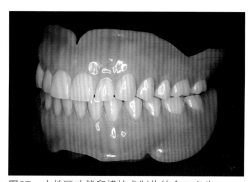

图27 中性区功能印模技术制作的全口义齿。

2. 中性区功能印模的方法

使用软蜡片（GC公司）填补因牙槽嵴吸收与口腔周围肌肉萎缩引起的间隙和面形左右不对称的部位（图28），恢复美学效果，获得外封闭固位，同时决定中性区功能印模部位的形态。然后，在上下颌咬合蜡堤唇颊侧注入具有流动性硅橡胶印模材（图29，图30）。

取咬合关系时的中性区功能印模技术

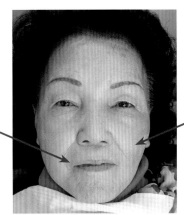

右上唇凹陷，右侧唇线降低

左侧咀嚼功能差，肌肉量少，所以面形瘦

图28 中性区功能印模的面形诊断。在戴入咬合蜡堤的状态下检查诊断。牙槽嵴吸收与口腔周围肌肉萎缩引起的间隙和面形左右不对称。

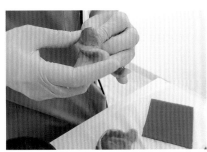

图29a 在蜡堤上需要增加丰满度的部位贴附中性区功能印模蜡（软蜡片，GC公司）。

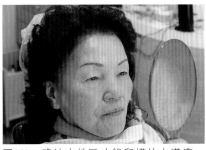

图29b 确认中性区功能印模的丰满度。为了恢复美学效果并获得外封闭固位，在口内反复试戴，决定中性区功能印模部位的形态。

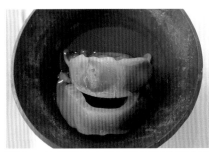

图29c 决定后让中性区功能印模蜡冷却并固化。然后，在上下颌咬合蜡堤唇颊侧注入具有流动性的硅橡胶印模材。

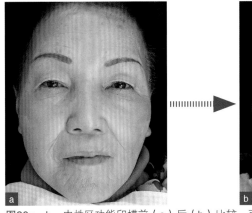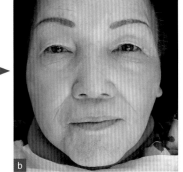

图30a，b 中性区功能印模前（a）后（b）比较。面形变得自然，患者十分满意。

初次取咬合关系时的颌位确定

确定垂直距离之后决定初次取咬合关系的颌位（图31）。这样设定的颌位存在易处于接近患者习惯性肌力闭合道上的风险，因此未必可以确定恰当的颌位。但是，为了尽可能免受颌位偏移的影响，必须注意姿势等。

特别是受闭口肌的影响，在牙尖交错位附近发生颌位偏移。因此，在去除力的状态下诱导下颌，使上下颌咬合蜡堤轻轻地接触（图32）。

▌初次取咬合关系时的颌位与确定水平颌位时的偏移

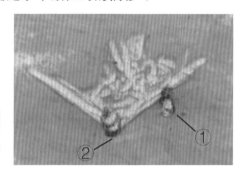

图31　初次取咬合关系与正中关系的偏差。①是确定垂直距离时的颌位。推测旧义齿的颌位偏移到左前方位置。②是哥特式弓描记法后的叩齿集中位置。

▌取咬合关系闭口时发生的颌位偏移

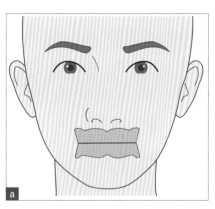

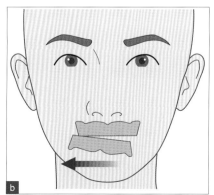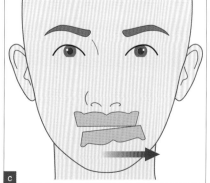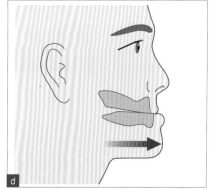

图32a~d　取咬合关系闭口时发生的颌位偏移。无颌位偏移（a），颌位偏右侧（b），颌位偏左侧（c），颌位偏前方（d）。

初次取咬合关系时的轻叩齿下颌诱导法

患者旧义齿颌位如果位于牙尖交错位附近，多数情况是受口腔周围肌肉影响发生颌位偏移。特别在使用下颌诱导法的情况下把拇指放在颏部，食指放在颏部下方，轻轻用力引导，但是如果手指压力太大就会出现反作用力而发生颌位偏移。为了防止颌位偏移，初次取咬合关系时嘱咐患者不要用力，反复轻轻叩齿（图33a），随后安静地闭口并确定（图33b）。必须十分注意确定颌位时的头位与姿势。

▎轻叩齿下颌诱导法（图34）

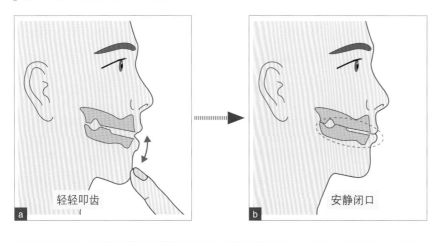

图33a，b　轻叩齿下颌诱导法。嘱咐患者不要用力，反复轻轻叩齿，随后安静地闭口并确定。

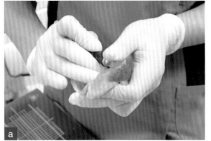
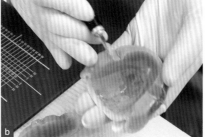
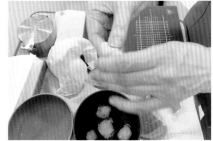

图34a，b　在上颌蜡堤磨牙部位制作楔状间隙。

图34c　揉捏硅橡胶。有时手套上的粉末会阻碍硅橡胶固化，所以赤手或使用无粉手套揉捏。

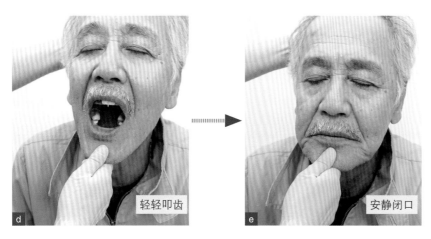

图34d，e　轻叩齿下颌诱导法。初次取咬合关系在咬合面凹陷部位放置油泥型硅橡胶，把手指放在颏部轻轻辅助开闭口运动，通过下颌诱导法确定颌位。

唇部标志标记

　　用中性区功能印模技术获得的咬合蜡堤确定垂直的颌位关系后，最终进行唇部标志标记。唇部标志标记是用取得的口腔黏膜形态获取中线及咬合平面的指标（图35）。

唇部标志标记

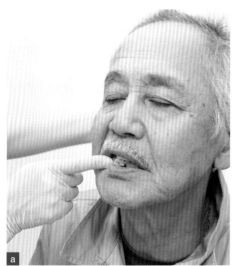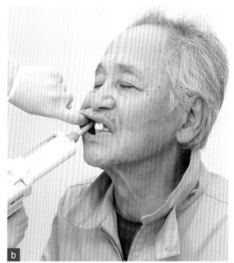

图35a，b　唇部标志。用油泥型硅橡胶封闭间隙（a），在颊黏膜与基托之间所有部位注入硅橡胶印模材（b）。

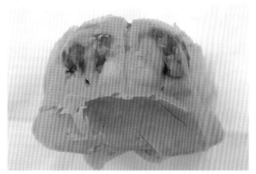

图35c　完成唇部标志标记，结束初次取咬合关系。

面形变化（无牙颌时至完成初次取咬合关系时）（图36）

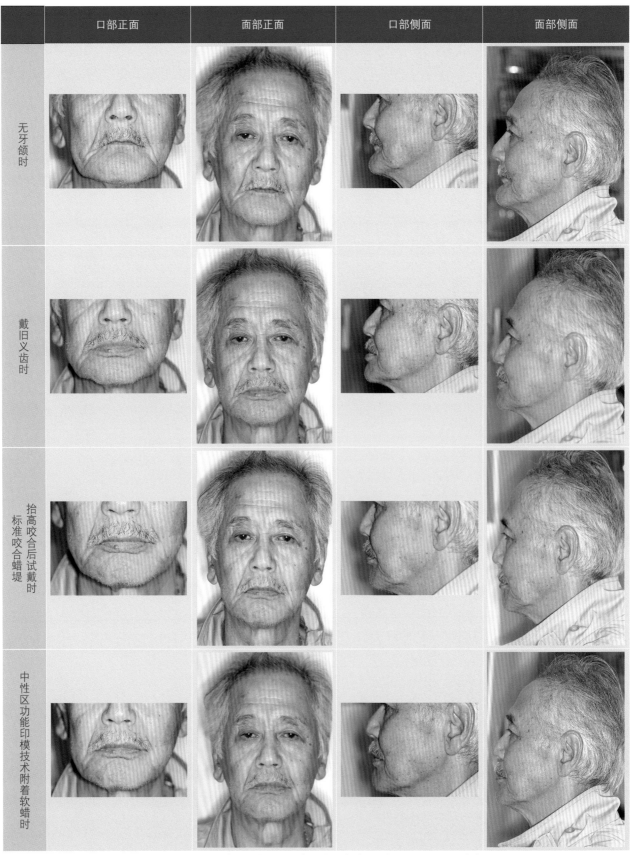

	口部正面	面部正面	口部侧面	面部侧面
无牙颌时				
戴旧义齿时				
抬高咬合后试戴时标准咬合蜡堤				
中性区功能印模技术附着软蜡时				

图36 表示无牙颌时、戴旧义齿时、标准咬合蜡堤抬高咬合后试戴时及中性区功能印模后的面形变化。

平均值𬌗架的用途

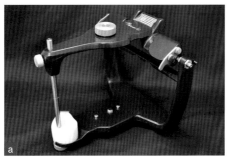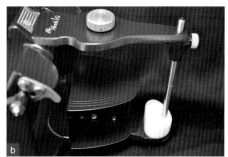

图37a，b　为使安装在𬌗架上的上下颌模型具有准确的再现性，选择的𬌗架必须具备切导针的固定螺丝牢固、正中关系的再现性优良及附带的咬合平面板准确等条件。
a：平均值𬌗架。
b：装有咬合平面板的平均值𬌗架。

CONDYLATOR-VARIO半可调𬌗架的用途

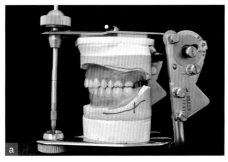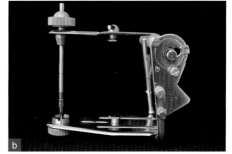

图38a，b　使用CONDYLATOR-VARIO半可调𬌗架进行人工牙的选磨调𬌗与自主调𬌗。

𬌗架

1. 𬌗架选择

𬌗架是以安装上下颌模型并再现部分或全部下颌运动为目的而使用的器械。无论有无牙齿，下颌运动与关节部位的形态都有个人差异，无论什么𬌗架都不能模拟所有病例的作用，因此，使用者必须明确期望的目标与功能。

现在，作者需要制作吸附力好的功能性全口义齿，根据其用途使用两种𬌗架。这里在理解各种𬌗架的"优点与局限"的基础上使用。以后可能经常进行适宜𬌗架的选择，但是必须根据使用目的进行选择。

取咬合关系到排牙使用的𬌗架

全口义齿制作过程中，一直到排牙结束为止由于期待"正中关系再现准确"，因此选择切导针固定螺丝牢固的平均值𬌗架（Pro Arch I 型，松风）（图37）。

能再现下颌运动功能及在进行选择性咬合调整与自主性咬合调整时使用的𬌗架

多数无牙颌患者由于颞颌关节部位的形态及颞颌关节内软组织的松弛性发生了变化，因此在功能方面通常存在问题。颞颌关节部位的活动变得松弛，而且松弛度变大。咬合调整时再现那样的多轴性颞颌关节功能必须选择与生理功能相协调的𬌗架（图38）。如果在这样的𬌗架上进行调𬌗，戴用新义齿后多数情况就没必要进行咬合调整。

这样的𬌗架通常很贵，准备多台比较困难。因此，排牙结束前在其他𬌗架上制作，咬合调整时再安装到这种𬌗架上，这样联合使用可以提高工作效率。

2. 平均值𬌗架

把初次取咬合关系的模型安装到正中关系再现优良的平均值𬌗架上。

平均值𬌗架是将颞颌关节两侧髁突中心和下颌中切牙近中切角接触点连线形成的Bonwill三角

Bonwill三角与Balkwill角

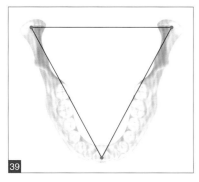

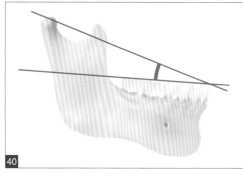

图39　Bonwill三角。下颌中切牙近中切角接触点与左右髁突中心连线形成的三角。多数平均值𬌗架把Bonwill三角固定为每边长度为4英寸（约10cm）的等边三角形。

图40　Balkwill角。Bonwill三角与咬合平面所成的角。1966年，Balkwill发表下颌后牙向前方运动时与咬合平面成一定的角度下降，其方向与Bonwill三角侧方的一边一致。测定其角度的结果是平均26°。

矢状前伸髁道斜度与矢状侧方髁道斜度

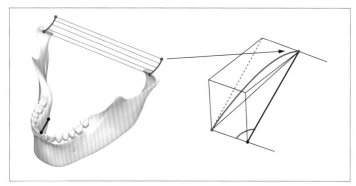

图41　下颌向前方运动时的矢状前伸髁道斜度。

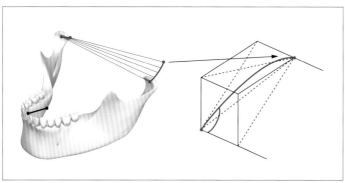

图42　下颌向侧方运动时的矢状侧方髁道斜度。

（图39）、Balkwill角（Bonwill三角与咬合平面所成的角，图40）及作为下颌运动要素的矢状髁道斜度、侧方髁道斜度固定为解剖学平均值的𬌗架。

髁道

髁道是髁突的运动路径。髁道在三维空间上有各种各样的路径，把这些运动路径投影到矢状面、水平面及冠状面上就容易理解。

投影到矢状面上的髁道称为矢状髁道，与咬合平面所成的角度称为矢状髁道斜度。矢状髁道有下颌向前方运动时的矢状前伸髁道斜度（图41）与下颌向侧方运动时的矢状侧方髁道斜度（图42）。多数平均值𬌗架的矢状髁导斜度固定为30°，侧方髁导斜度固定为15°。

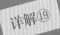

CONDYLATOR-VARIO半可调𬌗架诞生的机缘

CONDYLATOR-VARIO半可调𬌗架是苏黎世大学教授Albert Gerber（1907—1990）设计的半可调𬌗架名称。髁突部位的特征是颞颌关节形态的转环型设计（图43）。

转环就是接触部位具有两个接触点，并且可以自由旋转。支撑结构中安装的圆筒形棒可以自由旋转。这种构造与外侧支撑结构和棒的末端或中央相连（"转环"来源于维基百科全书）。

据堤嵩词先生报告[29]，Gerber认为使用Arcon型

𬌗架咬合调整法会使颊舌侧牙尖斜度变得过缓，不能模拟实际的生理运动。

1942—1953，年发现使用当时的𬌗架与咬合学理论，修复体即使在𬌗架上进行了充分咬合调整，但是在口腔内行使功能时下颌后牙平衡侧多数情况还会发生早接触。因此，当时在伯尔尼大学的他对其原因相解决方法及与口腔功能协调的思路和手段进行研究，设计了CONDYLATOR-VARIO半可调𬌗架。

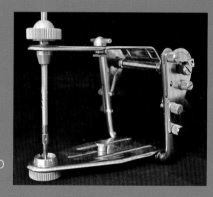

图43　CONDYLATOR-VARIO半可调𬌗架。

3. CONDYLATOR-VARIO半可调𬌗架

排牙后在CONDYLATOR-VARIO半可调𬌗架上进行选择性咬合调整与自主性咬合调整。在模拟下颌运动生理功能的𬌗架上再现下颌运动进行选择性咬合调整或自主性咬合调整（图44）。

Arcon型髁球盒顶平坦的平均值𬌗架，髁球运动已被确定，不能应对无牙颌患者颞颌关节部位形态变化及受其影响的运动。

使用髁球盒平坦的半可调Arcon型𬌗架进行矢状髁导斜度与迅即侧移的调整，会使牙尖斜度变得过缓，结果影响咀嚼效率。

现在，Arcon型髁球盒顶模仿颞颌关节关节盘

下面等形态开发了各种各样的𬌗架。使用这些𬌗架可以制作与生理协调的咬合面形态，所以不能一概否定。

在这里花一些时间推荐使用CONDYLATOR-VARIO半可调𬌗架的原因是，它是模仿颞颌关节生理功能比较优越的𬌗架。

CONDYLATOR-VARIO半可调𬌗架的髁球部位具有人体颞颌关节的多轴性，可以再现各种各样的运动。然而，𬌗架运动轨迹由使用者决定，所以在制作过程中需要根据获得的信息设定下颌运动范围。

CONDYLATOR-VARIO半可调𬌗架以解剖学为基础的构造（机制）

①矢状前伸髁导斜度的调节装置（前伸运动）→p174
②含有费氏（Fisher）角的Gysi三维空间矢状侧方髁导斜度的调节装置（Bennett角）→p175
③迅即侧移调节装置（迅即侧移：下颌平移运动）→p177
④再现下颌后退运动的装置（后退运动）→p178

图44　CONDYLATOR-VARIO半可调𬌗架以解剖学为基础的构造（机制）。

矢状前伸髁导斜度的调节装置

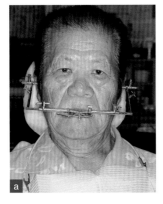
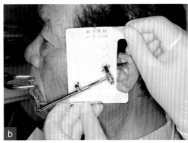

图45a　设置运动面弓。
图45b　记录下颌前伸运动的矢状运动轨迹。

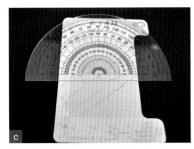
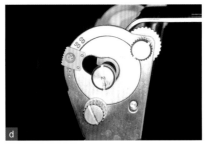

图45c　分析记录卡，决定矢状髁道斜度。
图45d　设定矢状髁导斜度。

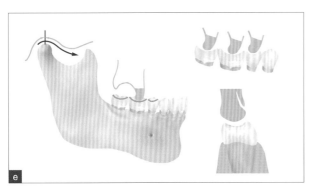

图45e　矢状髁道斜度与咬合面关系。

4. CONDYLATOR-VARIO半可调𬌗架的装置

（图43）

矢状前伸髁导斜度的调节装置（前伸运动）

　　CONDYLATOR-VARIO半可调𬌗架使用运动面弓（用法请参阅第295～299页），设定患者本来的矢状髁道斜度就可以顺利地再现前伸运动（图45）。

　　下颌窝吸收、髁突变形及关节盘与结缔组织退缩等造成颞颌关节功能不稳定，最终导致颞颌关节部位前伸运动的范围与角度出现较大的个体

含有费氏角的Gysi三维空间矢状侧方髁导斜度的调节装置

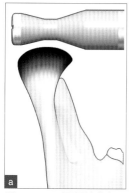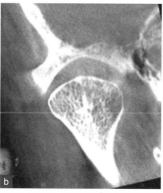

图46a，b　颞颌关节与CONDYLATOR-VARIO半可调𬌗架髁球部的形态。

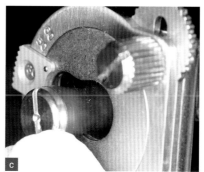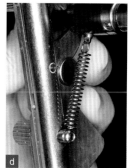

图46c，d　CONDYLATOR-VARIO半可调𬌗架髁球部。两个不同角度圆锥相互连接的髁球内侧安装有弹簧，使髁球从运动的位置回到正中关系。

Bennett角

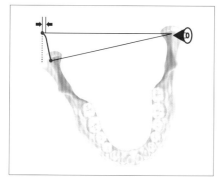

图47a　Gysi Bennett运动角。

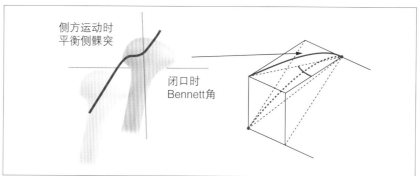

图47b　侧方运动时平衡侧髁突在水平运动轨迹上任意一点和起点（正中关系）连线与矢状面所成的角称为Bennett角。Gysi表示的角度平均为13.9°[34]，保母先生报告的角度算术平均值为15.1°[27]。这可能是测量的方法不同。这个角度表示迅即侧移（单位：mm）与渐进侧移（角度）的协调。

图47c，d　三维空间运动的Bennett运动轨迹（黄色）。

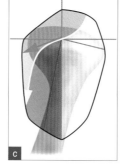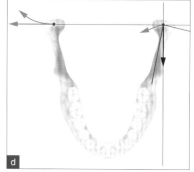

差异。因此，使用运动面弓测量前伸运动轨迹的角度，并把矢状髁道斜度设置到𬌗架上。

含有费氏（Fisher）角的Gysi三维空间矢状侧方髁导斜度的调节装置（Bennett运动角）

　　CONDYLATOR-VARIO半可调𬌗架的髁球部位

呈凹形，由两个不同角度的圆锥形成一个整体。这种结构再现了普通鼓形的形态，目的是重建侧方运动时髁突部位生理运动的机制（图46）。

　　CONDYLATOR-VARIO半可调𬌗架模仿人体特有的髁突与下颌窝顶部生理形态，这种结构可以重建三维空间的Bennett运动轨迹（图47）。

费氏角

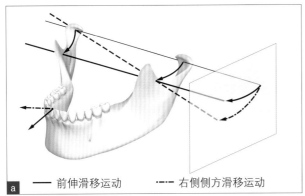

── 前伸滑移运动　─·─·─ 右侧侧方滑移运动

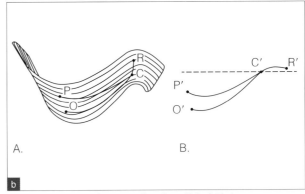

图48a，b　矢状前伸髁道斜度与矢状侧方运动时平衡侧髁道投影到矢状面上所成角的角度差称为费氏角，其角度约为5°。

模拟人体颞颌关节的CONDYLATOR-VARIO半可调𬌗架设计

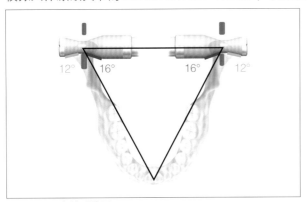

图49a　正中关系位置。

图49a～c　全口义齿修复时牙槽嵴重度吸收无牙颌在解剖学无法获得固位的情况下，调整前牙诱导形成后牙咬合分离的分离量非常困难。CONDYLATOR-VARIO半可调𬌗架在后牙影响较大的髁道铰链部位形成侧移的固定角度。

使用这种𬌗架可以避免后牙牙尖斜度的过度调磨，防止前牙过度干扰，而且可以实现全口义齿的稳定（外侧12°，内侧16°，作者的实际测量值）。

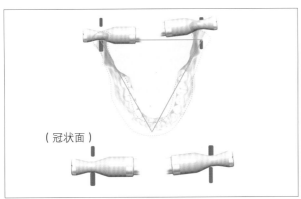

图49b　左侧方运动（冠状面）。

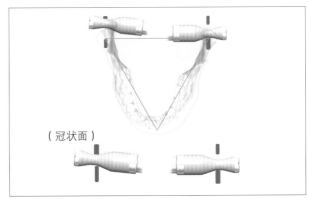

图49c　右侧方运动（冠状面）。

另外，髁球部位的形态自然地纳入了费氏角。矢状前伸运动与矢状侧方运动时平衡侧髁道投影到矢状面上所成角的角度差称为费氏角，其角度约为5°（图48）。

保母、高山等[27]报告过去使用机械式运动面

弓进行测定时由于描记板位于髁突外侧，所以侧方运动髁道比前伸运动髁道长，而且测量的髁道斜度平均值也大5°，然而比较分析多个电子仪器测定值的结果发现费氏角的平均值几乎为0°。

每个个体费氏角的测量结果虽然呈现正值或

迅即侧移调节装置

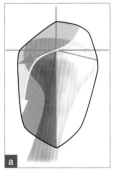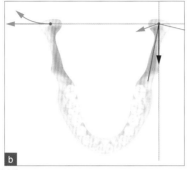

图50a，b　绿色：迅即侧移。

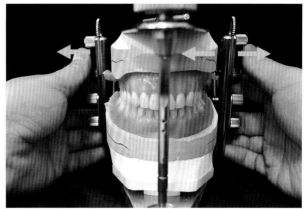

图51　𬭁架上进行迅即侧移调节的状态。

负值，但是比髁道往返轨迹的差别小，而且对牙尖斜度的影响远远小于切道斜度，使用切道斜度完全可以进行补偿，因此没有必要考虑。

Max Bosshart[30]介绍CONDYLATOR-VARIO半可调𬭁架近似于解剖学颞颌关节关节窝凹陷的屋顶形状髁球盒与髁球两个不同角度圆锥形组合体的形态中矢状前伸髁导斜度与矢状侧方髁导斜度的角度差形成费氏角。

使用这种模拟颞颌关节形态的CONDYLATOR-VARIO半可调𬭁架进行选择性咬合调整与自主性咬合调整就可以制作出含有费氏角的与颞颌关节生理功能相协调的咬合面形态（图49）。

迅即侧移调节装置

迅即侧移（图50）的大小存在个体差异，在咬合面正中关系附近形成正中关系缓冲。正中关系附近形成的缓冲区域与全口义齿咀嚼运动时的稳定性有很大关系。CONDYLATOR-VARIO半可调𬭁架具备最大约4mm的迅即侧移调节装置（图51）。

有关迅即侧移大小的报告有很多，Lundeen等[31]报告迅即侧移的平均值为0～3mm（平均1mm），保母等[34]报告为0.42mm。这些可能与专业术语解释的范围有较大关系。与Gerber配合的牙科技师Max Bosshart报告与下颌平移运动相同（0～4mm）[33]。估计是研究方法等各种各样的差异导致以上数值的差别。

身为开业医生的作者对于这些概念没有意见与立场，只想作为今后议论与判断的参考。比专业术语定义更重要的部分是大多数无牙颌患者的颞颌关节都不稳定，把这种不稳定调整到正中关系或正中关系附近，最终实现全口义齿的稳定才最重要。

再现下颌后退运动的装置

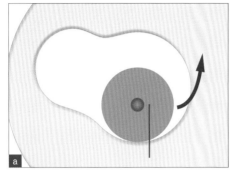 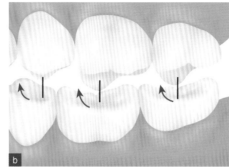

图52a，b　无牙颌患者多数情况可见多轴性关节，可以从生理最上方位置进一步后退运动。因此，为了不压迫颞颌关节后方组织，必须考虑沿天然下颌窝形状向下方的运动轨迹。

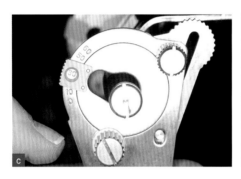 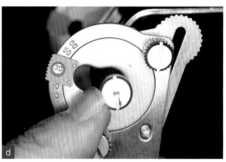

图52c，d　CONDYLATOR-VARIO半可调𬌗架再现下颌后退运动的装置。

再现下颌后退运动的装置（后退运动）

　　无牙颌患者颞颌关节部位多数因形态变化而形成多轴性关节（无固定轴的习惯性运动轴）。这种情况下髁突容易从生理性最上方位置进一步做后退运动，为了不压迫颞颌关节后部组织，必须考虑沿天然下颌窝形状向下方的运动轨迹。另外，由于80%的人其正中关系的髁突位于最上方前面0.2~0.4mm，因此移动到0.2~0.4mm的斜上方后应该具备可以向斜下方最大1.5mm的后退运动装置（图52）。

初次取咬合关系的模型上𬌗架

　　上颌模型上𬌗架不是根据取咬合关系时肉眼观察确定的平面，而是通过与𬌗架附着咬合平面板上的正确位置一致，这样可以把患者的信息反映到𬌗架上的模型（图53）。

　　平均值𬌗架上𬌗架的步骤如图54~图58所示。

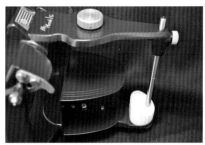

图53　平均值咬合器。

▎平均值𬌗架上𬌗架的步骤 ▎

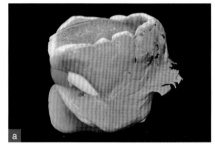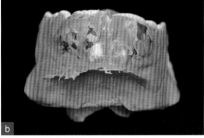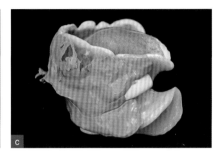

图54a~c　首次获取咬合关系，观察含有各种信息的咬合蜡堤。

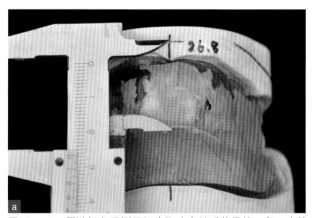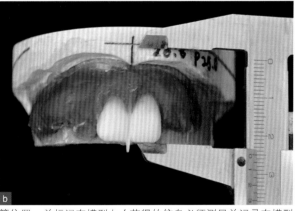

图55a，b　用游标卡尺测量初次取咬合关系获得的口角、中线、切缘等位置，并标记在模型上（获得的信息必须测量并记录在模型等上面）。

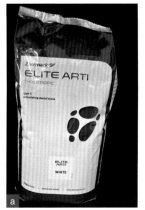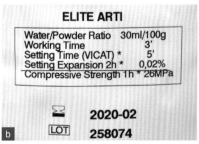

图56a，b　上𬌗架用石膏的凝固膨胀系数小于0.02%（ELITE ARTI Zhermack公司）。

上颌模型上殆架

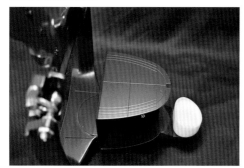

图57a　安装咬合平面板。

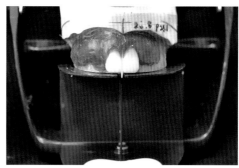

图57b　使蜡堤上记录的中线与咬合平面板上的中线一致，固定上颌模型。

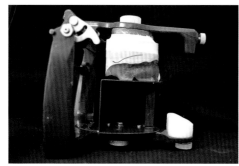

图57c　上颌模型固定于殆架上的侧面。

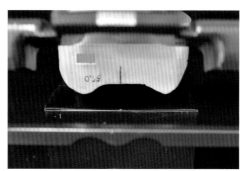

图57d　后方把模型观察设定的标志作为假想中线，使其与咬合平面板上的中线一致。

图57a～d　使取咬合关系设定的鼻翼耳平面与殆架的咬合平面（水平面）、中线与殆架上的中线一致正确地上殆架。

下颌模型上殆架

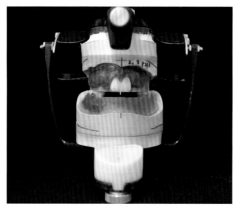

图58a　下颌模型固定于殆架上（正面）。

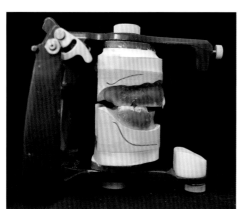

图58b　下颌模型固定于殆架上（右面）。

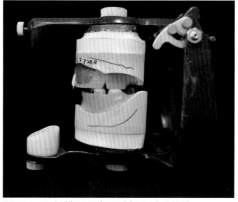

图58c　下颌模型固定于殆架上（左面）。

图58a～c　与上颌模型相对应，根据取咬合关系获得的垂直距离与颌位把下颌模型正确地固定于殆架上。

记录中性区功能印模（图59）

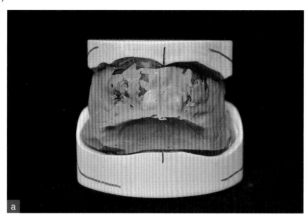

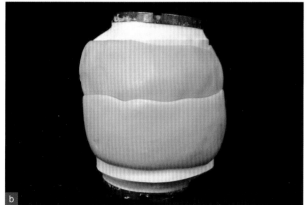

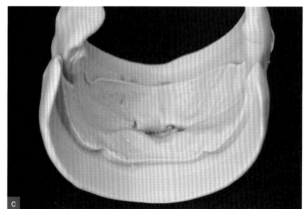

图59a～c　为了后面的参考，以患者面形为基准用技师油泥型硅橡胶制取与保存全部蜡型、硅橡胶获得的唇侧功能印模及口腔周围的肌肉信息。

a：初次取咬合关系后的蜡堤。获得唇部功能印模及中性区功能印模等信息的蜡堤。

b：使用技师油泥型硅橡胶获取唇侧功能印模记录。

c：记录的技师油泥型硅橡胶内面。

初次取咬合关系获得的假想咬合平面

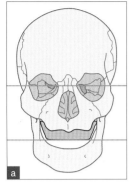
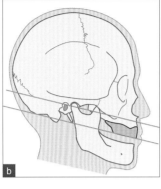
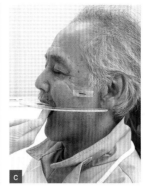

图60a～c　初次取咬合关系时假想咬合平面的设定。大致与鼻下点和耳屏中央形成的咬合平面平行。

咬合平面的基准

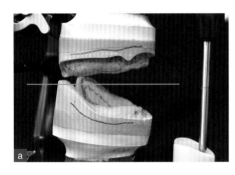
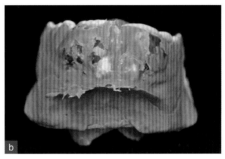

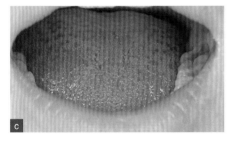

咬合平面的基准

鼻翼耳屏面
舌背高度
磨牙后垫（1/2～2/3）
上下颌牙槽嵴中央
颊黏膜

图61a～d　咬合平面的基准。
a：后牙咬合平面高度是舌与颊黏膜容易把食块转移到咬合面的位置。也就是磨牙后垫1/2～2/3（蓝色线）。
b：初次取咬合关系后的蜡堤。
c：通常多数情况下舌背的高度与咬合平面一致。
d：表示咬合平面的基准。

在𬌗架上修整咬合平面

初次取咬合关系获得的鼻翼耳屏面大致与鼻下点和耳屏中央形成的咬合平面平行，无论如何也只是皮肤上两标志点形成的假想咬合平面（图60）。口腔内后牙咬合平面的高度是磨牙后垫1/2～2/3（图61）。

初次取咬合关系获得的咬合平面与上述条件不一致、牙槽嵴倾斜角度较大因稳定必须调节和分析咬合平面角度及椅旁需要改变垂直距离等情况下必须根据需要在𬌗架上进行咬合平面修整。

咬合平面修整不改变中切牙垂直位置关系、冠状面上看到的水平线及颌位，只改变前牙到最后磨牙部位平面的角度。并且，为了把咬合平面设置于上颌体与下颌体正中间，按照上𬌗架相同的步骤再次在𬌗架上重新安装上下颌模型。

通过咬合平面修整设定了恰当高度与角度的咬合平面再次上𬌗架，一直到最后只有咬合平面信息清楚，操作过程才能顺利进行。如果获得的鼻翼耳屏面与垂直距离恰当，无论在何种状态下反复转换角度，平均髁导斜度与切导斜度几乎不受影响。

咬合平面修整步骤如图62～图71所示。

咬合平面修整步骤

①试戴蜡堤

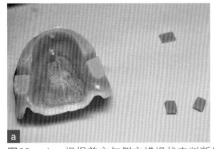
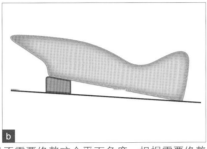
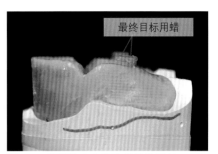

最终目标用蜡

图62a，b 根据前方与侧方蜡堤状态判断是否需要修整咬合平面角度，根据需要修整的高度叠加蜡片的张数，并贴于最后磨牙的部位。　图62c 用蜡片决定修整的最终目标。

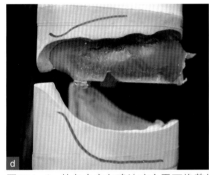
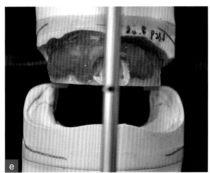
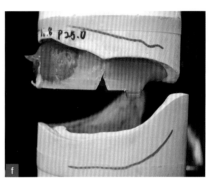

图62d～f 从各个方向确认咬合平面修整的正确性。从前方判断磨牙后垫与咬合平面的位置关系，从侧方判断上下蜡堤倾斜角度与位置关系，设定咬合平面的角度与高度。

②记录前牙切缘位置

图63a，b 为了不改变前牙部位的高度，在相当于中切牙切缘的位置做记号。

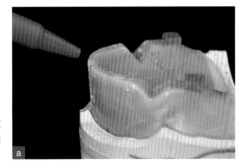
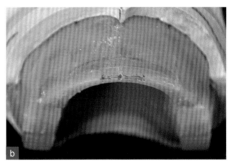

③咬合平面角度修整后试戴

图64a，b 在咬合平面导板上进行角度修整的确认。

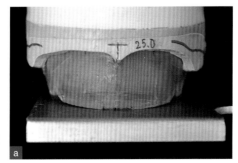
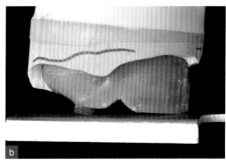

183

④软化蜡

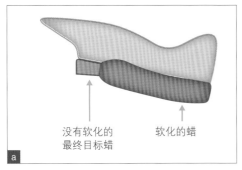

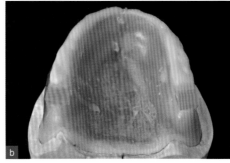

没有软化的
最终目标蜡

软化的蜡

图65a，b 在最后磨牙部位贴蜡，使其高度与最终目标高度一致，其他空隙部位贴附软化的蜡。

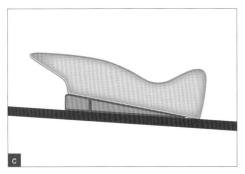

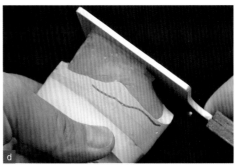

图65c，d 把模型侧面记录的前牙部位高度在前方做标记，压平软化的蜡，使前后高度一致。

⑤角度修整后

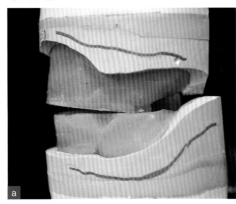

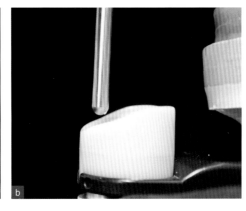

图66a，b 上颌平面修整后（a），一回到𬌗架上后牙部位咬合增高，切导针向上抬起（b）。

⑥调整下颌蜡堤匹配上颌抬高部分

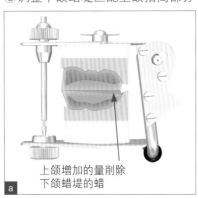

上颌增加的量削除
下颌蜡堤的蜡

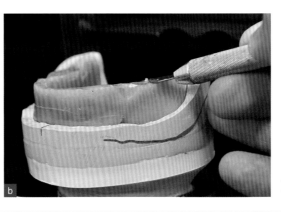

图67a，b 上颌抬高部分通过削除下颌咬合面蜡进行匹配。直到切导针复原到切导盘，整个调整过程不改变垂直距离。

⑦修整咬合平面角度后，重新上𬂩架前

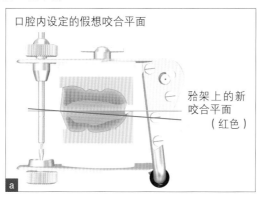

口腔内设定的假想咬合平面

𬂩架上的新咬合平面（红色）

图68a，b　削除结束后确认切导针与切导盘的接触。

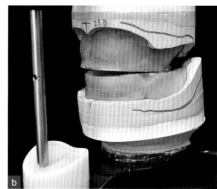

⑧颌位记录

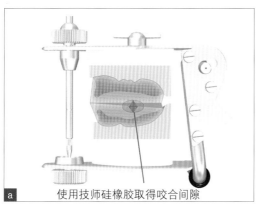

图69a，b　使用上𬂩架相同的步骤重新固定上颌，与其相匹配在𬂩架上使用取咬合关系获得的咬合记录硅橡胶固定下颌。在𬂩架上使用技师油泥型硅橡胶取咬合关系记录颌位。

使用技师硅橡胶取得咬合间隙

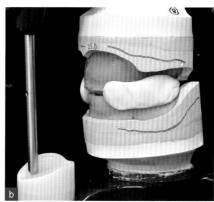

⑨重新固定上颌

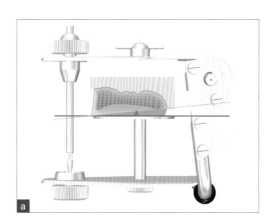

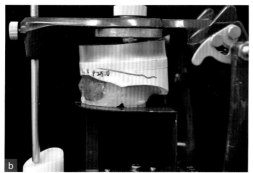

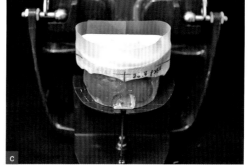

图70a～c　把上颌模型放置在𬂩架的咬合平面板上，再次使中线与𬂩架中线一致并准确固定。

⑩重新固定下颌

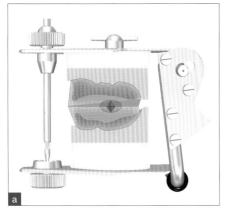
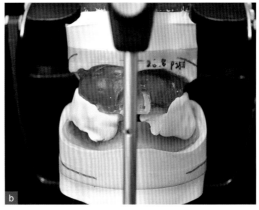

图71a，b　与上颌相匹配正确固定修整后的下颌模型。

详解⑳　　重新上𬌗架并在咬合平面板上再次设定修整后咬合平面的理由

　　在后面的操作中必须重新取咬合关系或重新排牙，或者试戴时咬合力等导致人工牙移位或脱落而需进行修整的情况下进行重新上𬌗架时，只有修整后的咬合平面清晰，才能进行上述操作（图72）。

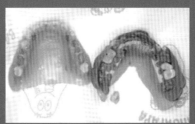

图72　排牙后试戴咬合时人工牙脱落。

确定水平颌位关系

1. 全口义齿修复的颌位关系确定

　　确定水平颌位关系就是确定下颌对上颌的水平位置。

　　通常术者虽然可以直接诊察咬合位置与牙列，但是颞颌关节运动不能在直视下诊断（图73）。即使牙尖交错位看起来正常，有时颞颌关节功能未必正常（图74）。这种情况，有牙颌的情况下有时颞颌关节功能与颌位关系未必协调。

　　全口义齿修复的颌位关系确定未必能再现患者有牙颌时的颌位关系，而且其中也存在一些病例没必要那样做。那是因为很多无牙颌患者在有牙颌时牙尖交错位与颞颌关节功能不协调，即使重建以前的咬合位置，也未必可以与已发生了形态变化的颞颌关节的功能相协调。

　　人工确定的颌位关系与现在颞颌关节功能相协调非常重要。确定生理性可信赖的正中关系也就是口腔周围肌肉无紧张的习惯性稳定颌位关系。

颞颌关节与正常咬合

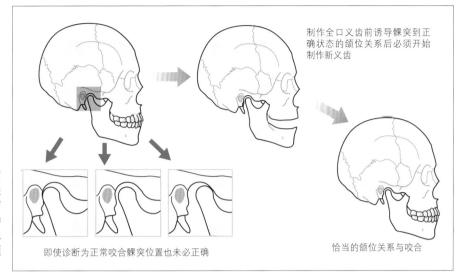

图73 一看觉得咬合正常的患者经常会存在颞颌关节功能不协调及颞颌关节病等问题。图74的患者是正畸治疗时颌位关系与颞颌关节功能不协调导致颞颌关节的形态变化。给这样的患者制作全口义齿时确定颌位关系必须优先考虑颞颌关节功能。

制作全口义齿前诱导髁突到正确状态的颌位关系后必须开始制作新义齿

即使诊断为正常咬合髁突位置也未必正确

恰当的颌位关系与咬合

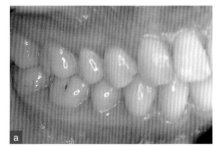 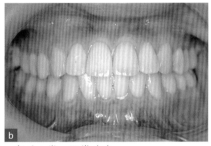 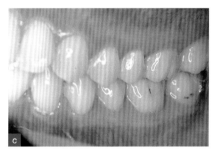

图74a~c 27岁女性患者的口内观。无龋齿，安氏Ⅰ类，正常咬合。

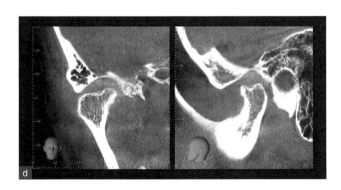 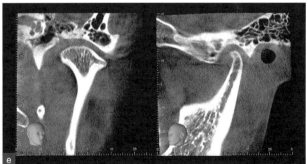

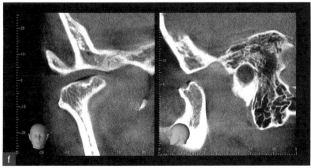 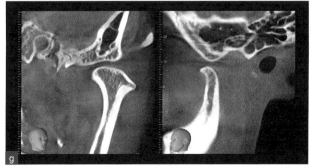

图74d~g 同患者颞颌关节CBCT，关节两侧弹响，右侧有张口受限既往史，左右髁突明显吸收变形。d：右侧髁突闭口影像。e：左侧髁突闭口影像。f：右侧髁突开口影像。g：左侧髁突开口影像。

哥特式弓描记的上颌图形与下颌图形

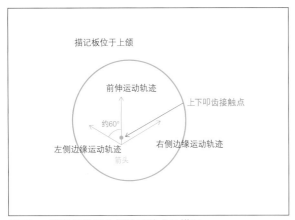

图75a　描记板位于上颌的哥特式弓描记。

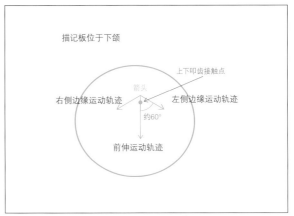

图75b　描记板位于下颌的哥特式弓描记。

2. 水平颌位关系确定法

确定水平颌位关系的方法有上下叩齿法、哥特式弓描记法及下颌诱导法等。

上下叩齿法与下颌诱导法是确定垂直颌位关系时使用的方法。上下叩齿法是自然状态下的反复开闭口运动。如果上下咬合接触不均匀，很难获得正确的颌位关系。下颌诱导法是把手指轻轻地放在颏部辅助开闭口运动确定颌位关系，然而肌肉紧张的情况下有时可能助长下颌偏移而取得的颌位关系位于下颌后退位置的附近，结果与正中关系不一致。

初次取咬合关系时以边叩齿边使用下颌诱导法确定的颌位关系为基础制作哥特式装置，并使用哥特式弓描记法确定水平颌位关系。

然而，把多轴性多动性下颌运动求得的生理性可靠的正中关系用一点进行确定有时并非易事，并且必须意识到二维空间呈现的哥特式描记虽然给予很多的信息，但是有时也不是非常充分的信息。

哥特式弓描记法的适应证是全口义齿病例，必须是以全口义齿为基准的咬合重建病例及颞颌关节病的病例。

3. 哥特式弓描记法

哥特式弓描记分为上颌图形与下颌描记（图75）。

侧方运动时的展开角度为60°，然而出现比此角度更大的情况有可能侧方运动时颞颌关节部位发生了松弛现象。应该把位置聚集准确的上下叩齿接触点确定为颌位，但是也有出现后退接触位的箭头与上下叩齿接触点重合及在稍前方位置上下叩齿接触点聚集等各种情况。

由于这些都受正在戴用的修复体或咀嚼运动的影响，因此修复前、咬合重建后及修复后最好再一次使用哥特式弓描记法进行比较诊断（图78）。

详解㉑　哥特式弓描记法

哥特式弓是指运动轨迹类似于哥特式建筑的屋顶（图76），由Alfred Gysi（1865—1957）命名。确定垂直颌位关系后让下颌做侧方边缘运动（图77）并描记运动轨迹检查下颌水平位置关系的方法。

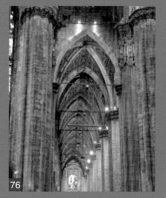
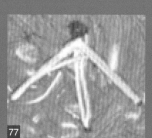

图76　具有代表性哥特式建筑的米兰大教堂。哥特式建筑的特征是①尖塔高耸、②尖形拱门、③X形交叉、④四分的花窗。
图77　哥特式弓描记法。

4. 不能使用哥特式弓描记法的情况

不能使用哥特式弓描记的主要原因有①技师产品问题、②垂直距离问题、③关节肌肉问题（包含意念运动性失用症）。

①技师产品问题

哥特式弓描记前的制作过程影响技师产品的成型精度，同时哥特式弓描记板与描记针恰当的安装位置非常重要。必须十分注意树脂咬合蜡堤的形态等。而且，下颌边缘运动时如果上下颌咬合蜡堤有干扰，哥特式弓也不能正确描记，所以一定要注意。

②垂直距离问题

垂直距离过高或过低的情况下，哥特式弓描记法无法顺利进行，必须重新确定垂直颌位关系。

③关节肌肉问题

关节肌肉问题分为患者不听术者指示的问题与关节肌肉存在的问题。

对于术者的指示因患者存在认知障碍或阿尔茨海默病而不能充分理解的情况下，哥特式弓描记法本身就很困难。

对于术者的指示能够理解，但是不按照指示行事（意念运动性失用症）时通过练习通常情况下可以描记。日常习惯性咀嚼运动并不是有意识的运动。然而，哥特式弓描记法是较强意识的下颌边缘运动，所以比想象的运动困难，必须判断患者的状态进行反复练习。反复练习也不能顺利描记的情况或除了认知障碍及意念运动性失用症不能顺利描记的情况可以诊断关节肌肉问题。

哥特式弓描记法受术者诱导方法、患者的适应程度及认知障碍、意念运动性失用症等很大影响。虽然存在不切实际或没有必要使用的观点，但是，如果确认适应证，此方法是确定水平颌位关系非常有效的诊断方法。

5. 哥特式弓描记法的意义

如果戴用只改善垂直距离的新义齿，戴用后暂时会改善颌位关系，但有时患者却不能咀嚼食物。为了防止这种情况发生，使用哥特式弓描记法确定水平颌位关系是非常可靠的方法（图78~图80）。

哥特式弓描记法的意义

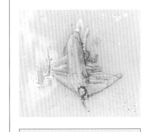

a：初次取咬合关系时确定的颌位关系。

b：初次取咬合关系时下颌前伸的颌位关系。

c：初次取咬合关系时下颌前伸颌位关系制作全口义齿。改善旧义齿垂直距离而没有确定水平颌位关系在下颌前伸位置直接制作的全口义齿。

d：下颌做侧方运动练习后可见上下叩齿接触点的聚集。

e：髁突位置的变化。

f：新义齿咬合偏移。改善下颌前伸调整髁突位置。新义齿咬合偏移的结果导致咬合面偏移、固位与稳定降低、黏膜疼痛及咀嚼障碍。

图78a~f　仅使用初次制取的咬合关系确定颌位常常会发生牙尖交错位与口颌功能不协调。虽然有牙颌时存在颞颌关节病的情况也很多，但是全口义齿在咀嚼运动时对黏膜不均匀的咀嚼压力导致固位减弱与黏膜疼痛，而且全口义齿固位减弱直接导致咀嚼效率降低。

初次取咬合关系发现颌位偏移的病例

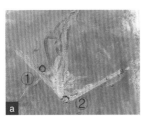
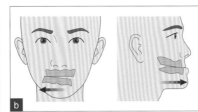

图79a，b　描记板位于上颌的哥特式弓描记。①口腔周围肌肉诱导的初次取咬合关系时颌位，发现旧义齿颌位关系偏左前方。②哥特式弓描记后的上下叩齿接触点聚集位置。

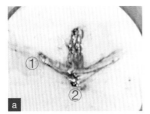
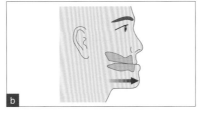

图80a，b　①确定垂直距离时的颌位，推测旧义齿颌位关系偏左前方。②哥特式弓描记后的上下叩齿接触点聚集位置。

安装哥特式弓描记装置

安装哥特式弓描记装置时常常根据骀架与哥特式弓描记装置决定描记板安装于上颌还是下颌。描记板安装于上颌的情况下描记水平运动的轨迹。描记板安装于下颌的情况下虽然看上去与位于上颌的描记相同，但其实可以观察下颌三维空间的运动轨迹。如果考虑咬合蜡堤的稳定性，把描记板安装于上颌支持面积大，更有利，如果与运动面弓并用进行动态颌位诊断，建议把描记板安装于下颌。每个病例根据需要进行选择。

在水平方向哥特式弓的描记板必须与咬合平面平行。如果描记板倾斜，那么哥特式弓描记时颌位就容易滑向低的方向，影响描记结果。

描记针安装在下颌，前后方向尽可能不要妨碍舌的活动，同时必须考虑咬合时咬合蜡堤的稳定。前后运动与侧方运动时为了防止Christensen现象，上下蜡堤之间形成5mm以上的间隙，为了防止下颌前伸时的干扰，磨牙后垫与上颌蜡堤之间形成10mm以上的距离。并且必须确认口腔内无干扰。

▌哥特式弓安装法（图81~图93）

哥特式弓描记装置

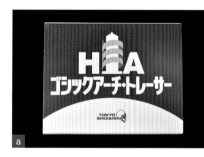
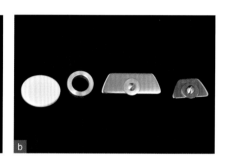

图81a，b　准备哥特式弓描记装置。选择不妨碍舌房与牙弓描记装置。

在下颌蜡堤制作缝隙

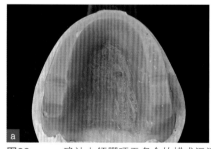
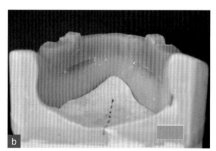
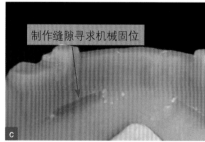

图82a~c　确认上颌腭顶无多余的蜡或污渍等（a，b）。下颌在蜡堤舌侧下方制作缝隙寻求机械固位（c）。

决定哥特式弓描记装置的安装部位

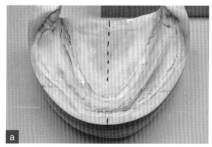
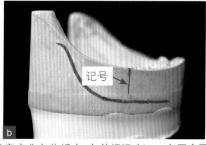
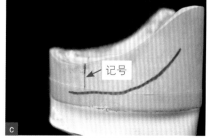

图83a~c　使用激光标志器Divineguide（雀宫产业）分析（a）并标记（b，c）固定哥特式弓前后不同位置［虽然因病例而异，但是通常受力稳定的部位为第二前磨牙附近（稳定区域）］。

确定下颌描记针的位置

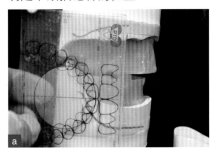
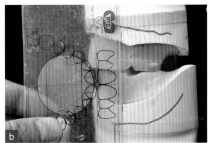

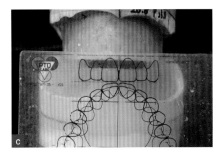
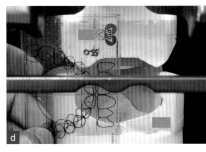

图84a～d　下颌在前后稳定的位置和舌的压迫障碍少的位置设置描记针。

a：把确定的下颌描记针位置复制到上颌模型的侧面（右侧面）。

b：把确定的下颌描记针位置复制到上颌模型的侧面（左侧面）。

c：把下颌假想中线（前面）复制到上颌蜡堤。

d：把下颌假想中线（后面）复制到上颌模型后面。

安装上颌描记板

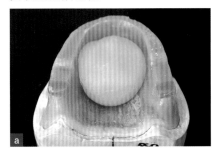
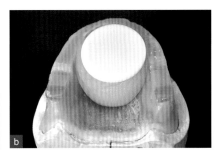

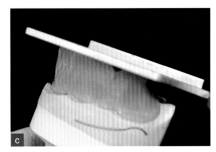
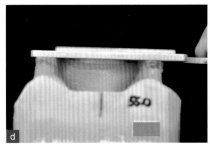

图85a～d　在下颌左右正中间（假想中线上）设置描记针。把下颌描记针位置复制到上颌。

a：调拌适量的丙烯酸树脂（Ostron Ⅱ，GC公司），盛放在腭顶描记板的位置。

b：在稍高于上颌蜡堤的位置安放描记板。

c：用咬合平面导板（PTDLABO）压接上颌蜡堤并使其与蜡堤上面平行。

d：后面。

安装垫片

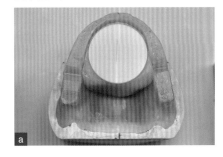
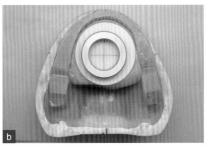

图86a，b　安装哥特式弓描记装置用垫片。使用激光标志器在描记板上标记下颌描记针位置，把垫片安放在标记的中心，并用少量的蜡固定。

安装描记针

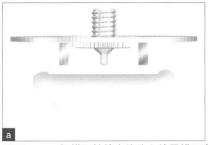
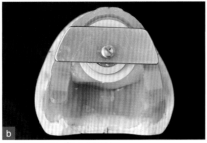
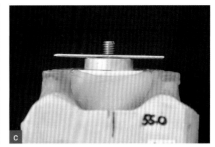

图87a ~ c 把描记针放在垫片上并用蜡固定。描记针方向朝向描记板。

a：把描记板与描记针基板设置平行。

b：朝向描记板设置下颌描记针。

c：设置描记针的后面。

把描记针埋入蜡堤

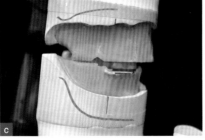
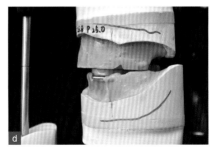

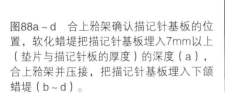

图88a ~ d 合上𬌗架确认描记针基板的位置，软化蜡堤把描记针基板埋入7mm以上（垫片与描记针板的厚度）的深度（a），合上𬌗架并压接，把描记针基板埋入下颌蜡堤（b ~ d）。

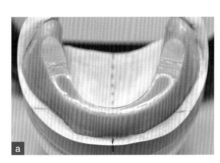
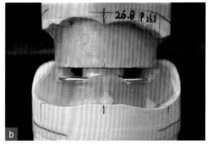

修整下颌蜡堤

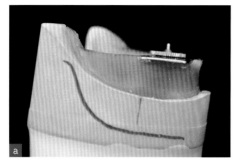

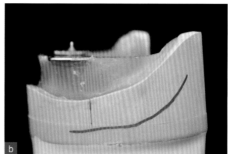

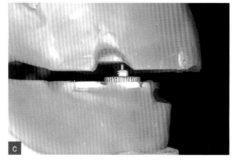

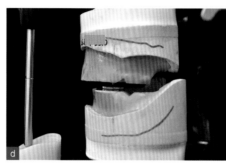

图89a ~ d　削除下颌蜡堤多余的蜡使其与描记针基板的上面水平一致（a，b）。确认上下颌蜡堤之间平行且均等的5mm间隙（c，d）。

在固位沟压接树脂

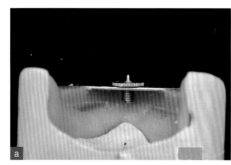

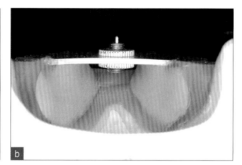

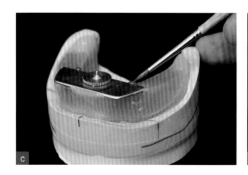

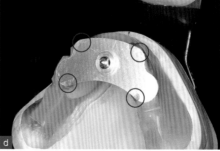

图90a ~ d　为了防止描记针基板在描记时与蜡堤分离，使用树脂固定。在描记针基板下方的蜡上刻入固位沟并压接托盘树脂（a，b）。另外，为了防止描记针分离，使用少量成型树脂固定（c，d）。

削除咬合蜡堤后端

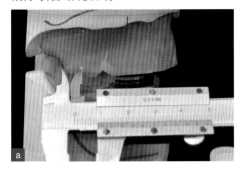
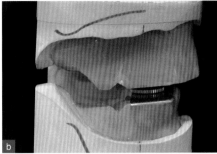

图91a，b　下颌前伸运动时为了下颌磨牙后垫部位与上颌蜡堤后缘不发生干扰，削除上颌蜡堤后缘形成10mm左右的间隙。

确认安装的哥特式弓描记装置

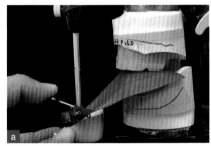
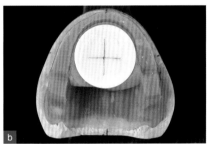
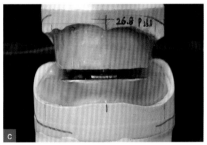

图92a～c　放置足够的时间直到托盘树脂聚合收缩完成，调节描记针长度，使用咬合纸确认（a），确保描记针与描记板完全接触（b），哥特式弓描记装置安装完成（c）。

哥特式弓描记法的诊室准备

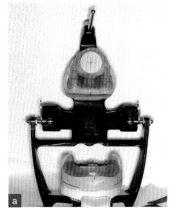
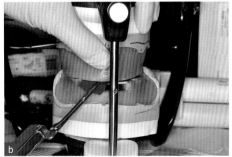
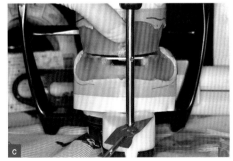

图93a～c　哥特式弓描记前确认技师操作有无偏差。

哥特式弓描记法的临床操作方法

哥特式弓描记法以各种目的为基础，有安装法与描记法。这里参考Gerber的方法描记下颌前伸与侧方运动轨迹，用肌位确定颌位关系。这个方法是以观察肌位为目的，所以在描记过程中不要触碰患者，使用会话诱导下颌运动，同时观察描记结果。哥特式弓描记法的临床操作方法如图94～图107所示。

哥特式弓描记法的临床操作方法

患者的正确姿势

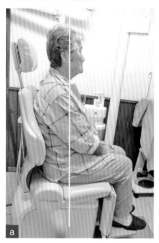
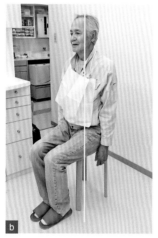

图94a，b　坐在牙椅上的姿势（a）与坐在凳子上的姿势（b）。患者在哥特式弓描记期间的姿势是坐直，下颌自然放松，头顶仿佛是被用线吊在天花板上一样，两足平行着地。为了保持患者的视线与姿势稳定，术者要坐在患者的眼前并保持视线高度与患者相同，如果患者个子较小或身体不稳定，使用枕头、靠背、垫子等辅助。

运动诱导

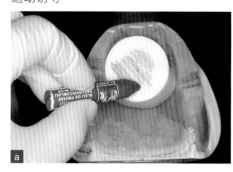
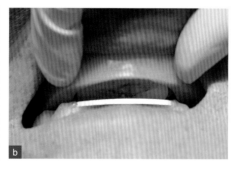

图95a　用颜色笔涂布描记板。
图95b　术者边观察描记状态边诱导运动。不停地从缝隙观察咬合蜡堤等是否有干扰。

前伸运动咬合

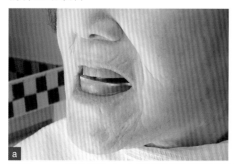
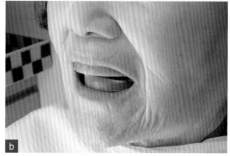
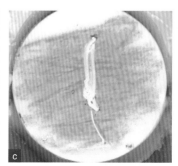

图96a～c　前伸运动（a）后在自然后退运动过程中咬合（b）并获得哥特式弓描记（c）。

左右侧方边缘运动后叩齿

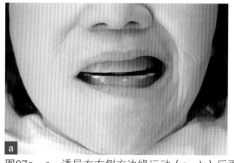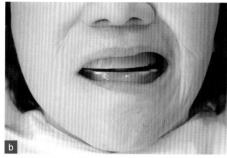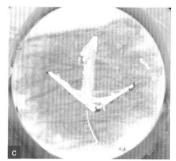

图97a~c　诱导左右侧方边缘运动（a，b）后再回到出发点的过程中做叩齿动作并获得哥特式弓描记（c）。

反复练习10~30分钟

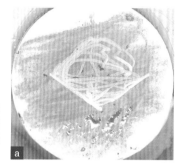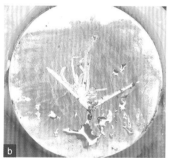

图98a，b　描记存在个人差异，以10~30分钟为大致目标进行哥特式弓描记法的练习（a），结果运动轨迹就会逐渐呈现（b）。反复练习30分钟以上结果变化较少，这种情况下考虑患者的疲劳，应该尽可能避免。

诱导下颌运动时不要触碰患者

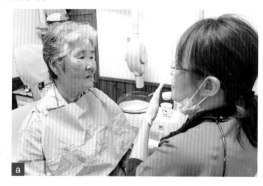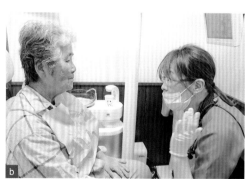

图99a，b　术者指导患者时不触碰患者。

确认初次取咬合关系获得的颌位

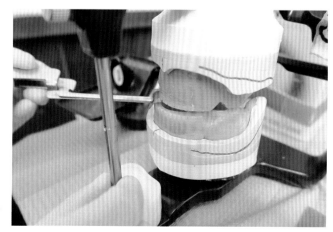

图100　描记练习结束后再次用颜色笔在描记板上涂布，确认初次取咬合关系获得的颌位。

哥特式弓描记结束

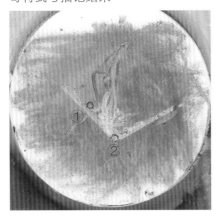

图101　患者在前10年只剩下一颗3天然牙，一直戴用活动义齿，发生颌位右侧偏移。①是初次取咬合关系确定的颌位，受到了颌位偏移影响。哥特式弓描记练习时也会发现下颌又回到了①的位置。以②的位置作为下颌位确定颌位关系。

使用胶布贴附透明圆盘

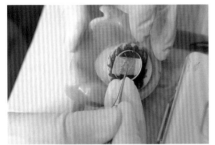

图102a　上下叩齿接触点逐渐靠拢，术者把大多数接触点集中的部位设定为颌位，并标记此位置。

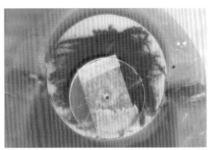

图102b　用双面胶把透明圆盘贴附于哥特式弓描记装置。

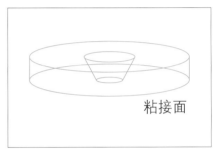

粘接面

图102c　为使贴附透明圆盘的哥特式弓描记装置容易诱导描记针到一点，因此必须注意粘接到描记板一侧的孔要小一点。

用蜡固定圆盘外周

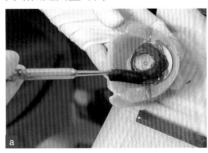

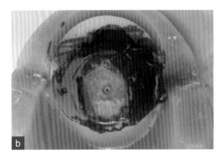

图103a，b　用蜡固定圆盘外周。

使描记针位于透明圆盘中

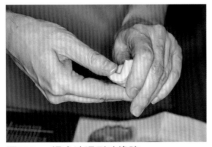

图104a　混合油泥型硅橡胶。

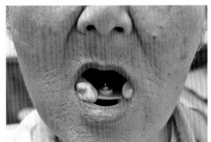

图104b　把油泥型硅橡胶放置于两侧后牙部位。

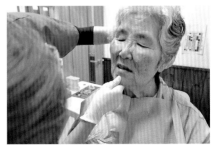

图104c　边观察边引导，使描记针进入透明圆盘的孔中。存在习惯性偏颌的情况必须由术者诱导描记针进入孔中，然而在颌位无问题情况下患者闭口时描记针就可以自然进入孔中。

注入咬合记录材料等

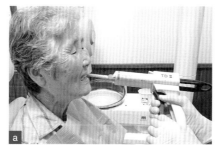
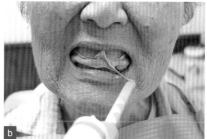

图105a，b　用咬合记录材料等固定上下蜡堤一周。

哥特式弓描记法操作结束

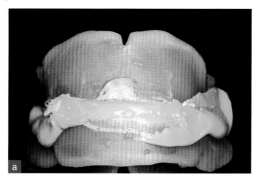
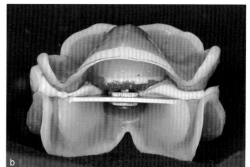
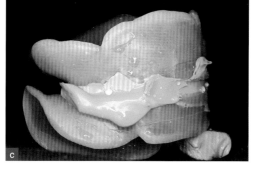
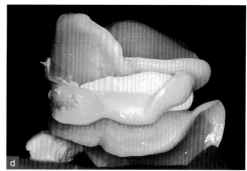

图106a～d　哥特式弓描记法操作结束。

哥特式弓描记结束以后重新安装下颌模型

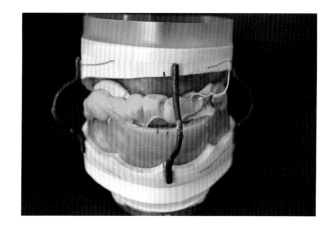

图107　哥特式弓描记结束以后重新安装下颌模型。

哥特式弓描记的诊断

哥特式弓描记法是无牙颌修复治疗必须使用的方法。哥特式弓描记的目的之一是确定颌位。可以辅助口颌功能的评价，而不是确定诊断。仅仅通过哥特式弓描记很难评估下颌运动的功能。因为用这种方法进行的哥特式弓描记是观察口腔周围肌肉运动引起下颌水平运动的轨迹。

确定水平颌位的方法有上下叩齿接触法、头部后仰法、下颌诱导法、Walkhoff小球法等。这些方法在首次确定咬合关系时同时使用比较方便。

但是，多数无牙颌患者都有口颌功能问题，受口腔周围肌肉的影响较大，导致错定颌位的风险很高。因此，这些方法应该与哥特式弓描记法一起使用并评估。

确定牙尖交错位与正中关系一致，在多数情况下仅仅靠一次哥特式弓描记进行诊断缺少准确性，作为一个诊断方法，花点时间进行反复描记与诊断非常重要。

关于哥特式弓描记结果的理解与诊断如图108～图118所示。

口颌系统功能正常的描记结果

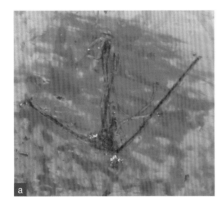
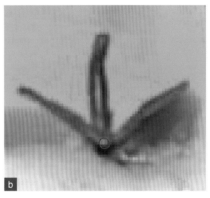

图108a，b 下颌运动比较稳定的哥特式弓描记。颞颌关节无较大问题，左右侧方运动对称，前后运动几乎在一条直线上。

"初次取咬合关系时的颌位"与"哥特式弓描记法确定的正中关系"有偏差的描记

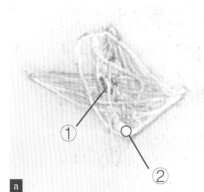
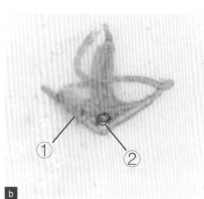
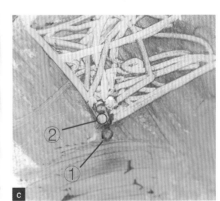

图109a，b ①是初次取咬合关系确定的颌位，可见颌位偏向侧方。②可见在哥特式弓描记法的练习过程中颌位改变。
图109c ①是𬌗架上确定的颌位，口颌系统功能不稳定腭患者常常可见②那样的后退运动。这种情况下①的位置有不舒服的感觉，把②的位置确定为颌位。

下颌前伸的描记

图110a~c　旧全口义齿垂直距离较低的情况下经常可以观察到的描记。不仅垂直距离低的情况，下颌前伸①也可以看到，也就是"前牙咬合"状态。

多数情况下患者来院主诉疼痛或义齿固位差，自己感觉无张口受限及颞颌关节障碍。像这样的下颌前伸妨碍全口义齿上颌的固位，对上颌前牙部位牙槽嵴的物理刺激容易诱发牙槽骨吸收或口腔黏膜摩擦性过度角化症。

患者在颌位重新确定后到适应新的颌位期间，有时会主诉不协调或不舒适。出现这种情况必须制定修复时间，预先向患者说明适应前的不舒适，获得患者的理解。

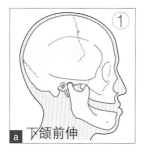
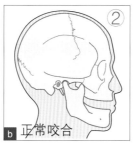

a　下颌前伸　　b　正常咬合

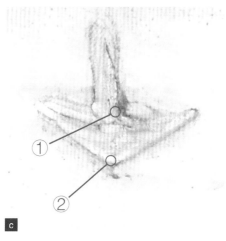

c

纠正下颌前伸

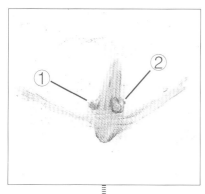

图111a　①是第一次确定垂直距离时的颌位，哥特式弓描记练习后上下叩齿接触点变成了②的位置。这种描记结果应考虑下颌前伸运动、下颌后退运动及迅即侧移的可能性，必须继续反复进行下颌运动与上下叩齿运动。

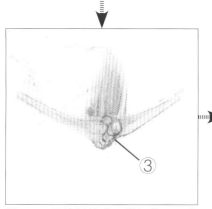

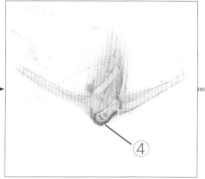

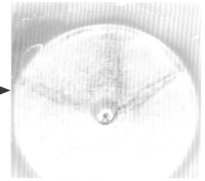

图111b　开始哥特式弓描记练习15分钟后，上下叩齿接触点像③那样持续的后退。

图111c　开始练习30分钟后上下叩齿接触点集中到箭头附近，把颌位确定在④的位置。此时意味着存在下颌前伸。

图111d　确定颌位。

不理解术者的指示（认知障碍）或不按照指示运动（意念运动性失用症）的描记

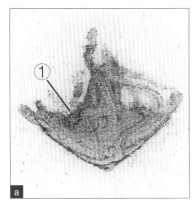

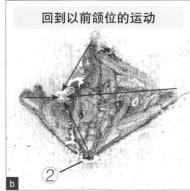

回到以前颌位的运动

图112a，b　①是初次取咬合关系时的颌位。②是哥特式弓描记法确定的颌位。虽然前伸运动与侧方边缘运动描记不清晰，但是上下叩齿接触点稳定地集中到箭头跟前，因此可以确定为颌位。受口腔周围肌肉的影响可见很多次回到①的附近（b的绿色箭头）。

全口义齿的患者很多都是高龄老人。许多人不能理解术者的指示或者理解术者指示而不按照指示运动。这种情况下常常反复多次来院。另外，考虑到老年人精神与身体的耐受情况，也可以先做个大致的诊断。

左右差别较大的描记（描记板位于上颌）

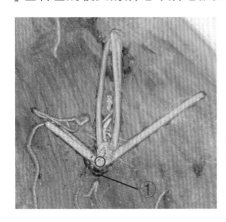

图113　左右侧方边缘运动的差别虽然与确定颌位没有直接关系，但是描记的短轨迹意味着存在某种障碍或运动不畅的可能性，因此没有自觉症状的情况下必须根据时间变化进行诊断。

很多情况下考虑轨迹短的是工作侧（习惯性咀嚼侧，右侧），轨迹长的是平衡侧（左侧），然而临床上常常不可以一概而论，轨迹短的就是习惯性咀嚼侧。

本病例叩齿集中点靠近箭头，所以确定①的位置为颌位。

工作侧髁突后退运动的描记（描记板位于上颌）

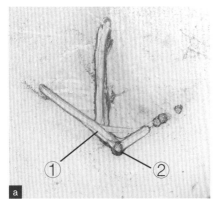

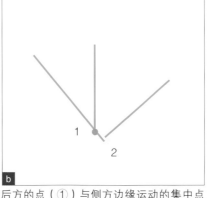

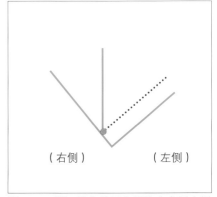

（右侧）　　　　（左侧）

图114a，b　常常可以观察到这种前伸运动后方的点（①）与侧方边缘运动的集中点（②）不一致的描记结果。本病例确定①为颌位。哥特式弓最重要的描记是直线的前后运动。

图114c　描记板安装于上颌的本病例左侧侧方边缘运动时工作侧的左侧髁突发生后退运动后出现左侧侧方运动的变化。如果颞颌关节功能正常的情况下，左侧侧方运动应该描记在红色虚线上。

双重咬合（有牙颌状态）的描记

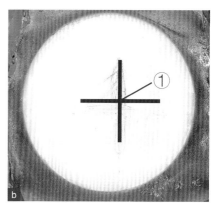

图115a，b　安氏Ⅱ类一分类有牙颌患者的哥特式弓描记。指导患者在自然舒适的位置进行描记，结果呈十字形。

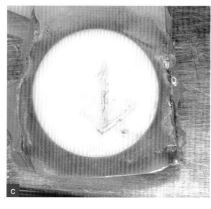
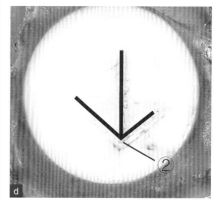

图115c，d　指导患者下颌前后运动，让患者有意识地做下颌后退运动并描记。

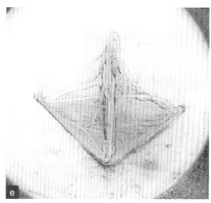
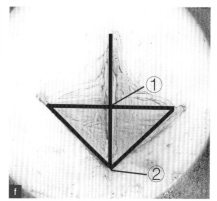

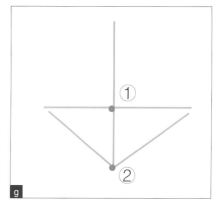

图115e～g　哥特式弓描记结束。安氏Ⅱ类一分类患者的颌位在②的位置上时，大多仅有磨牙存在咬合接触，多数只出现在磨牙大力咀嚼压碎食物的情况下。而在咀嚼运动、会话等状态时则会无意识地使用①的颌位。

双重咬合（无牙颌状态）的描记（描记板位于上颌）

双重咬合是指习惯性开闭口位与牙尖交错位不一致，咬合部位不止一个的状态。多数情况下双重咬合可见于安氏Ⅱ类一分类患者，全口义齿患者常常由于少数天然牙残留时发生了下颌位置偏移。这样的全口义齿患者属于疑难病例。通过使用治疗义齿，在无后牙咬合制约的状态下观察随时间变化的哥特式弓描记结果，最后再确定是单一咬合还是双重咬合是非常重要的。

由于需要描记不受旧义齿咬合干扰影响的下颌运动轨迹，所以要戴用半年下颌后牙不排牙而只有光滑平面的治疗义齿。以下表示的描记结果是戴用治疗义齿后哥特式弓描记的记录。

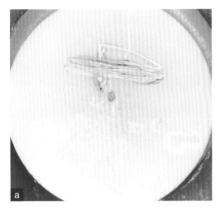 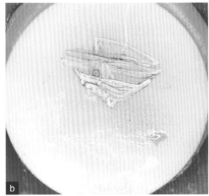

图116a 初次取咬合关系时的颌位。无意识自然轻松状态下使用哥特式弓描记的位置。前伸运动较短，左右侧方运动成直线。

图116b 有意诱导患者下颌后退描记的位置。

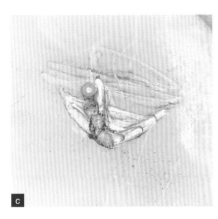 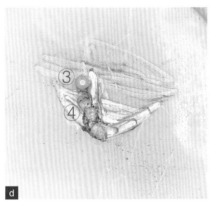

图116c，d 哥特式弓描记完成。

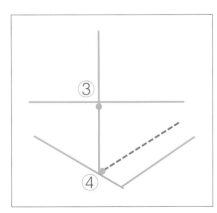

图116e ③与④是可以进行双重咬合的人工牙排列结果。在④的位置咬合时前牙部位必须有较大的覆盖。进行双重咬合人工牙排列的诊断时，需使用治疗义齿至少2个月，在无咬合制约的环境下实现颌位稳定。像这样的患者，大多数无双重咬合的感觉。即使经过长时间颌位纠正也很难消除前方咀嚼的情况下也必须在此位置建立咬合。

④的位置位于箭头前方1mm左右，左侧边缘运动时可以观察到工作侧髁突后退的描记。这个描记结果与有牙颌时双重咬合的哥特式弓描记不同，其前伸运动时的集中点不在左右边缘运动的箭头上。连续进行这样描记的情况下应优先诊断前伸运动时的描记。

不集中的叩齿接触点因戴用治疗义齿而变为集中的病例描记

使用叩齿接触点不集中的哥特式弓描记结果很难确定颌位。治疗开始时虽然未发现叩齿接触点聚集，但是采用修正旧义齿垂直距离，或者在下颌后牙部位使用咬合面为平面的后牙，抑或只有光滑平面的治疗义齿来进行颌位纠正，如果经过一段时间叩齿可形成集中的接触点，就可以把此部位确定为最终颌位并进行人工牙排列。

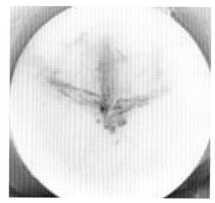

图117a　在制作垂直距离较低病例的新义齿时所进行的哥特式弓描记。叩齿接触点不集中。

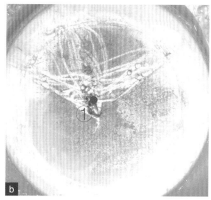
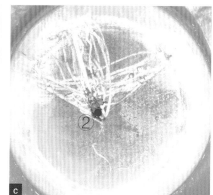

图117b　戴用修正了垂直距离与颌位的义齿约2年后进行的哥特式弓描记。①的红点是初次取咬合关系时的颌位。
图117c　②的蓝点是哥特式弓描记后的最终叩齿接触点。可以确认叩齿接触点大致集中，与①的位置基本相同。

戴用治疗义齿一段时间后下颌运动描记范围变大的病例（描记板位于下颌）

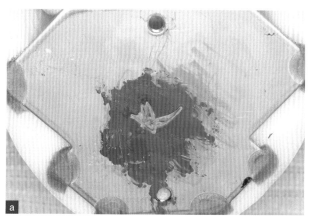
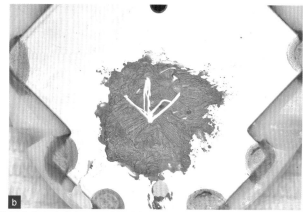

图118a，b　刚戴用治疗义齿时哥特式弓描记（a）范围较小，然而戴用治疗义齿进行口颌功能恢复2个月后可见哥特式弓描记（b）范围变大。

通过人工牙排列应对双重咬合的情况

　　因幼儿期开始的下颌发育不良所导致的安氏Ⅱ类错颌畸形可使患者常出现无意识的双重咬合。这些病例即使长期戴用治疗义齿也不能确定单一颌位，此时咬合关系可能需要建立成双重咬合。以下是具体的操作方法（图119）。

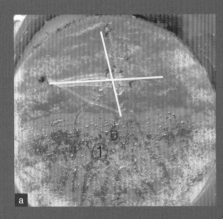

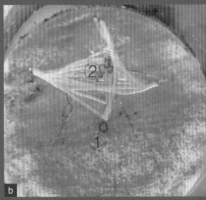

图119a ①是初次取咬合关系确定的颌位。
图119b ②是前伸叩齿接触点。在无意识最自然舒适位置进行的叩齿。

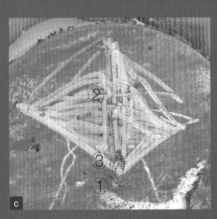

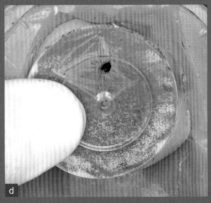

图119c ③是后退叩齿接触点。①初次取咬合关系确定的颌位是后退接触位，不作为正中关系的基准。②作为前伸颌位，③作为后退的正中关系。
图119d 在透明圆盘上标记前伸颌位，使其与②一致。

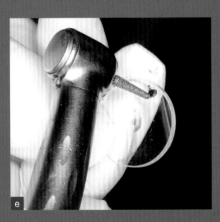

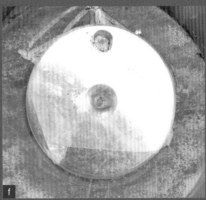

图119e，f 记录双重咬合时必须记录两侧边缘运动的咬合。
e：在透明圆盘前伸颌位的位置制作小孔。
f：贴附透明圆盘时小孔与记号不能偏移错位。

前伸颌位

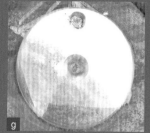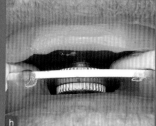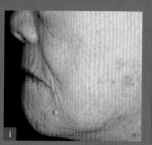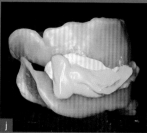

图119g ~ j　前伸颌位。

完成的全口义齿：前伸颌位咬合

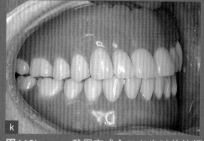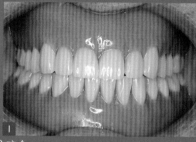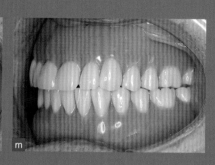

图119k ~ m　戴用完成全口义齿时前伸颌位咬合。

后退正中关系

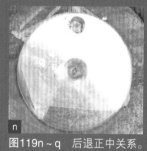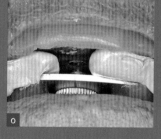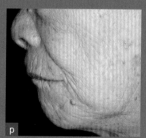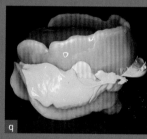

图119n ~ q　后退正中关系。

完成的全口义齿：后退正中关系咬合

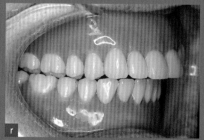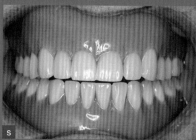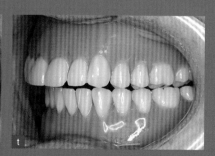

图119r ~ t　戴用完成全口义齿时后退正中关系咬合。

　　这种双重咬合在治疗期间受到限制不能戴用治疗义齿的情况下，下颌后牙人工牙应选择较大的非解剖式无尖牙或咬合平面板，形成平衡斜面，在咀嚼运动时无论上颌功能尖到达哪个位置都可以应对，这点非常重要。治疗期间如果时间充裕，治疗义齿就可多戴用一段时间，同时检查习惯性咀嚼运动。

参考文献

[1] 諏訪兼治，堤嵩詞（編著）．科学的根拠に基づく総義歯治療 クリアトレーによる選択的加圧印象と V.H.D. プレートによる咬合採得の実際．東京：医歯薬出版，2012：31-44.

[2] 末次恒夫．リンガライズド・オクルージョン その考え方と与え方．デンタルダイヤモンド 1980；10：300-311.

[3] 坪根政治，豊田静夫．総義歯臨床形態学．東京：医歯薬出版，1978：128-176.

[4] 津留宏道，小林義典，他（編）．床義歯学．東京：クインテッセンス出版，1987.

[5] 堤嵩詞，平岡秀樹．総義歯づくり すいすいマスター 総義歯患者の「何ともない」を求めて～時代は患者満足度～．東京：医歯薬出版，2014：62-69.

[6] 細井紀雄，平井敏博，他（編）．無歯顎補綴治療学 第2版．東京：医歯薬出版，2009.

[7] 脇田稔，山下靖雄（監修），井出吉信，前田健康，天野修（編）．口腔解剖学．東京：医歯薬出版，2009：84-87.

[8] Tony Johnson (Editor), Duncan J. Wood. Techniques in Complete Denture Technology. Hoboken：John Wiley & Sons, 2012：37-40.

[9] Peter E.Dawson（著），小出馨（監訳）．Dawson Functional Occlusion ファンクショナル・オクルージョン．東京：医歯薬出版，2010：48-72.

[10] Fayz F, Eslami A. Determination of occlusal vertical dimension: a literature review. J Prosthet Dent 1988；59（3）：321-323.

[11] Khare A, Nandeeshwar DB, Sangur R, Makkar S, Khare P, Chitumalla R, Prasad R. A Clinical Study to Examine the Effect of Complete Denture on Head Posture/Craniovertical Angle. J Clin Diagn Res 2016；10（4）：ZC05-8.

[12] 隈倉慎介．人工歯排列位置および磨光面形態の改善により下顎顎義歯の安定を獲得した症例．補綴誌 2014；6（4）：427-430.

[13] 山中威典．顎堤の高度吸収にフレンジテクニックを応用した総義歯症例．補綴誌 2013；5（1）：72-75.

[14] 笠井みか，市川理子，岩片信吾，河野正司．患者の満足度からみた全部床義歯の臨床的評価．補綴誌 1995；39（4）：621-630.

[15] 岡根秀明，石嶋誠司，山科透，長沢亨，津留宏道．咬合平面の決定法に関する生理学的研究 第2報 咬合平面の側方傾斜が咀嚼筋活動に及ぼす影響について．補綴誌 1982；26（3）：560-562.

[16] 坪根政治．カンペル氏平面（所謂補綴学平面）と咬合床上の想定，咬合平面との相対関係設定に関する一考案．日本之歯界 1935；186：477-480.

[17] 岡根秀明，山科透，長沢亨，津留宏道．咬合平面の決定法に関する生理学的研究．第1報 咬合平面の矢状傾斜が咀嚼筋活動と咬合力に及ぼす影響について．補綴誌 1978；22（4）：801-807.

[18] 松本勝利．GDS 総義歯の真髄．東京：クインテッセンス出版，2014.

[19] 上濱正，阿部伸一，土田将広．今後の難症例を解決する総義歯補綴臨床のナビゲーション．東京：クインテッセンス出版，2012.

[20] 河邊清治，松本直之，他．総義歯の真髄．東京：クインテッセンス出版，2001.

[21] 椎名順朗，鈴木清貴，石川千恵子，鈴木理恵，作間靖信，岡島努，大貫昌理，小野寺進二，三輪悦子，森戸光彦，細井紀雄．全部床義歯患者の予後に関する臨床的研究―装着後5～10年の観察―第4報 咀嚼効率．補綴誌 1989；33（6）：1342-1349.

[22] 細井紀雄，森戸光彦，椎名順朗，吉川建美，三輪悦子，松本亀治，山崎伸夫，小泉孝，大熊邦之，沖倉喜彰，黒田尚文，中舘憲治．全部床義歯患者の予後に関する臨床的研究―装着5～10年の観察―第1報 アンケートとリコール調査．補綴誌 1986；30（4）：840-847.

[23] 細井紀雄，森戸光彦，椎名順朗，佐藤寿美子，村田憲信，尾花甚一．予後からみた全部床義歯．日本歯科評論 1981；468：67-79.

[24] 溝上隆男．無歯顎症例におけるタッピングポイント記録併用ゴシックアーチ描記法とその利点．デンタルダイヤモンド 1985；10：246-257.

[25] 齋藤善広．総義歯咬合採得におけるゴシックアーチとタッピングポイント記録についての統計分析―描記図の定量的評価とゴシックアーチスコアによる形態的評価との関連について―．顎咬合誌 2009；29（4）：252-265.

[26] 西村政仁．ニシムラメソッド―咬合圧平面法を用いた総義歯作製―．東京：デンタルダイヤモンド社，2015：8.

[27] 保母須弥也（編），高山寿夫，波多野泰夫．新編 咬合学事典．東京：クインテッセンス出版，1998：176.

[28] 村岡秀明，松本勝利，櫻井薫，他．総義歯の謎を解き明かす．京都：永末書店，2010：64.

[29] 堤嵩詞．いま再考する Gerber 理論・テクニックの有効性―顎運動の緻密な観察，分析に基づく総義歯製作システムの理解と応用 Part.4 Gerber Method を特徴付けるエッセンス．歯科技工 2011；39（4）：425-437.

[30] Max Bosshart. Complete Denture Stability During Chewing. Spectrum Dialogue 2010；9（1）.

[31] Lundeen HC, Wirth CG. Condylar movement patterns engraved in plastic blocks. J Prosthet Dent 1973；30（6）：866-875.

[32] 保母須弥也，望月貞成．自動電子計測システムによるヒトの下顎運動の研究 第2報 水平側方顆路における共通媒介変数（I. P. B. 値）の存在について．補綴誌 1982；26（3）：635-653.

[33] Max Bosshart. Funktion & Ästhetik: Rehabilitation des Unbezahnten nach der Original-Gerber-Methode. Berlin：Quintessenz Verlags, 2014：173.

[34] 保母須弥也（編），高山寿夫，波多野泰夫．新編 咬合学事典．東京：クインテッセンス出版，1998：24.

第 8 章

排牙

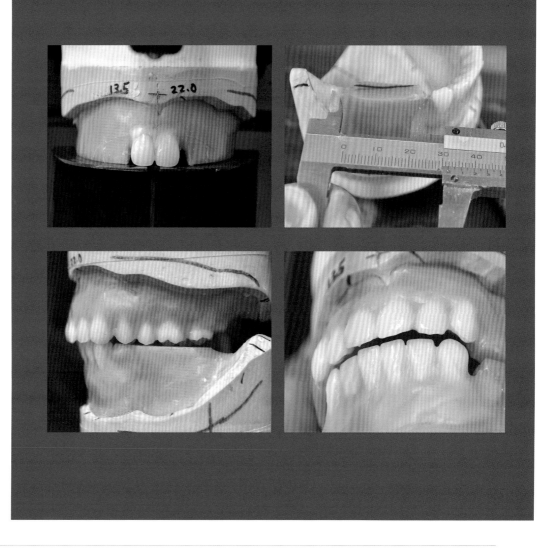

第8章 要点

排牙（图1～图15）

排上颌中切牙

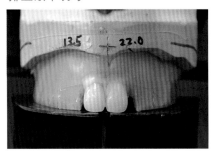

图1 使 1|1 接触并与咬合平面板中线一致，保证切缘位于咬合平面板上并与咬合平面一致。前后位置与咬合平面板上中切牙切缘线一致。

排上颌侧切牙

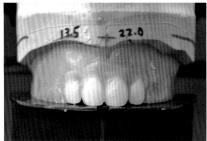

图2 使用咬合平面板，切缘比中切牙抬高0.5mm左右。

排上颌尖牙

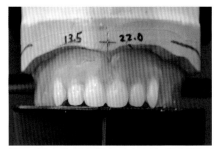

图3 牙尖位置高度与中切牙切缘相同，与咬合平面一致。同时一边预估前磨牙的排列位置一边微调扭转角度，并且从前方可以看到唇面的近中轴面。

排下颌中切牙

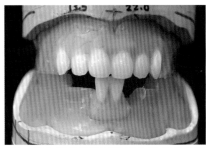

图4 无位置偏移等情况下与设定的中线一致。切断食物时受力方向朝向牙槽嵴，为了不妨碍口轮匝肌与颊肌的活动，牙颈部稍偏舌侧。力的矢量朝向下颌骨排列。

排下颌侧切牙

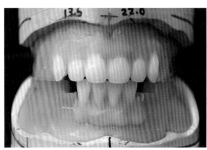

图5 形成与下颌中切牙相同的覆𬌗覆盖。与中切牙相比牙轴微微朝向牙槽嵴唇侧排列。

排下颌尖牙

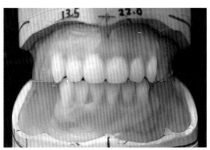

图6 覆𬌗与中切牙相同，牙尖交错位形成均匀的咬合间隙。考虑到偏离牙尖交错位咬合调整部分，牙尖排列在比中切牙与侧切牙切缘稍高的位置。

确定下颌后牙排列位置

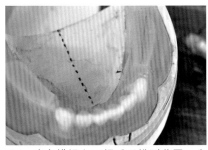

图7 确定蜡堤上下颌后牙排列范围。先排上颌后牙，咬合平面高度与颊舌向的位置以下颌后牙位置为基准。

排上颌第一前磨牙

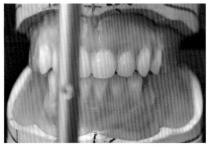

图8 颊尖与咬合平面一致，舌尖微微抬高，形成反蒙森曲线（Anti-monson curve）样的咬合曲线［颊侧集中咬合：（Buccalized occlusion）］。多数情况下功能尖位于颊侧，距离下颌牙槽嵴顶线颊侧0.5～1.0mm。

排上颌第二前磨牙

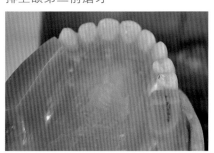

图9 颊舌向上颌以腭侧残留牙龈边缘为基准排列，功能尖相对于下颌稍稍靠近牙槽嵴顶。牙尖高度与颊舌尖都设置在咬合平面上，或者颊尖微微离开咬合平面。

排上颌第一磨牙

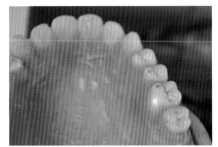

图10　上颌功能尖位于下颌牙槽嵴顶线上，就像下颌牙中央沟窝设置于牙槽嵴顶上那样排列，并与咬合平面接触。从侧面看越向后方的磨牙颊尖逐渐离开咬合平面。

排上颌第二磨牙

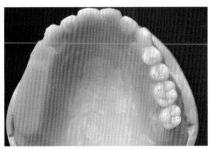

图11　与上颌第一磨牙相比远中微微向腭侧扭转且不向颊侧突出，其排列不妨碍颊肌的走行。

排下颌后牙

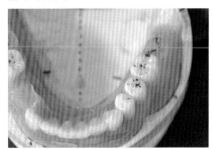

图12　根据上颌后牙从第一磨牙开始排列。确认不要进入Pound线（侧切牙和尖牙接触点与磨牙后垫内侧的连线）舌侧，确保舌的活动空间。在中央窝形成三点接触，颊舌尖排成等高或颊尖微高。同样按第二前磨牙、第一前磨牙的顺序排列。

制作基托

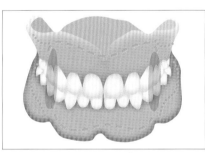

图13　上下颌颊侧磨光面都要形成不妨碍颊肌与口轮匝肌活动的形态，制作的形态就像这些肌肉从周围包绕住了全口义齿。

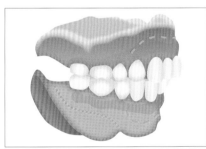

图14　形成口轮匝肌走行的凹陷，图上橙色区域通过形成恰当的丰满度而获得边缘封闭。前牙部位为了形成牙根形态，每个部位都应沿牙轴方向形成不同的丰满度。

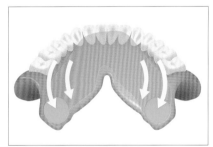

图15　下颌舌面考虑到舌存在的空间，为了不妨碍舌的运动形成凹面形态，前牙部位的舌面形成舌可以搭载的形态。在舌根部位附近为了降低异物感，尽可能制作得薄一点。

模型分析及其目的

排牙前分析根据基准平面固定的上下颌模型，观察牙槽嵴倾斜度与吸收程度，确定排牙位置与角度的大致目标。

由于制作标准模型时进行的模型分析是以根据解剖学指标和安氏Ⅰ类关系为基准的平均值分析，所以确定颌位关系时必须观察并设想人工牙的排列。

上颌模型的安装依据是取咬合关系时的基准平面，而下颌位置的确定依据是确定垂直距离后的哥特式弓描记。应从冠状面、侧方及后方等所有方向对上下颌模型的对位关系进行观察。

如果初次取咬合关系确定的下颌位置与哥特式弓描记后的下颌位置不一致，那么应将哥特式弓描记的轨迹与叩齿接触点进行对照来判断形成咬合的难易程度（图16）。

■ 模型分析

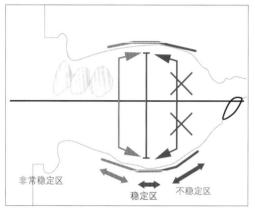

非常稳定区　　稳定区　　不稳定区

图16a　模型分析模式图。

应该分析的事项

·下颌对上颌的三维位置对应关系

·牙槽嵴咬合支持区域（Stable zone）与咬合支持不稳定区域（Unstable zone）的位置

·人工牙牙轴方向的设定

图16b　模型分析应该分析的事项。

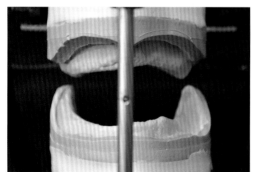

图16c　模型分析正面观。

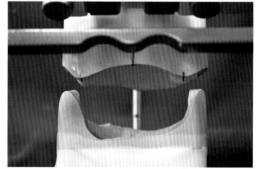

图16d　模型分析后面观。

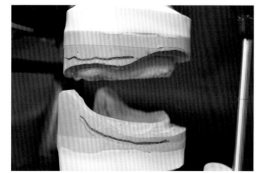

图16e　模型分析右侧面观。

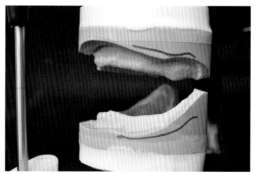

图16f　模型分析左侧面观。

模型分析应该进行的操作事项

根据椅旁采集的信息（年龄、性别、性格、全身疾病、自理能力、牙槽嵴条件、下颌位置偏移、咀嚼运动的不良习惯、旧义齿使用期限等）及模型分析所收集到的口腔内各种信息进行排牙非常重要。只根据标准模型（工作模型）表面黏膜的形态进行有时也只是推测，必须仔细观察分析黏膜厚度、天然牙位置、牙槽骨形态及旧义齿受到的机械刺激等才能对现在的口腔状态进行预测。在开始排牙时就要注意导致口腔内产生这些现象的原因，边观察标准模型边进行操作，这点非常重要。

最重要的是"确定颌位关系并形成相对于口腔黏膜可使全口义齿稳定的咬合"。

在工作模型上标记牙槽嵴顶形态

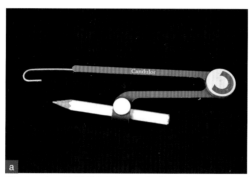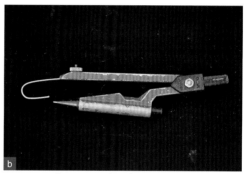

图17a，b　外形描记规。a：铅笔型（CANDERA公司，RINKAI）。b：活动铅笔型（自己制作）。

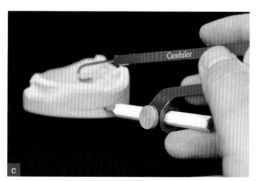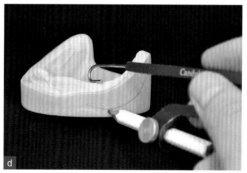

图17c，d　平行移动外形描记规，把牙槽嵴倾斜状况描记在模型侧面。

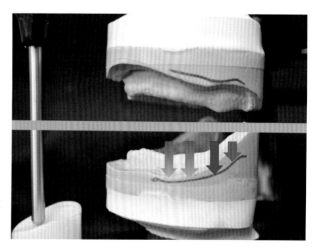

图17e　根据牙槽嵴矢状面的倾斜程度分析相对咬合平面可使义齿稳定的咀嚼压力方向。

下颌对上颌的三维位置关系

1. 准备

为后续操作过程中便于明白已设定的相关位置，在模型分析之前应将咬合记录所获得的信息标记在模型上。

把根据面部中线记录的美学中线标记在模型前面，为了不擦去标记使用片切刀片或雕刻刀等刻入模型侧面，并用铅笔或细水笔等绘制。

接着在模型前面任意位置用黑墨水描记水平线，并把此线到蜡堤上中切牙切缘与微笑时的上唇线（笑线）的距离分别记录在模型侧面（图18a）。

标记中线与必要的信息

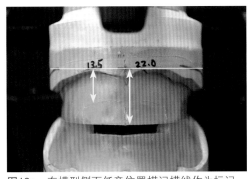

图18a　在模型侧面任意位置描记横线作为标记。在模型侧面分别记录此线到中切牙切缘与微笑时的上唇线的距离。

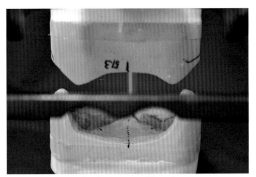

图18b　切牙乳突到模型后面的距离。

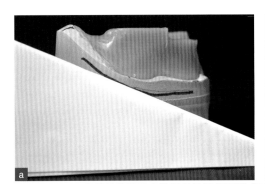

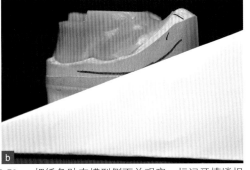

图19a，b　两次折叠边线垂直的纸角并简单地形成22.5°，把纸角贴在模型侧面并观察，标记牙槽嵴相对于假想咬合平面倾斜度超过22.5°的部位并作为义齿咬合不稳定的区域。但是，咬合不稳还受上颌牙槽嵴条件、颊舌方向牙槽嵴顶位置等影响。

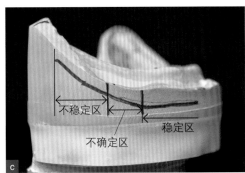

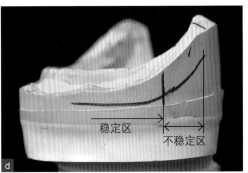

图19c，d　标记模型上倾斜度超过22.5°的部位并考虑排牙后的状态。"不确定的区域"是指排牙过程中需要判断是否形成咬合的区域（作者高桥先生造的词）。

2. 观察

从正面观察上颌美学中线与下颌假想中线的位置关系，从后面观察上下假想中线左右的位置关系（图18b），根据左右翼下颌韧带与左右磨牙后垫上缘的连续性及左右位置关系与距离等观察下颌位置偏移及左右高度差异（图20）。

从𬌗架上方俯视观察，从上下作业用模型的后面的平行性观察下颌是左侧还是右侧向前突出。

根据上颌翼下颌韧带与磨牙后垫前后位置关系、上下颌牙槽嵴前后位置关系及上下第一磨牙位置的观察分析上下颌的对位关系属于安氏分类的哪一类。

牙槽嵴咬合支持区域（稳定区域，Stable zone）与咬合支持不稳定区域（不稳定区域，Unstable zone）的部位

1. 标记牙槽嵴倾斜度

使用外形描记规（图17a，b）把矢状面见到的牙槽嵴倾斜沿牙槽嵴顶描记到模型侧面，放上咬合蜡堤从模型侧面确认牙槽嵴倾斜度（图17c～e）。

2. 相对咬合平面确定咬合支持不稳定区域

在𬌗架上观察上下颌牙槽骨的吸收状态与牙槽嵴倾斜度，确定稳定区域与不稳定区域（图16a）。

把角度为90°的纸角经过两次折叠形成22.5°角，把纸角贴于模型侧面描记的牙槽嵴倾斜线并标记22.5°的位置。模型上𬌗架时使用咬合平面板，咬合平面板与咬合平面一致，由于𬌗架是水平设置，所以把角度为22.5°的纸放在桌子上就可以标记咬合支持不稳定区域（图19a，b）。

然而22.5°毕竟是基准，必须与对位关系及其他的诊断要素等相互对照，有时小于22.5°也可能成为咬合支持不稳定区域。作者鉴别每个病例各种条件后发现多数咬合支持不稳定区域为20°左右。

像图19c和d那样，通过模型侧面的竖线把前方牙槽嵴倾斜较缓的部位作为咬合支持区域，把后方作为咬合支持不稳定区域。

上颌全口义齿尽可能覆盖上腭，确保较大的支持面积，而且因黏膜较厚，多数情况下很难出现不稳定现象。然而，下颌全口义齿呈马蹄形，支持面积小，而且黏膜也较薄，很容易出现不稳定现象。如果牙槽嵴继续吸收，从矢状面可见牙槽嵴前后倾斜角度变大，咬合支持不稳定区域受到较强的垂直咀嚼压力，全口义齿就会向倾斜方向滑移，结果很容易翻转。特别是牙槽嵴不同部位存在吸收差异的下颌病例，一旦全口义齿出现滑动，一部分牙槽嵴就会形成咀嚼压力集中，结构导致红肿及压疮性溃疡。为了避免这些问题的发生，在模型上确定咬合支持不稳定区域非常重要。

确定人工牙牙轴方向（作用于咬合支持区域的矢量咀嚼力）（图21）

根据上颌腭侧残留牙龈边缘和下颌牙槽嵴顶与牙槽嵴形态推测天然牙的位置。以前天然牙的位置在颊舌侧肌肉保持平衡的中性区（图22），这是维持口腔内全口义齿稳定的重要信息。设定排牙位置与三维空间上下牙槽嵴的位置关系，思考咀嚼时义齿基托下黏膜受到来自人工牙传导的咬合力方向（矢量）最佳。

戴在黏膜上的全口义齿受到侧向力很容易变得不稳定而导致翻转，这样的力通过全口义齿的作用就会引起疼痛及褥疮性溃疡。

总之，为了实现全口义齿的稳定，必须根据咀嚼压力沿几乎垂直于义齿基托下咬合支持区域的方向（咀嚼力矢量设定）确定牙轴方向（人工牙排列的角度），而不是想象中天然牙生长的部位（设定的中性区位置）。

仔细分析以上这些信息可能获得全口义齿的

从各种角度进行模型分析（Model analysis）

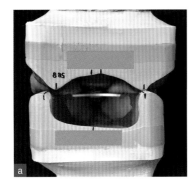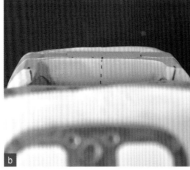

图20a，b　从各种角度进行模型分析。由于标准模型是依据解剖学尺寸指标等距制作的标准模型，所以不仅要观察模型后缘的平行性（a）及磨牙后垫上缘与翼下颌韧带的位置关系（b），还要观察是否存在颞颌关节异常及习惯性颌位等导致的左右偏移与高度的差异。

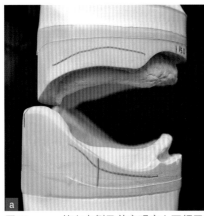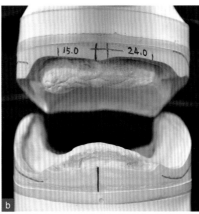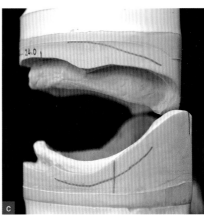

图21a～c　从左右侧及前方观察上下颌牙槽嵴的对位关系，同时在三维空间观察牙槽嵴的吸收状况。

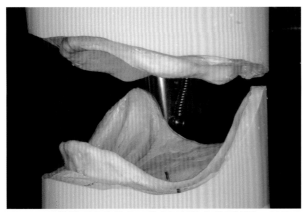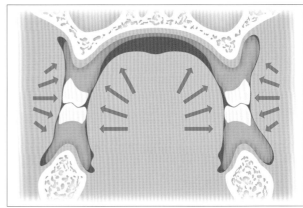

图21d　牙槽嵴顶弯曲较大，稳定区域较少的牙槽嵴。咀嚼时全口义齿稳定性因牙槽嵴吸收程度与倾斜度的不同而不同，即使牙槽嵴吸收少的病例，咀嚼时也可能受到水平方向不稳定的压力，因此必须进行三维空间诊断。

图22　确认中性区（颊部肌肉与舌肌保持平衡的中性区）。此观点认为中性区是原天然牙位置，在此位置排牙并通过义齿基托弥补吸收的牙槽嵴，不仅可以减少异物感，而且可以顺利进行咀嚼吞咽等下颌运动。观察上颌腭侧残留牙龈边缘和下颌牙槽嵴顶与牙槽嵴形态。腭侧残留牙龈边缘因后天多伴随牙齿移动或倾斜等而发生变化，必须在可辨的范围内进行观察。

稳定。然而，一旦进行实际排牙，还会发现意想不到的不确定因素。如果不随时重新分析与重新排牙，常常发现不了真实的状况。因此，只有充分理解患者戴用全口义齿的历程、现在的咀嚼习惯及咀嚼时存在的问题等，才能有助于排牙。

牙科模型诊断用激光标志器（Model analyzer divineguide）

养成"可以正确观察模型的能力"（此能力不仅可以视觉认知牙槽嵴吸收状况，而且还可以准确推测以前天然牙的生长位置、牙齿缺损的顺序、牙槽嵴受到机械刺激力的大小与方向、颌位偏移，以及变形等原因用多长时间怎样导致现在口腔状态的具体历程）与"可以进行模型分析并制订全口义齿制作计划的能力"对于口腔技师来说非常重要。大致用眼估量的主观认知只作为决策的个人见解。

为了正确观察模型，必须把工作模型制作成标准模型。这样可以观察假想咬合平面与基底面平行的模型，并且可以观察上下颌模型三维空间的位置关系。为了正确地进行模型分析，使用激光标志器（图23）。激光标志器是防止主观认知或模糊判断误差与错误的必要工具。

过去的方法是在立体模型上画直线，即用规尺紧贴模型，用单眼从正上方直视分析并画线。然而，角度稍微有偏移，在立体模型上画的线就会有偏差。激光标志器由于是用激光光线照射模型，所以可能比过去方法画的线更准确。

制作全口义齿时哪怕是模型上的一个很小且有限的支持区域，正确地画线也都是非常重要的。特别是模型上解剖学中线与咬合平面等可使用激光标志器进行正确的、可作为全口义齿制作的判断标准。

排牙时恰当地使用激光的线或点决定人工牙的位置并反映到蜡堤上，可以根据解剖学指标准确地标记三维空间的位置，可以提高技师的操作效率与准确性。

▌激光标志器

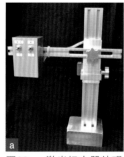 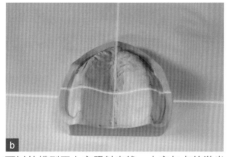 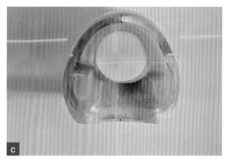

图23a　激光标志器外观。可以从模型正上方照射直线、十字与点的激光。
图23b　使用直线激光可以把腭中缝线作为指标的解剖学假想中线正确地标记到模型上，使用十字激光可以观察牙位的左右对称性。
图23c　安装哥特式弓描记装置，考虑到下颌的稳定，可使用十字激光可以把上颌描记板对应的描记针正确地设定在水平位置。

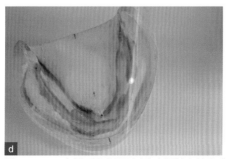 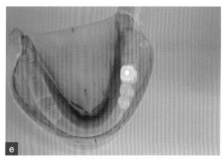

图23d，e　在模型组织面上同时照射直线和点，可以把人工牙应该排列的位置准确地反映在咬合蜡堤上。

1. 使用方法

这种激光标志器可以把直径约1mm的点、线和十字三种激光垂直地照射到模型上，而且点和线可以同时并用。事前制作标准模型（取咬合关系后修整咬合平面的情况下使标准模型的咬合平面与标准模型基底面平行），或者使用咬合平面与基底面制作平行的工作模型。把模型放在测量台上时确保咬合平面与桌面平行。

点可以表示解剖学标志点、拔牙痕迹（拔牙窝）及人工牙排列基准。

线可以直接准确地掌握解剖学中线、咬合平面及牙槽嵴顶等，并把其作为判断标准。

十字位于模型的正中央时可以观察牙槽嵴的对称性，而且还有助于哥特式弓描记装置的安装位置设定或直角的确定。

可以把模型上表示的点、线与十字准确地反映到蜡堤上。

可以用于全口义齿制作过程中从标准模型制作到模型分析、排牙的各个工序。不仅全口义齿，咬合重建及陶瓷牙咬合形成等也可以使用。牙科医生在基牙预备时也可以灵活应用，非常有效。

排牙

全口义齿咬合模式有以稳定为目的的舌侧集中咬合与侧重咀嚼效率的完全平衡咬合，通常选择这两种咬合模式中的一种。

然而，根据患者的期望（美学与异物感）、颌位、牙槽嵴条件等，由于获得稳定的人工牙位置、牙轴方向及咬合关系等存在差异，因此不能一律遵从法则。必须根据每个病例选择最好的方法。

例如，咀嚼压力强的病例排陶瓷牙的情况下，选择上颌功能尖与下颌咬合面接触点少的纯舌侧集中咬合就会有人工牙破裂或功能尖不断磨耗的风险。

因此，对于每个病例根据个体特性形成功能稳定可期的咬合关系。

1. 双侧平衡咬合：完全平衡咬合

以Gysi牙尖斜面学说为基础的完全平衡咬合，其别名称为双侧平衡咬合，是牙尖交错位与偏离牙尖交错位时所有牙尖斜面接触滑移而保持咬合平衡的咬合模式，是全口义齿的理想咬合。咀嚼运动形成连续的水平压力是义齿不稳定的要素。也就是说滑移时通过人工牙所有牙尖斜面同时接触把水平压力均匀分配到全部人工牙的学说（图24a，b）。

𬌗架上制作完全平衡咬合时每个部位的调整需要花费大量时间。虽然通过制作与颞颌关节运动相协调的咬合关系可以提高优良的咀嚼效率，但是通过牙尖斜面接触使咀嚼压力作用于基托下黏膜的刚好的方向多数情况下非常困难。而且，𬌗架并不能完全再现咀嚼生理运动，把生理运动作用均衡地分配给所有牙齿形成咬合接触也非常困难。

2. 双侧平衡咬合：舌侧集中咬合

别名称为舌侧咬合，是牙尖交错位与偏离牙尖交错位时只有上颌后牙舌尖尖顶与下颌后牙工作侧和平衡侧发生咬合接触的咬合模式，是全口义齿最优良的咬合。

双侧平衡咬合的舌侧集中咬合特征是只有上颌后牙舌侧功能尖尖顶与下颌后牙中央窝嵌合。每颗前磨牙有1点，第一磨牙有2点，第二磨牙近中舌尖1点，单侧共5点发生咬合接触（图24c）（人工牙第一磨牙也有1点，这种情况下单侧共有4点发生咬合接触。另外，第二磨牙位于不稳定区域的病例有时也不形成咬合接触，因此必须根据每个病例的具体情况改变咬合接触点）。

由于下颌后牙颊尖与上颌后牙不发生咬合接触，因此可以避免咀嚼运动时的侧方压力。把人工牙大致排列在Pound线内，使咬合压力集中于舌

完全平衡咬合与舌侧集中咬合

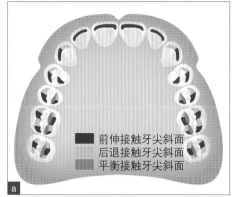

前伸接触牙尖斜面
后退接触牙尖斜面
平衡接触牙尖斜面

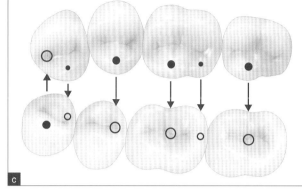

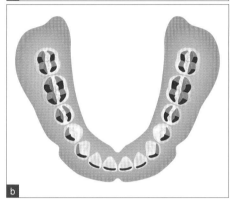

图24a～c 完全平衡咬合（a，b）（引自于参考文献75，并修改）与舌侧集中咬合（c）（引自于参考文献39，并修改）。舌侧集中咬合是指上颌后牙舌尖与下颌后牙中央窝嵌合，每颗前磨牙1点，第一磨牙2点，第二磨牙近中舌尖1点，单侧共5点有咬合接触的咬合模式。

侧而实现全口义齿稳定。与完全平衡咬合相比，后牙部位人工牙即使靠近颊侧排列也能确保咬合平衡，这种平衡感在整个口腔都能有所感觉。而且，这种咬合模式适合撕碎（咬断与粉碎）肉或纤维类食物。

现在，作者使用平衡咬合的舌侧集中咬合模式形成平衡咬合接触的功能。这是在模型分析基础上排牙时，排在稳定区域的相邻牙或平衡侧咬合面在偏离牙尖交错位运动时几乎不形成较大侧向力的咬合接触。形成平衡咬合接触的目的是防止义齿翻转。

通常情况下平衡侧第一磨牙、第二磨牙远中牙尖内斜面也有意地形成平衡咬合接触（图25b）。但是，牙槽嵴重度吸收的疑难病例稳定区域狭窄，这种条件下获得平衡咬合接触的部位非常有限。模型分析的同时在𬌗架上一边模拟偏离牙尖交错位运动或咀嚼运动等，一边形成平衡咬合

接触的功能。而且，由于舌侧集中咬合的咬合接触点较少，所以舌侧功能尖有早期磨耗的风险，结果可能导致食物难以磨碎。为了弥补此缺陷，作者给工作侧上颌第一前磨牙与第二前磨牙颊尖近中内斜面形成工作侧诱导。这是为了保护舌侧功能尖尖顶与增加咀嚼运动时工作侧接触面积而提高咀嚼效率。偏离牙尖交错位的前牙接触优先进行后牙诱导，后牙形成接触状态（图25a）。

戴用全口义齿后受颞颌关节不协调或义齿基托下黏膜被压移位量的影响等。如果受力出现形成的平衡咬合接触或工作侧诱导太强而导致全口义齿不稳定的现象，必须减少或去除接触，降低受力。

3. 解剖学观察与生理协调的排牙

首先根据模型分析决定人工牙排列位置。人工牙位置与高度的依据标准是工作模型、颌位、

口腔内咬合接触

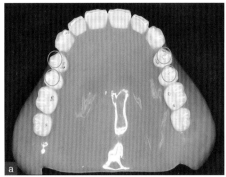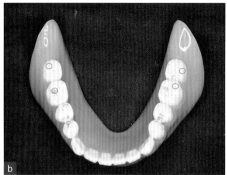

图25a，b　戴用全口义齿当日的咬合面。未进行咬合调整。本病例在𬌗架上虽然形成了平衡咬合接触，但是口腔内没有发现接触点。𬌗架上与口腔内接触点不一致部分。考虑到黏膜被压移位量等，观察随访。
a：上颌咬合面。在第一前磨牙与第二前磨牙颊尖内斜面形成工作侧诱导。
b：下颌咬合面。平衡侧在第一磨牙与第二磨牙远中牙尖内斜面形成平衡咬合接触。

哥特式弓描记等下颌运动描记获得的每位患者信息被整合成的功能设计信息。详细调查术者提供的信息并与患者的主诉和旧义齿存在的问题、口腔病史等相互对照进行排牙。

人工牙位置的决定不仅依靠感觉，还必须记录融入咬合蜡堤可以数值化的信息，这点非常重要。根据解剖学指标制作的标准咬合蜡堤在口腔内的大小是否合适，标准咬合蜡堤的变更不仅要有图像，还必须确认为数值，这样一直到最后的制作，根据记录的图像与数值化信息设定的形态就会非常清晰，技师操作就可以顺利进行。

4. 前牙美观

排前牙时功能与美学效果都非常重要。参考中性区功能印模技术获得的丰满度与患者的期望、口唇支撑、观察前牙的方法、当前面貌照片与有牙颌时的照片比较等选择人工牙的颜色与形态，调整前牙排列位置与牙轴方向。

5. 后牙位置与牙轴方向

设想切断、撕碎、磨碎食物的咀嚼运动，在想象食团容易接触的高度且保持生理固位可期的天然牙位置（中性区）排列人工牙。那样排列的上颌后牙位置多数偏离牙槽嵴吸收的支持区域。由于全口义齿仅仅位于黏膜上方，所以在偏离支持区域排列的人工牙受到水平方向咀嚼压力作用就可能发生全口义齿翻转、旋转及义齿基托下组织受到不均等的机械刺激。为了防止这些情况，设定在咀嚼运动过程中人工牙夹持食团边接触边滑入牙尖交错位时可保持义齿基托不动并把咀嚼压力均等地传递到支持区域的牙轴方向非常重要。

6. 磨光面形态

制作基托时形成合适的义齿磨光面对于生理固位与减小戴牙的异物感非常重要。形成合适的形态不仅要恢复美学效果，还要通过口唇支撑提高生理固位，同时期待义齿不妨碍中性区功能而受到颊舌向均等的生理夹持压力形成固位。另外，设定人工牙排列位置与牙轴方向后，在咀嚼运动与吞咽运动几乎无障碍的状况下，可减轻整个口腔范围内异物感的制作非常重要。全口义齿虽然以恢复组织器官缺损为目的，但是人工制作的物体很容易产生异物感。在受牙槽嵴吸收影响较小的腭骨水平板与下颌舌骨线等固有骨周围的基托尽可能做薄，最大限度减轻异物感。

根据以上介绍，接下来说明基本的排牙方法。

排前牙

1. 上颌前牙

上颌前牙对患者容貌影响很大。

全口义齿基托凹凸程度因人工牙排列位置与牙轴方向的不同而发生变化，影响容貌丰满度。是否美丽、健康、文雅，以及与性格和个性相协调的感性部分很大程度依赖于牙科技师（排牙者）的感觉。患者理想的排牙与牙冠形态必须与牙科医生一起反复推敲。

美学要素虽然非常重要，但也必须兼顾功能。日常生活过程中全口义齿的作用不仅要恢复美学、发音、咀嚼及吞咽功能，还要满足更深层次的需求。牙科技师的感觉可以说是由美学与功能两方面组成。

排上颌前牙必须一边在咬合平面板上逐一确认遵循平均值𬌗架基准上𬌗架被调整的患者固有咬合蜡堤的水平位置关系，一边排牙。

关于上前牙的排列如图26～图28所示。

■ 排上颌中切牙

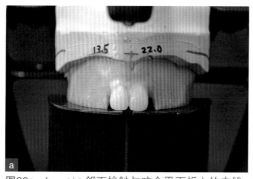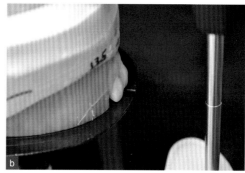

图26a，b　1|1 邻面接触与咬合平面板上的中线一致，切缘接触咬合平面板，并与咬合平面一致。前后位置与咬合平面板上中切牙切缘线一致。决定切缘的前后与垂直位置后左右对称排列。

图26c　在想象前牙不同前后倾斜度下口唇形态的同时进行牙槽嵴的丰满度与倾斜度调整，带有中切牙人工牙唇面3面（切缘、中间、颈部）形态或4面形态的意识，使切缘部分的唇面微微朝向下颌黏膜转折处的外侧。因此，口唇支撑可以通过上颌黏膜转折处与下颌黏膜转折处之间描绘的弧线决定。

安氏Ⅰ类、Ⅱ类、Ⅲ类都是同样的。由此，成为根据患者固有的前后向颌位形成适当唇支撑的标准。

关于咬合，由于具有捕食食物的作用，所以必须考虑可使上下颌义齿稳定的力的方向。

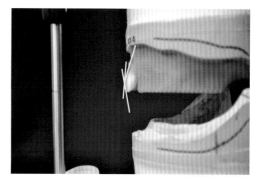

排上颌侧切牙

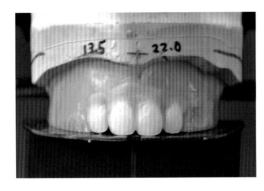

图27a 侧切牙基本不参与咬合，重点是美学效果。前后与垂直方向与中切牙形成差异，突出中切牙，看上去具有立体感。使用咬合平面板，切缘比中切牙高0.5mm左右。

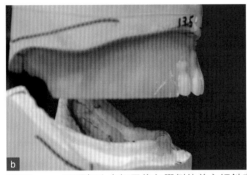

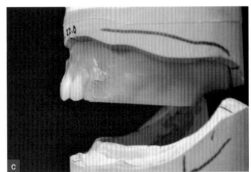

图27b，c 牙颈部比中切牙偏向腭侧使前方倾斜度变大。相反如果两者差别变小，看起来就会像直线一样平坦。面部骨骼是立体的还是平坦的，其轮廓因性别与性格不同而不同。另外，观察牙槽嵴形状，考虑天然牙牙弓的位置关系。决定尖牙位置，有时也从后面排列。

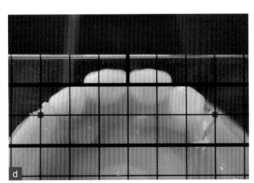

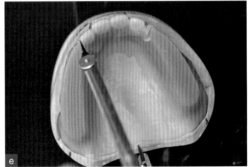

图27d 使用5mm的方格尺确认左右近远中切角位置的对称性。基本上近中切角比中切牙远中切角偏向腭侧1mm左右，但是必须根据患者的个性特点进行增减。
图27e 使用圆规（制图用）以后方中线为轴确认左右对称性。

2. 下颌前牙

下颌前牙与美学效果相比要优先考虑下颌义齿的稳定，为了防止切断食物时发生翻转应使受力方向朝向牙槽嵴，为了不妨碍口轮匝肌和颏肌的运动，注意人工牙排列的位置与牙轴方向。

下前牙获得平衡的覆𬌗覆盖取决于上下对位关系、下颌运动的范围及偏离牙尖交错位运动时后牙咬合面展开角度，然后可形成前牙与后牙咀嚼运动的平衡，因此是否调整覆𬌗覆盖关系是最后才决定的，先排上前牙与上下颌后牙，最后排下前牙是有效方法。

下颌中切牙与侧切牙

牙尖交错位时前牙基本不形成咬合接触，偏离牙尖交错位形成轻微咬合接触。天然牙覆𬌗覆盖平均值为2.5mm，然而全口义齿无天然牙那样的

排上颌尖牙

图28a　上颌尖牙牙尖位置（垂直高度）排列在中切牙相同位置，与咬合平面一致。根据牙槽嵴弓形决定位置，与上颌中切牙一样具有支撑口唇的作用。作为大致目标，牙尖位于第一横向腭皱襞尖端延长线上7~9mm的位置。

尖牙牙尖位置大致决定于鼻翼外侧缘正下方标记的口角线。牙轴方向比中切牙稍直，牙颈部突出。

从咬合面看尖牙远中切缘线与中线相比大致向远中展开10°~20°，一边推测前磨牙排列位置一边进行微调，流畅地向后牙移行，如果从前方看，只看到唇面的近中轴面。因此侧方运动时下颌尖牙远中切缘很容易与滑移方向一致。

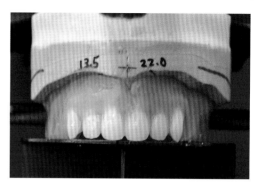

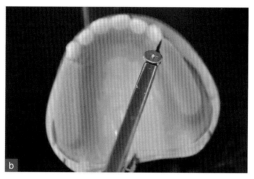

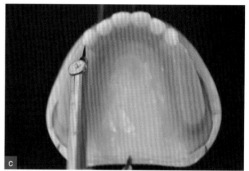

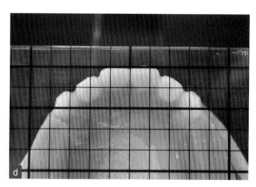

图28b~d　与侧切牙一样使用圆规（制图用）或5mm的方格尺确认左右对称性。

排下颌中切牙

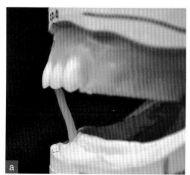

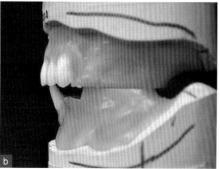

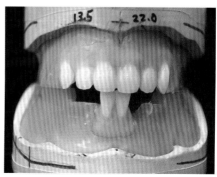

图29a，b　为了让切断食物时的力的方向朝向牙槽嵴，且不妨碍口轮匝肌与颏肌活动，牙颈部应稍稍向舌侧倾斜。

图29c　覆𬌗比天然牙小。覆𬌗覆盖为了与后牙展开角和髁导斜度协调，排完后牙后需略微调整。

排下颌侧切牙

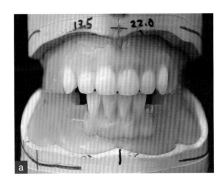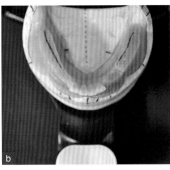

图30a，b　下颌侧切牙形成与下颌中切牙相同大小的覆盖。由于上颌侧切牙比上颌中切牙稍稍偏腭侧，所以下颌侧切牙牙轴微微朝向牙槽嵴唇侧，而且为了使受力方向朝向下颌牙槽嵴，稍稍将其置于舌侧。

下颌尖牙

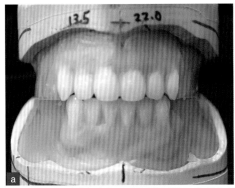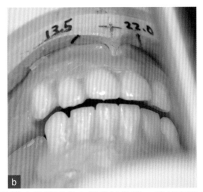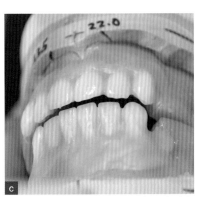

图31a～c　形成与中切牙相同的覆𬌗，考虑将其排列在偏离牙尖交错位的位置，并且在牙尖交错位形成均匀的间隙。决定牙尖垂直高度要考虑偏离牙尖交错位时被调磨的部分，最好比中切牙与侧切牙切缘高度微高。同样在牙尖交错位时要避免接触，留有空隙。

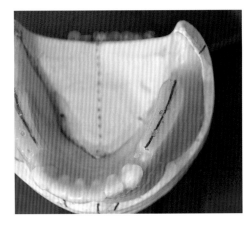

图31d　下颌尖牙远中切缘朝向磨牙后垫的前缘部与牙槽嵴顶相交的方向，与后牙形成流畅的移行。

骨固定，因此为了稳定，要防止形成较强的咬合接触及咀嚼运动时产生的侧向力。

咬合接触与覆𬌗覆盖的大小必须考虑每个病例的受压移位量、下颌运动及颞颌关节功能。为了设定下颌中切牙与上前牙覆𬌗覆盖的位置关系，如果先排下前牙，也只是临时排列，准确的位置关系要等到排列完后牙并确定侧方运动时的髁导斜度、后牙牙尖斜度与咬合平衡后再根据恰当的前牙诱导来决定。因此，排下前牙常常是在上下后牙排列完成后最后进行。像安氏Ⅰ类那样颌间关系设定为覆盖1mm，覆𬌗1～2mm，与上颌中切牙之间形成微小间隙。

覆𬌗覆盖受下颌运动量与黏膜受压移位量的影响较大。因此，有的病例仅仅在模型上设定比较

确定下颌后牙排列位置

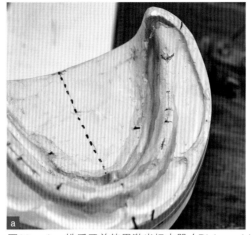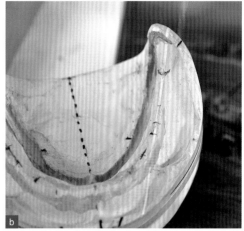

图32a，b　排后牙前使用激光标志器（Divineguide，雀宫产业）在牙槽嵴顶标记第一磨牙（a）与第二磨牙（b）颊舌向位置。上颌功能尖位于标记线附近。

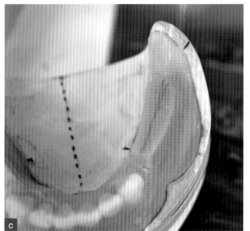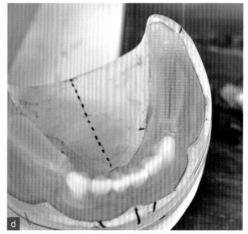

图32c，d　在蜡堤上确认下颌后牙排列范围。虽然优先排列上颌后牙，但是咬合平面与颊舌向位置以下颌后牙位置为基准。

困难，最好医生与技师边商量边做恰当的决定。

随着年龄增长口唇位置下移，下颌牙变得容易外露。因此，中切牙与侧切牙的位置与牙轴方向有时也需要微微改变。

下颌中切牙与侧切牙的排列如图29、图30所示。

下颌尖牙

与上颌尖牙一样，下颌尖牙位置关系影响口唇支撑，并且舌侧向后牙移行方向决定前方舌的活动空间。

位置与牙轴方向的决定需考虑上颌尖牙近中

切缘与下颌尖牙远中切缘在侧方运动时顺利滑移并保持平衡，同时进行微微的调整。因此，与上颌一样有时在排下颌侧切牙之前先排尖牙。牙轴方向与中切牙和侧切牙一样要考虑义齿的稳定，根据牙槽嵴形态决定。

下颌尖牙的排列如图31所示。

排后牙

根据设定的咬合平面排后牙，重点注意来自咬合面施加于义齿基托下黏膜支撑面的力，应使该力的方向有利于义齿稳定。观察天然牙本来的

选择后牙人工牙

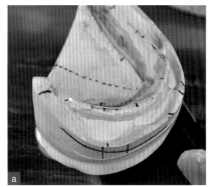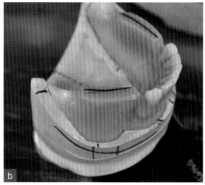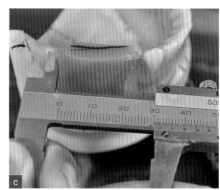

图33a，b 使用激光标志器选择后牙人工牙。为了决定后牙人工牙大小，测量下颌尖牙远中面与磨牙后垫根部之间的距离。
图33c 人工牙的标记因厂家不同而不同，通常日本生产的人工牙标号多数是人工牙第一前磨牙近中与第二磨牙远中之间的距离。

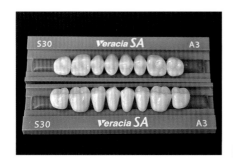

图33d 选择的人工牙（Veracia SA 后牙，松风）。

下颌后牙部位模型分析

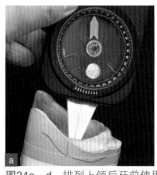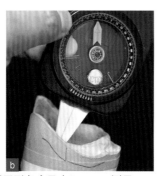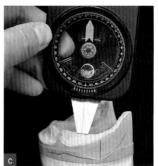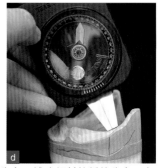

图34a～d 排列上颌后牙前使用圆形角度尺（SHINWA测量，Amazon）改装的装置测量牙槽嵴的稳定区域（倾斜较缓的稳定区）与不稳定区域（朝向前方较陡的不稳定区），观察咬合中心的第二前磨牙与第一磨牙排在哪儿比较好。牙槽嵴因部位与条件而异，把与基底面约成20°以上角度的部位作为不稳定区。

大多数病例受咀嚼压力时由于下颌义齿比上颌义齿容易不稳定，所以首先考虑下颌的稳定。上颌牙槽嵴吸收较多的情况下必须根据上下颌对位关系考虑稳定。

位置，制作不妨碍咀嚼吞咽等下颌运动及安静时舒适的人工牙位置和基托丰满形态。

排牙顺序有上颌法与下颌法，虽然不同的病例有不同的方法，但是事先设定了恰当的咬合平面高度与下颌人工牙颊舌向位置的情况下（根据模型分析设定的下颌人工牙排列位置）应使用上颌法排列。

咬合模式使用双侧平衡咬合的舌侧集中咬

排上颌后牙

排上颌第一前磨牙

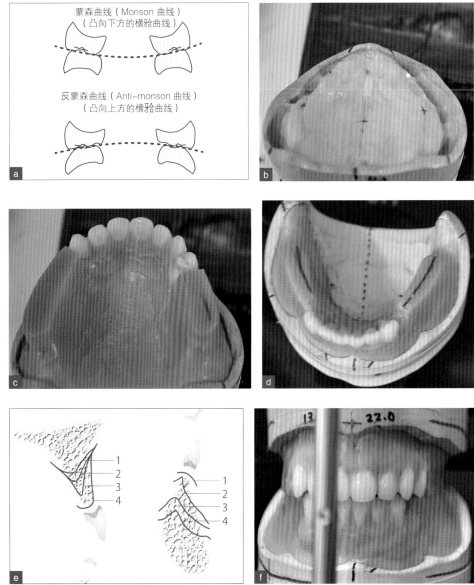

图35a~f 由于大笑时可以看到上颌第一前磨牙，因此虽然是后牙，但是也优先考虑美学效果。使颊尖与咬合平面一致，舌尖微微抬高形成反蒙森曲线（Anti-monson 曲线）（a）的咬合模式。把激光标志点照射在腭侧残留牙龈边缘（b），排列第一前磨牙使其舌面与此位置一致（c），确认人工牙功能尖相对于下颌牙槽嵴顶的颊舌向位置（d）。

后牙排列位置虽然基本上是上颌牙功能尖位于下颌天然牙颊舌向正中的牙槽嵴顶，但是第一前磨牙功能尖多数偏离牙槽嵴顶线0.5~1.0mm而位于颊侧。这是因为下颌骨下颌体靠近前牙的部位向唇侧倾斜并与上颌一样唇侧牙槽嵴吸收较多而导致牙槽嵴顶向内侧移位［（e）的数字表示牙槽骨吸收的4个阶段］。因此，如果制作天然牙的牙列，根据牙槽嵴的吸收情况靠近前牙部位相当于第一前磨牙的位置排列时多数从牙槽嵴顶稍稍偏颊侧排列（f）。

必须注意腭侧残留牙龈边缘有牙颌时随时间的变化及后天各种原因导致的变化。例如，天然牙向颊侧倾斜或移动的情况下腭侧残留牙龈边缘也偏于颊侧。安氏 II 类或者上颌牙槽嵴比下颌大的病例和吸收明显的病例优先考虑义齿稳定，排牙位置常常比天然牙存在时的位置偏舌侧。

合，形成功能性平衡接触与工作侧诱导。侧方运动时形成左右均匀接触，并且形成工作侧前磨牙颊尖近中内斜面诱导与平衡侧后牙平衡接触，防止义齿翻转。

下颌后牙排列位置、人工牙选择与模型分析如**图32~图34**所示，上颌后牙排列如**图35~图38**所示，下颌后牙排列如**图39**所示。

排上颌第二前磨牙

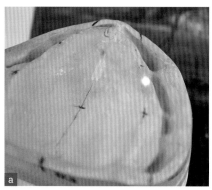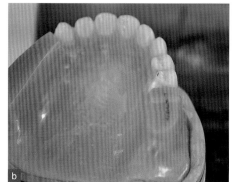

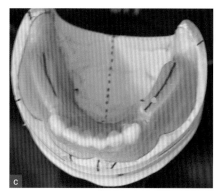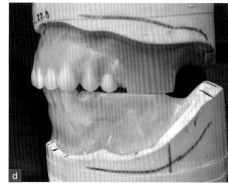

图36a ~ d　第二前磨牙也一样照射激光标志点，颊舌向大致排列于腭侧残留牙龈边缘，但是功能尖相对下颌的位置稍稍靠近牙槽嵴顶。牙尖高度是颊舌尖都位于咬合平面上，或者颊尖微微离开咬合平面。

a：激光标志点照射上颌第二前磨牙腭侧残留牙龈边缘的位置。

b：人工牙舌面与激光照射点一致。

c：颊舌向上颌功能尖与下颌牙槽嵴顶线一致。

d：颊尖与咬合平面一致，或微微离开咬合平面。

排上颌第一磨牙

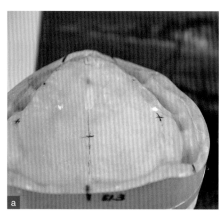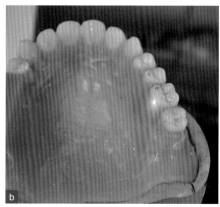

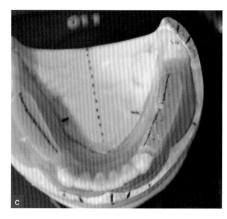

图37a ~ c　上颌第一磨牙部位的牙槽骨由于沿垂直方向吸收，因此上颌功能尖排列于下颌牙槽嵴顶线上，并与咬合平面接触。从侧方观察朝向后方的后牙颊尖逐渐离开咬合平面。那是因为从前向后越靠近颞颌关节越容易受髁道斜度影响，侧方运动时咬合分离变大，防止颊尖内斜面与下颌颊尖发生干扰。

a：激光标志点照射上颌第一磨牙腭侧残留牙龈边缘的位置。

b：人工牙舌面与激光照射点一致。

c：颊尖离开咬合平面比第二前磨牙更多。

排上颌第二磨牙

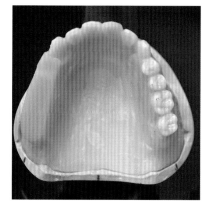

图38a　上颌第二磨牙位于第一磨牙远中并稍稍偏向腭侧，不向颊侧突出，不妨碍颊肌的走行。

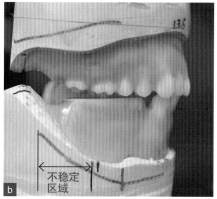

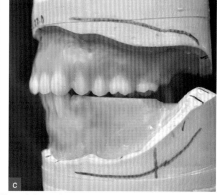

图38b，c　看到下颌牙槽嵴向前方倾斜较大的不稳定区域，使功能尖离开咬合平面。

排下颌后牙

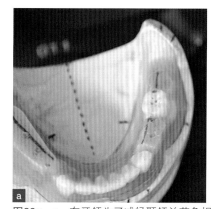

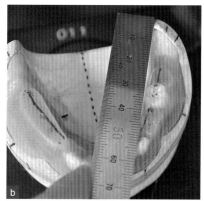

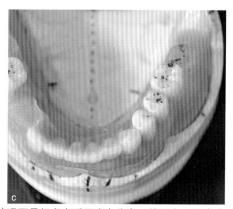

图39a～c　有牙颌为了减轻颞颌关节负担，咀嚼运动过程中形成工作侧诱导，多数情况下最好考虑后牙咬合分离。然而全口义齿由于容易出现导致义齿翻转的力，所以形成两侧咬合平衡，最好不形成后牙咬合分离。

　　工作侧前磨牙颊尖近中内斜面形成接触滑移。有牙颌时距离颞颌关节较远并且给颞颌关节带来负担少的前牙部位形成接触滑移比较有利。然而，全口义齿因牙槽嵴不同程度的吸收，容易出现前牙部位过度干扰而导致固位力降低，并且牙槽嵴负担变大、牙槽嵴进一步吸收及后牙磨耗导致前方咬合干扰，最终很容易出现义齿不稳定，因此不受欢迎。另外，工作侧磨牙侧方运动时不形成颊尖诱导。作用点的滑移面越靠近支点的颞颌关节，义齿后方咀嚼压力就越强，很容易导致不稳定。

a，b：由于以下颌人工牙位置为基准排列上颌后牙人工牙，所以从下颌后牙咬合面面积最大且对咬合非常重要的第一磨牙开始排列。确认排列位置不要进入2、3接触点与磨牙后垫内侧连线（Pound线）的内侧，通过决定颊舌向位置，确保舌的活动空间。此时在中央窝形成三点接触，并且通过颊舌尖相同高度或颊尖微高的排列最终实现双侧平衡咬合的舌侧集中咬合。

c：同样，依次排第二前磨牙、第一前磨牙。

图39d，e　确认所有人工牙是否未超出Pound线。由于上颌第二磨牙微微偏向腭侧，下颌第二磨牙为了与其对应有时可能少许偏出Pound线。这种情况的处理是略微调磨舌侧面。

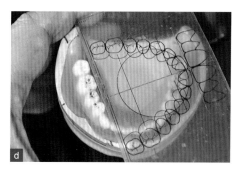

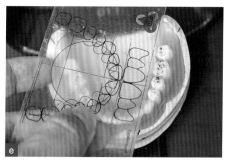

排下颌后牙（续）

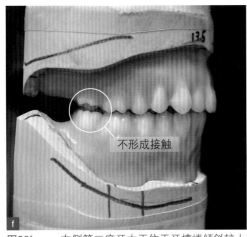
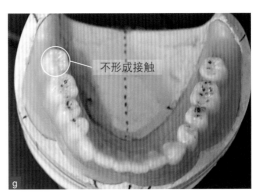

图39f，g　右侧第二磨牙由于位于牙槽嵴倾斜较大的不稳定区域而容易受到挤压义齿向前方的力，所以不形成咬合接触。食物位于上下牙之间时为了不形成较强的咀嚼压力至少空出2mm。

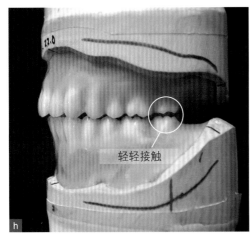
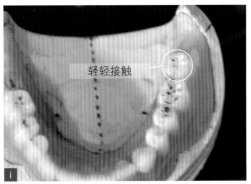

图39h，i　左侧大致靠近不稳定区域，犹豫不定的情况下可以在排牙时先形成咬合接触，然后在口腔内试戴并判断后去除咬合接触。

制作基托

如果取印模与取咬合关系准确，并且口唇支撑恰当，则几乎看不到基托。因此，与其精雕细琢地制作磨光面形态，倒不如优先考虑功能。行使功能时不妨碍义齿稳定，或者通过口腔周围肌肉作用使义齿稳定，形成恰当的边缘密封形态及吞咽时容易把食物输送到咽部并不妨碍舌运动的广阔而舒适的空间等，适当的口唇支撑形成口唇与颊的丰满而恢复面容的美学效果。最先实现这些功能的意识非常重要（图40）。

作为义齿稳定的主要因素必须熟知表情肌、咀嚼肌、舌肌等口腔周围肌肉，形成不妨碍全口义齿稳定的形态。使用功能性印模印记行使功能时肌肉的位置与运动，最大限度地恢复原有形态，仅微调认为有可能形成障碍的多余部分。

制作基托

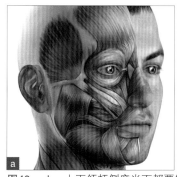 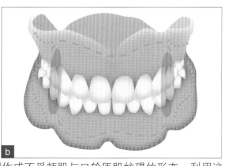

图40a，b　上下颌颊侧磨光面都要制作成不受颊肌与口轮匝肌妨碍的形态，利用这些肌肉形成从周围稳定包绕全口义齿的形态。

降口角肌、提口角肌、颧大肌、颧小肌、提上唇肌、降下唇肌、提上唇鼻翼肌等交叉于口角附近的口角轴。如果过突，有可能导致义齿后方向上翻转，因此不要过突。相反如果丰满度不足，则容易滞留食物。

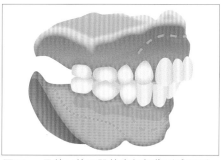

图40c　虽然口轮匝肌的走行部位形成凹形，但是图上橙色区域形成恰当的丰满度可以获得边缘封闭。根据前牙人工牙牙轴方向，在每个部位有意识地朝牙根方向形成不同的丰满度。

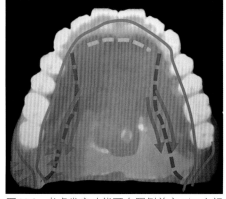

图40d　考虑发音功能可在腭侧前方 2+2 之间制作腭皱襞。形成吞咽时舌容易把食物输送到咽部的形态，尽可能扩大口腔内的空间。由于腭皱襞后方到第一磨牙后方附近及腭大孔内侧腭骨水平板的基托是没有吸收的部位，所以为了减少异物感要尽可能做薄。

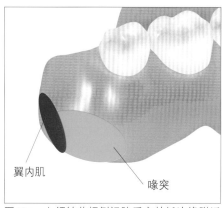

翼内肌

喙突

图40e　上颌结节颊侧间隙后方基托边缘附近在偏离牙尖交错位运动时，为了不干扰颞肌喙突需去除过度的丰满。可是，会干扰到什么程度则因人而异，所以这是在口腔内调整的部位。形成翼内肌活动无阻碍的形态。

制作基托（续）

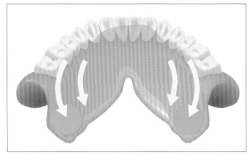

图40f　下颌舌面想象舌的存在，形成不妨碍舌运动的凹面形态，前牙部位舌面形成可以搭载舌前部的形态。舌根部附近为了减少异物感尽可能做薄。

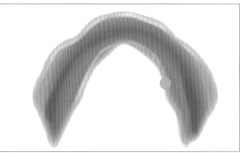

图40g　下颌舌侧基托边缘位于下颌舌骨前窝前方搭载舌下皱襞的部分进行边缘封闭，由于这部分是下颌义齿封闭稳定的重要部位，因此恰当地保留印模的厚度。另外，下颌舌骨肌线上的基托由于搭乘在无吸收的固有牙槽骨上，所以为了减少异物感应尽可能做薄。但同时这里是口腔内需缓冲调整的部位，因此必须预留基托组织面需调整部分的厚度。

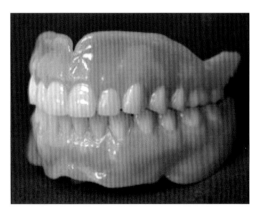

图40h　考虑到口腔周围肌肉功能而形成的义齿磨光面形态。

参考文献

[1] Sutton AF, McCord JF. A randomized clinical trial comparing anatomic, lingualized, and zero-degree posterior occlusal forms for complete dentures. J Prosthet Dent 2007；97（5）：292-298.

[2] Mankani N, Chowdhary R, Mahoorkar S. Comparison of Stress Dissipation Pattern Underneath Complete Denture with Various Posterior Teeth form: An In Vitro Study. J Indian Prosthodont Soc 2013；13（3）：212-219.

[3] Khare A, Nandeeshwar DB, Sangur R, Makkar S, Khare P, Chitumalla R, Prasad R. A Clinical Study to Examine the Effect of Complete Denture on Head Posture/Craniovertical Angle. J Clin Diagn Res 2016；10（4）：ZC05-8.

[4] 小林義典.「フルバランスドオクルージョンかリンガライズドオクルージョンか」論文に対する論評. 補綴誌 2005；49（1）：22-25.

[5] Nishigawa G, Matsunaga T, Maruo Y, Okamoto M, Natsuaki N, Minagi S. Finite element analysis of the effect of the bucco-lingual position of artificial posterior teeth under occlusal force on the denture supporting bone of the edentulous patient. J Oral Rehabil 2003；30（6）：646-652.

[6] Mankani N, Chowdhary R, Mahoorkar S. Comparison of Stress Dissipation Pattern Underneath Complete Denture with Various Posterior Teeth form: An In Vitro Study. J Indian Prosthodont Soc 2013；13（3）：212-219.

[7] Prombonas AE, Vlissidis DS. Comparison of the midline stress fields in maxillary and mandibular complete dentures: a pilot study. J Prosthet Dent 2006；95（1）：63-70.

[8] 脇田稔, 山下靖雄（監修）, 井出吉信, 前田健康, 天野修（編）. 口腔解剖学. 東京：医歯薬出版, 2009：84-87.

[9] 深水皓三（編著）. 堤嵩詞, 阿部伸一, 岡田尚士（著）. 治療用義歯を用いた総義歯臨床. 京都：永末書店, 2014：68-79.

[10] Albert Gerber. Dental Occlusion and the Temporomandibular Joint. Chicago：Quintessence Publishing, 1990.

[11] 深水皓三. 総義歯の第 1 大臼歯部における咀嚼力および咬合力に関する研究. 補綴誌 1973；17（4）：491-516.

[12] 五味渕泰造, 小出馨, 旗手敏. リンガライズド・オクルージョンとフルバランスド・オクルージョンの咀嚼機能について. 補綴誌 2000；44（2）：339-347.

[13] 須藤哲也. 総義歯の形態・色彩・機能③ 排列. In：鍛治田忠彦, 石川功和, 中込敏夫（編）.「歯科技工」別冊 総義歯部分床義歯の審美形態・色彩・機能が調和する技工操作の進め方. 東京：医歯薬出版, 2011：38-55.

[14] 北村清一郎（編著）. 歯科技工別冊 機能的な補綴装置製作のためのアトラス口腔顎顔面解剖. 東京：医歯薬出版, 2015：80-98.

[15] 櫻井薫. 咬合様式. In：佐々木啓一, 三浦宏之（編）.「歯科技工」別冊 生体本位の実践・咬合技工 ラボサイドで活かす咬合理論と咬合器操作. 東京：医歯薬出版, 2007：68-82.

[16] 末次恒夫. リンガライズド オクルージョン その考え方と与え方. デンタルダイヤモンド 1980；10：300-311.

[17] 堤嵩詞, 平岡秀樹. 総義歯づくり すいすいマスター 総義歯患者の「何ともない」を求めて〜時代は患者満足度〜. 東京：医歯薬出版, 2014：126-149.

[18] 坪根政治, 豊田静夫. 総義歯臨床形態学. 東京：医歯薬出版, 1978：308-370.

[19] Tony Johnson（Eds）, Duncan J. Wood. Techniques in Complete Denture Technology. Hoboken：Wiley-Blackwell, 2012：65-81.

[20] Max Bosshart. Funktion & Ästhetic：Rehabilitation des Unbezahnten nach der Original-Gerber-Methode. Berlin：Quintessenz Verlag, 2014：120-121.

[21] Fahmy FM, Kharat DU. A study of the importance of the neutral zone in complete dentures. J Prosthet Dent 1990；64（4）：459-462.

[22] Earl Pound（著）, 坂本勲（訳）, 櫻井薫（監訳）. 患者との信頼関係を築く総義歯製作法―ティッシュコンディショナーを活用して― 歯科医師マニュアル. 東京：わかば出版, 2009：27-28.

[23] 相宮秀俊, 福田聖一, 堤嵩詞. いま再考する Gerber 理論・テクニックの有効性―顎運動の緻密な観察, 分析に基づく総義歯製作システムの理解と応用― Extra issue スイスにおける Gerber Method 研修会に参加して. 歯科技工 2011；39（12）：1361-1382.

[24] 近藤弘, 堤嵩詞（編）. 補綴臨床別冊 検査・診断・治療計画にもとづく 基本 総義歯治療. 東京：医歯薬出版, 2003.

[25] 大野淳一, 加藤武彦, 堤嵩詞（編）. 歯科技工別冊 目で見るコンプリートデンチャー 模型から口腔内をよむ. 東京：医歯薬出版, 1994.

[26] 細井紀雄, 平井敏博, 他（編）. 無歯顎補綴治療学 第 2 版. 東京：医歯薬出版, 2009：21, 47.

[27] Takayama Y, Yamada T, Araki O, Seki T, Kawasaki T. The dynamic behaviour of a lower complete denture during unilateral loads: analysis using the finite element method. J Oral Rehabil 2001；28(11)：1064-1074.

[28] SHARRY JJ, ASKEW HC, HOYER H. Influence of artificial tooth forms on bone deformation beneath complete dentures. J Dent Res 1960；39：253-266.

[29] Prombonas A, Vlissidis D. Effects of the position of artificial teeth and load levels on stress in the complete maxillary denture. J Prosthet Dent 2002；88(4)：415-422.

[30] 大貫昌理. 顎堤条件からみたリンガライズドオクルージョンの選択. 補綴誌 2004；48（5）：691-702.

[31] 田村隆英, 佐藤利英, 小出馨. リンガライズド・オクルージョンにおける滑走間隙量の変化が食品破砕に及ぼす影響. 補綴誌 2001；45（1）：67-79.

[32] 松本直之, 永尾寛, 河野文昭. 全部床義歯床下組織の負担圧分布に関する基礎的研究 第 4 報 咬合様式の差が義歯床下組織の負担圧分布に及ぼす影響. 補綴誌 1997；41（1）：44-51.

[33] 小出馨, 佐藤利英, 五味渕泰造, 他. リンガライズド・オクルージョンの有効性と臨床応用基準. 歯学 2000；88：433-440.

[34] 菅原佳広, 小出馨, 佐藤利英. リンガライズド・オクルージョンにおける滑走間隙量が咀嚼機能に及ぼす影響. 補綴誌 2002；46（3）：357-366.

[35] 河邊清治, 松本直之, 他. 総義歯の真髄. 東京：クインテッセンス出版, 2001.

[36] 加藤武彦（監修, 編集委員）, 三木逸郎, 田中五郎（編集委員）. 総義歯難症例への対応 その理論と実際―ニュートラルゾーン理論によるデンチャースペース義歯―. 東京：デンタルダイヤモンド社, 2009.

[37] 小林義典, 荻原彰, 山崎勉, 大島雅樹, 石原裕之. ゴシックアーチ描記法に関する臨床研究 第 5 報 ゴシックアーチ描記路・タッピングポイントと咀嚼系機能との関係. 歯学 1984；72：714.

[38] 津留宏道, 小林義典, 他（編）. 床義歯学. 東京：クインテッセンス出版, 1987.

[39] 中尾勝彦.「補綴臨床」MOOK 無痛デンチャーの臨床. 東京：医歯薬出版, 2002.

[40] 高橋一也, 小野圭昭, 権田悦通, 他. 総義歯装着者の咬合力に影響を与える顎堤形態について. 歯科医学 1999：62（2）：111-118.

[41] 川口隆彦. 諸種の下顎位における咬合位と顆頭位との関係, および Hinge axis points, Hinge axis について. 補綴誌 1972；16（1）：28-45.

[42] 藍稔, 川口武美. ゴシックアーチ描記の意義とその方法. 日歯医師会誌 1985；38（8）：786-795.

[43] 永田省蔵. 臨床における顎位の設定の疑問から―ゴシックアーチの臨床統計―. 補綴臨床 1995；28（2）：155-162.

[44] 日本補綴歯科学会（編）. 歯科補綴学専門用語集 第 2 版. 東京：医歯薬出版, 2004：84.

[45] 西村敏朗. 練習用義歯による水平的咬合位の変化に関する研究. 補綴誌 1972；16（2）：420-442.

[46] 市川淳. 口腔内で安定させるための総義歯臨床. デンタルダイヤモンド 2017；42（4）：51-64.

[47] Sidney Kina, August Bruguera（著）, 新谷明一（訳編）. 歯科技工別冊 invisible 先端審美補綴フォトガイド―天然歯と調和するセラミックス補綴の臨床と技工―. 東京：医歯薬出版, 2010.

[48] 上濱正, 阿部伸一, 土田将広. 今後の難症例を解決する総義歯補綴臨床のナビゲーション. 東京：クインテッセンス出版, 2012：204-212.

[49] 上條雍彦. 図解口腔解剖学 2 筋学（臨床編）. 東京：アナトーム社, 1998：379-383.

[50] 上條雍彦. 図解口腔解剖学 2 筋学（基礎編）. 東京：アナトーム社, 1998：223-249.

[51] Jan Hajto（著）. 大畠一成（編）. 歯科技工別冊 審美歯科治療のための天然歯フォトギャラリー. 東京：医歯薬出版, 2009.

[52] 阿部二郎（監著）, 生田龍平, 小久保京子, 小林靖典, 須山譲氏, 戸田篤, 松丸悠一. QDT Art & Practice 別冊 阿部二郎と 5 人のスーパー歯科

技工士が同一難症例で示す　ひとつではない、噛める総義歯の姿. 東京：クインテッセンス出版，2013.

[53] 阿部二郎，小久保京子，佐藤幸司. 4-STEP で完成　下顎吸着義歯と BPS パーフェクトマニュアル—全無歯顎症例に対応—. 東京：クインテッセンス出版，2011：166-169，174-180，192-199.

[54] 堀江鉦一. 堀江式総義歯調整法. 東京：森村歯科商会，1973：197-207.

[55] Max Bosshart. 咬合面形態と咬合の安定. QDT 2014；39（8）：134-141.

[56] 山崎史晃. チェアサイド / ラボサイド共通の基準に基づいた規格性のある総義歯製作法— VAS デンチャーシステムを用いて—. QDT 2013；38（11）：46-63.

[57] 佐々木啓一，三浦宏之（編）. 歯科技工別冊　生体本位の実践・咬合技工—ラボサイドで活かす咬合理論と咬合器操作—. 東京：医歯薬出版，2007：24-38，68-94.

[58] 小出馨（編著）. デザイニング・コンプリートデンチャー. 東京：医歯薬出版，2008：137-145，150.

[59] Peter E. Dawson（著），　小出 馨（監 訳）. Dawson Functional Occlusion　ファンクショナル・オクルージョン. 東京：医歯薬出版，2010：118-202.

[60] 阿部伸一. 基本のきほん　摂食嚥下の機能解剖. 東京：医歯薬出版，2014：37.

[61] 古谷野潔，矢谷博文（編）. 歯科技工別冊　目で見る咬合の基礎知識. 東京：医歯薬出版，2002：67-71，86-89，100-103，104-107，116-117，176-177，182-183，186-187，214-215，218-219.

[62] 新歯科技工士教本　歯の解剖学. 東京：医歯薬出版，2007：117-128.

[63] 遠藤憲史，堤嵩詞. Gerber 理論を応用したチェアサイド・ラボサイドワークの実際—咀嚼時の義歯の安定を目指した総義歯製作の要点—. 歯科技工 2012；40（8）：878-890.

[64] 佐藤幸司. 力学的・生理学的観点に基づく人工歯排列のガイドライン—歯槽軸と対顎関係を踏まえた，排列位置と方向の客観的な決定法　前編　患者固有の人工歯排列方法に関わる口腔内外の諸要件. 歯科技工 2014；42（4）：372-379.

[65] 須藤哲也. 明確な基準を根拠として行う的確で効率的な人工歯排列の実践—「レーザーマーカースタンド」の考案と多彩な活用法について　第 7 回　インプラントオーバーデンチャーの予後を見据えた義歯づくり. 歯科技工 2015；43（4）：474-485.

[66] 松田謙一，前田芳信. 全部床義歯臨床のビブリオグラフィー—成書の改訂各版記述の比較にみる，無歯顎補綴治療の本質と臨床知見70余年の蓄積　第12回　臼歯の排列について. 歯科技工 2016；44（1）：102-110.

[67] 堤嵩詞. 歯軸方向と調節彎曲を考慮した人工歯排列の実践—多様な生体に対して行う，自作機器を活用した力学的アプローチ—　前編　咬合彎曲・調節彎曲の重要性と測定器具の変遷. 歯科技工 2016；44（5）：556-568.

[68] 佐藤幸司. 人工歯排列に必要な力学・生理学・解剖学の基礎知識—第 7 回　口腔周囲筋及び粘膜組織との調和を求めた歯肉形成の考察. 歯科技工 2016；44（4）：519-525.

[69] 松田謙一，前田芳信. 全部床義歯臨床のビブリオグラフィー—成書の改訂各版記述の比較にみる，無歯顎補綴治療の本質と臨床知見70余年の蓄積　第11回　臼歯人工歯の選択について. 歯科技工 2015；43（12）：1524-1531.

[70] 佐藤幸司. 人工歯排列に必要な力学・生理学・解剖学の基礎知識—　第 5 回　臼歯部人工歯排列の臨床的ガイドライン. 歯科技工 2015；43（12）：1556-1261.

[71] 堤嵩詞. いま考察する Gerber 理論・テクニックの有効性—顎運動の緻密な観察，分析に基づく総義歯製作システムの理解と応用 Part.4　Gerber Method を特徴付けるエッセンス. 歯科技工 2011；39（4）：425-437.

[72] 中林誠. 明確な基準を根拠として行う的確で効率的な人工歯排列の実践—「レーザーマーカースタンド」の考案と多彩な活用法について　第 8 回　排列基準線を基に製作した総義歯の症例. 歯科技工 2015；43（5）：614-621.

[73] 堤嵩詞. 歯科技工士のための口腔の歯なしの話　第11回　変化する組織を推測し人工歯排列を行うポイント. 歯科技工 2015；43（11）：1400-1409.

[74] 小田垣享. 患者満足を得るために必要な基本的知識と技術　第 3 回　人工歯の適切な排列位置の模索. 歯科技工 2016；44（11）：1384-1391.

[75] 細井紀雄，平井敏博，長岡英一，赤川安正，鈴木哲也，大川周治（編）. コンプリートデンチャーテクニック 第 6 版. 東京：医歯薬出版，2013：89-123.

[76] 小田垣享. 患者満足を得るために必要な基本的知識と技術　第 4 回 Angle Ⅰ級，Ⅱ級，Ⅲ級の臨床例における人工歯排列の違い. 歯科技工 2017；45（1）：116-129.

[77] 松田謙一，前田芳信. 全部床義歯臨床のビブリオグラフィー—成書の改訂各版記述の比較にみる，無歯顎補綴治療の本質と臨床知見 70余年の蓄積　第17回　リマウント，再削合について. 歯科技工 2016；44（7）：842-851.

[78] 堤嵩詞. 長期臨床応用に耐えうる人工歯の材質を考える—生体で用いる義歯としての耐用年数を，咀嚼メカニズムの考察と患者の使用感から捉え直す—　中編　人工歯の排列と咬合調整における要点. 歯科技工 2013；41（5）：539-546.

[79] 堤嵩詞. チェアサイドからの情報提供の理解・応用に基づく前歯部人工歯排列の品質向上へのアプローチ　後）前歯部人工歯の具体的イメージを患者—チェアサイド—ラボサイドで共有する『シェルプレート』を活用した個性的前歯部人工歯排列. 歯科技工 2005；33（6）：681-699.

[80] 堤嵩詞. いま考察する Gerber 理論・テクニックの有効性—顎運動の緻密な観察，分析に基づく総義歯製作システムの理解と応用 Part.1　序説／Gerber 理論の考え方とその具現たる器材について. 歯科技工 2011；39（1）：17-29.

[81] 山本為之. 良く噛める総義歯. 東京：永末書店，1993：67-73.

[82] 佐藤利英，三宅正基，西野和之. リンガライズド・オクルージョンの理論と症例による使い分け. In:「歯科技工」別冊 クリニカル・コンプリートデンチャー，2000：106-128.

[83] 細井紀雄，平井敏博，他（編）. 無歯顎補綴治療学 第 2 版. 東京：医歯薬出版，2009：188-219.

[84] アルディス・ザリンス，サンディス・コンドラッツ. スカルプターのための美術解剖学. 東京：ボーンデジタル，2016：111.

[85] 内藤正裕. 内藤正裕の補綴臨床　オーバーロードと向き合う. 東京：医歯薬出版，2015.

[86] 古屋純一，鈴木哲也. チェアサイドでの実践的咬合調整法. In：村岡秀明，松本勝利，櫻井薫，他. 総義歯の謎を解き明かす. 京都：松風，2010：93-130.

[87] Tony Johnson (Editor), Duncan J. Wood. Techniques in Complete Denture Technology. Hoboken：John Wiley & Sons，2012.

[88] 堤嵩詞，深水皓三（編）.「歯科技工」別冊 目でみる人工歯排列＆歯肉形成　実力アップのための Training with Basics. 東京：医歯薬出版，2005.

[89] 松本直之，市川哲雄（監著）. リンガライズドオクルージョン—義歯の咬合・インプラントの咬合—. 東京：医歯薬出版，2010：22-25，36-43，46-69.

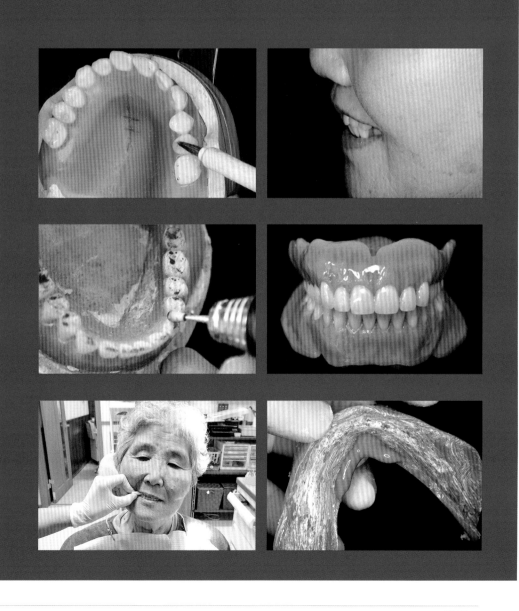

第9章 要点

试戴、完成全口义齿及调磨的流程图（图1）

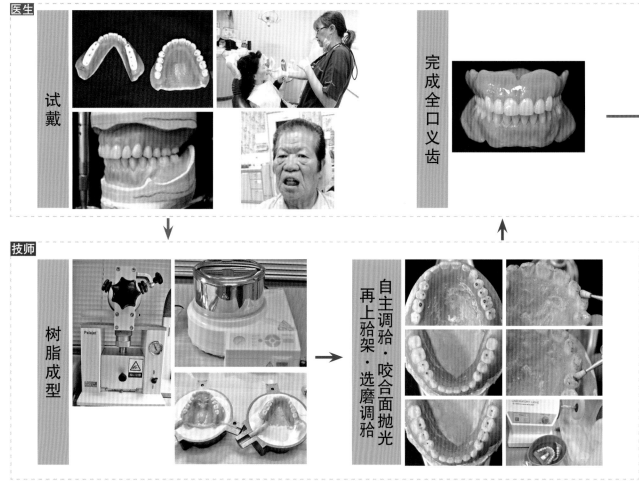

图1 试戴、完成全口义齿及调磨的流程图。

试戴

　　全口义齿试戴必须确认排牙后临时基托全口义齿的垂直距离、颌位关系、美学效果及𬌗架上与口腔内咬合接触点是否一致等。术者从取印模开始如果方法不恰当，必须回到原点而不要继续进行下去。

基托树脂聚合与成型精度

　　制作患者满意的、固位良好的全口义齿必须

正确了解操作程序及各程序使用的材料，把误差与变形控制在最小限度。经过各种工序最终把制作精密且具有功能的蜡型义齿最低限度变形地转换成树脂基托义齿非常重要。

　　基托树脂的选择标准有材料价格的合理性、操作的方便性、化学聚合还是加热聚合、树脂材料的适合性及颜色、物理性能、增龄性变化等。这些标准根据牙科技师与术者的判断负责任地综合选择。

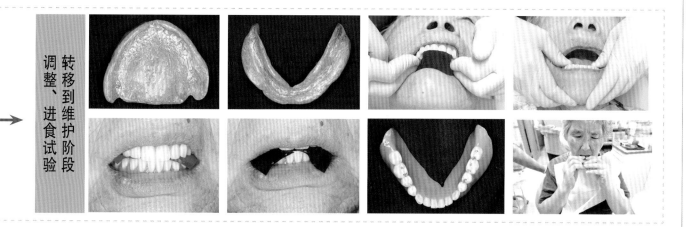

转移到维护阶段
调整、进食试验

使用CONDYLATOR殆架的咬合调整

多数全口义齿患者在失去牙齿变成无牙颌的过程中颞颌关节变得松弛，很容易发生迅即侧移与后退运动。由于这是出现牙尖干扰的原因，所以需在牙尖交错位附近形成三维空间的长正中。

全口义齿调整

全口义齿完成时首先去除制作过程中出现的较大变形，然后进行咬合调整与组织面调整。组织面适合性验证材料有很多种，必须根据具体用途选择使用（图2）。

组织面适合性验证材料的种类

义齿基托组织面

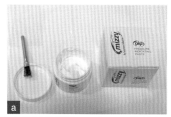 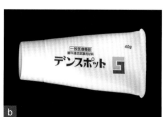 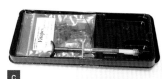

图2a～c　检查义齿组织面适合性时使用Mizzy P.I.P. 糊剂（SUNDENTAL，a）或DENT-SPOT（昭和药品化工，b）。在整个组织面薄薄地涂布，观察受压部位颜色的变化。义齿两次调整以后出现明显的红肿、压疮及发现疼痛等原因时，可使用少量这些糊剂或Vitapex（NEO药业工业，c）涂布在疼痛部位并印记到义齿组织面后进行调整。

义齿基托边缘

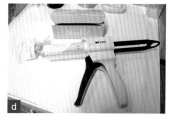 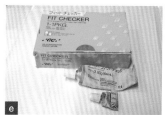

图2d，e　检查义齿基托边缘密合性时主要使用NeoFit（NEO DENTAL CHEMICAL PRODUCTS CO.,LTD.）或FIT CHECKER（GC公司，e）。由于这些材料硬化需要几分钟，因此可通过进行口腔周围的功能运动检查边缘的密合性。

试戴的要点

全口义齿试戴是为了确认𬭁架上与口腔内的咬合是否一致，多数情况下不排下颌后牙而使用平整的咬合面板进行试戴（**图3**）。那是因为术者通过哥特式弓描记确定的颌位关系稍微出现偏差的情况下使用不排下颌后牙的平整咬合面板很容易发现𬭁架上与口腔内咬合的差异，可以简单地进行修正。

口腔内试戴临时基托排牙蜡型有时会意外地发现无吸附力。出现这种情况的具体原因如下：

①印模问题；

②模型上确认的倒凹太多，而且填补的部位也很多；

③临时基托随时间变化而发生了变形。

①的情况必须重新取印模，临时基托排牙蜡型试戴时也可以使用临时基托取印模。然而，没有最基本的固位就不可能制作出强吸附力的功能性全口义齿。印模问题与范围不同，具体的应对措施也不同。

②的情况由于全口义齿完成时可以获得固位，所以没有必要担心，而且可以使用几乎没有厚度的粉末型义齿稳定剂新FASTON（日本狮王）予以应对。

③的情况虽然在取咬合关系时固位很好，但是在临时基托排牙蜡型试戴时出现固位不良的情况可能是丙烯酸树脂基托发生了变形。

▌临时基托排牙蜡型试戴时后牙排列的盲点

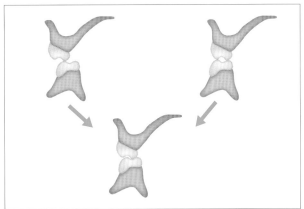

图3　下颌后牙部位排牙时虽然颌位关系稍微出现偏差，但是患者在咬合时感觉不到异常，这样也可不做处理继续完成。

▌确认咬合接触点

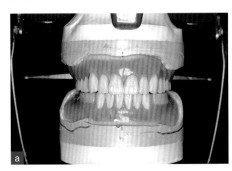

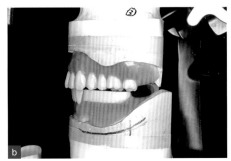

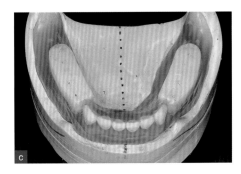

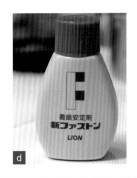

图4a～d　收到技师产品在口腔内试戴前确认𬭁架上临时基托排列人工牙的咬合接触点非常重要。这是因为蜡型的温度变化多数会导致试戴时人工牙位置发生轻微的改变。
a～c：收到来自技师室的临时基托排牙蜡型。
d：临时基托排牙蜡型固位不良时可使用的义齿稳定剂新FASTON（日本狮王）。

临时基托的未聚合树脂与蜡的散热变形也可能导致试戴时𬌗架上与口腔内的咬合不一致。使用新FASTON应对。临时基托材质的选择对𬌗架上形成精密咬合的影响很大，必须十分注意。

以下**图4**表示确认咬合接触点，**图5**表示修整咬合接触点，**图6**表示确认美学效果，**图7**、**图8**与**表1**表示确认咬合。

图4e，f 确认咬合接触点良好。
e：在𬌗架上利用咬合纸确认咬合接触点。
f：可以确认左右两侧咬合接触点均等。

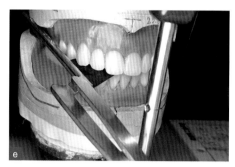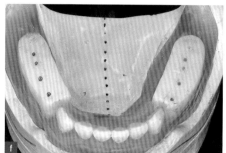

修整咬合接触点

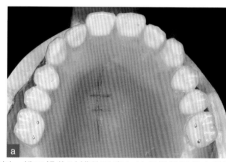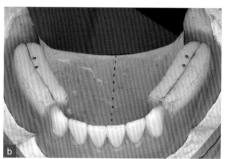

图5a，b 没有确认咬合接触点的病例。排牙操作时蜡的温度与技师操作后保存的温度受时间变化的影响发生蜡的收缩，有时口腔内试戴时没有出现咬合接触点。那样在口腔内试戴前必须在𬌗架上修正，然而蜡加热与重新排牙不仅需要时间，而且试戴后还可能再次确认蜡型收缩变形，这种情况下可以在人工牙上添加少量树脂予以应对。试戴后使用树脂修正的收缩部分通过技师操作进行修整。
a：只有 6| 和 |6 有咬合接触。
b：咬合面板上也只有2个咬合接触点。

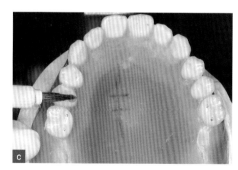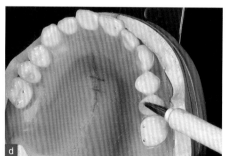

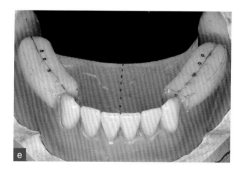

图5c，d 修正咬合接触点。
c：在无咬合接触的功能尖上添加自凝树脂（UNIFAST Ⅲ，GC公司）。
d：确认在咬合面板上形成的接触点。
图5e 在𬌗架上确认获得的咬合接触点。

确认美学效果

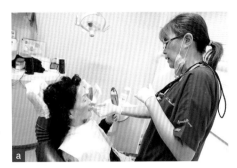

图6a～c 口腔内试戴确认无疼痛后把镜子给患者，让患者确认美学效果。
a：说明新制作的义齿改善美学效果的部位。
b，c确认中线与口唇的丰满度。

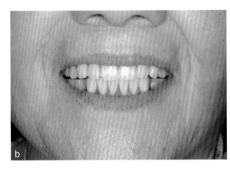

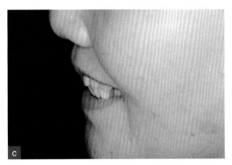

哥特式弓描记法确定的颌位与试戴时叩齿接触点相同的情况

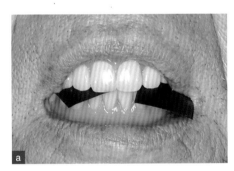

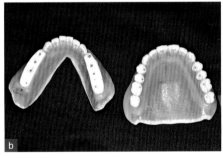

图7a 使用咬合纸进行准确的叩齿运动。
图7b 用哥特式弓描记法确定的颌位与试戴时叩齿接触点相同的情况。判断颌位关系恰当，完成试戴。

哥特式弓描记法确定的颌位与试戴时叩齿接触点不同的情况

表1 哥特式弓描记与叩齿接触点出现误差时必须根据具体病例诊断来判断优先选择哪个结果

诱导侧方叩齿运动时与哥特式弓描记法确定的颌位相同	哥特式弓描记法确定的颌位恰当，试戴时受旧义齿颌位影响叩齿接触点发生偏移时可佩戴上临时基托排牙蜡型等待5～10分钟再进行叩齿运动，这时就应该与哥特式弓描记法确定的颌位相同
反复做叩齿运动时与哥特式弓描记法确定的颌位不同（图8）	术者使用哥特式弓描记法诊断的颌位有时不是正中关系。这种情况下即使花时间反复做叩齿运动也不会与哥特式弓描记法确定的颌位相同。此时必须重新确定下颌位置，采用咬合记录材料直接咬合取颌位关系，重新上𬌗架与重新排牙。根据需要重新进行哥特式弓描记与试戴
咬合平面板上叩齿接触点不稳定情况	叩齿咬合接触点不稳定时多数情况下颞颌关节功能存在问题。如果没有时间但需直接制作完成全口义齿，必须选择牙尖展开角接近0°的后牙。如果有时间且愿意治疗与恢复颞颌关节功能，则应该使用治疗义齿。然而，垂直距离较低或术者操作问题等导致确定的颌位不恰当也会出现同样的现象

图8a　反复叩齿与𬌗架上咬合接触点不一致的情况。

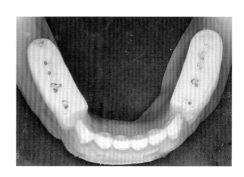

图8b，c　叩齿咬合接触点集中后直接用咬合硅橡胶取咬合关系。

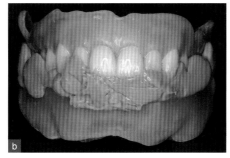

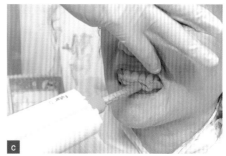

图8d，e　用咬合硅橡胶取咬合关系。可以确认右侧（e）咬合面板的颌位与𬌗架上的颌位发生了偏差而偏离舌侧。

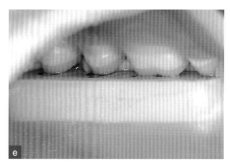

图8f，g　下颌后牙排列人工牙后试戴。虽然发现叩齿时左右有偏差，但是判断这种偏差可通过完成时的咬合调整加以解决，所以直接继续完成制作。

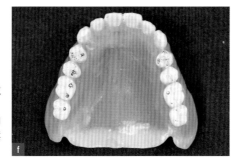

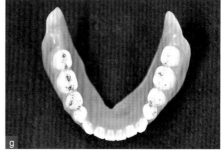

基托树脂聚合与成型精度

为了制作适合性良好的全口义齿必须正确了解操作程序及各程序使用的材料，把误差与变形控制到最低限度。

基托树脂的选择标准有材料价格的合理性、操作的方便性、聚合方法与适合性及膨胀（收缩）系数与补偿、颜色、物理性能、增龄性变化等。这些标准根据术者的判断负责任地综合选择。

基托树脂聚合时的收缩变形对义齿基托的适合性与人工牙位置变化有很大影响。如果不恰当地补偿树脂的热收缩与聚合收缩，前面做的所有精密操作就都失去了意义。

义齿基托用丙烯酸树脂材料

表2　现在义齿基托材料用丙烯酸树脂有加热聚合型树脂与化学聚合型树脂（常温聚合型树脂）

加热聚合型树脂	通过加热聚合引发剂过氧化苯甲酰分解释放自由基而引起聚合反应的树脂，一旦到60°以上就会引发分子连锁反应
化学聚合型树脂	用聚合促进剂（叔胺等）促进过氧化苯甲酰发生化学反应并释放自由基而在常温下引起聚合反应的树脂。在日本通常称作常温聚合树脂

凝固收缩的补偿

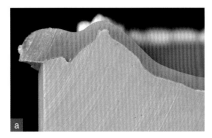

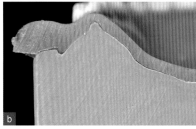

图9a　树脂成型后从包埋石膏里分离出来的状态，与石膏模型密合性良好。
图9b　如果从石膏模型暂时分离义齿，去除内面的气泡和细小突起等后再次放回模型就会微弱地上浮。确认从石膏分离时应力导致树脂的收缩（0.28%左右）。选择膨胀系数合适的石膏以补偿这种树脂收缩并获得与口腔黏膜的适合性。

物理性能

項　目		測定値
混水比(W/P)		0.24
凝結時間※(min)		10
凝結膨張※(%)		0.32
圧縮強さ(MPa)	1時間後※	37.7
	乾燥後	104.9

※試験方法：JIST6605

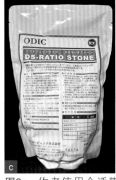

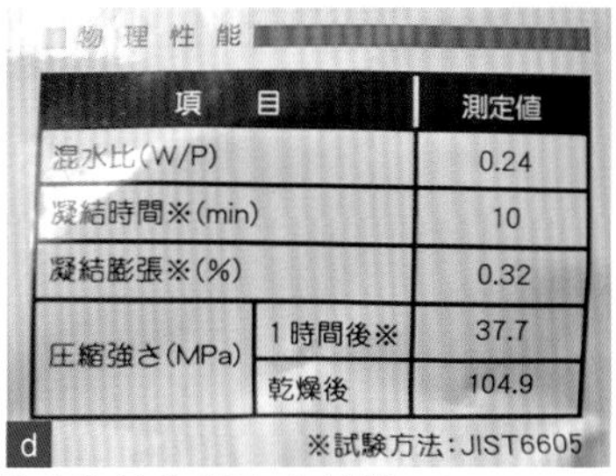

图9c　作者使用合适膨胀系数的化学聚合树脂DS-RATIO STONE（ODIC）。
图9d　DS-RATIO STONE的物理性能。理论上与化学聚合树脂收缩率为0.28%，相对应使用凝固膨胀系数为0.32%的石膏。加热聚合树脂最好选择与树脂收缩率相对应的膨胀系数合适的石膏。

1. 义齿基托用丙烯酸树脂

现在义齿基托材料用丙烯酸树脂有加热聚合型树脂与化学聚合型树脂（常温聚合型树脂）（表2）。

丙烯酸树脂尺寸变化的主要原因与应对措施

丙烯酸树脂固化收缩分为聚合反应密度变化引起的聚合收缩与温度变化引起体积改变的热收缩。聚合收缩对成型精度的影响较小，热收缩的影响较大。加热聚合与化学聚合都是丙烯酸树脂的聚合引发促进剂过氧化苯甲酰通过加热或化学物质发生的聚合反应。无论使用哪种树脂都必须选择热收缩小的聚合方法。

①聚合收缩

丙烯酸酯的甲基丙烯酸单体一旦聚合就会发生密度从0.94g/cm^{3}到1.19g/cm^{3}变化的聚合收缩。由于通常树脂的粉（牙托粉）液（牙托水）比为2：1，所以理论上出现7%的体积收缩。然而，聚合开始到玻璃化转移温度前（结晶温度）的树脂是软的，其尺寸变化很少通过包埋料成型进行较大的补偿。

②热收缩

聚合反应如果温度从较高的软化状态树脂降到玻璃化转移温度以下，伴随温度下降整个成型就会独立地发生热收缩。

丙烯酸树脂的固化收缩几乎只考虑玻璃化转移温度到常温的热收缩。

丙烯酸树脂的热膨胀系数如果用81×10^{-6}计算，那么加热聚合型树脂的收缩率是（75℃－20℃）$\times81\times10^{-6}$=0.0044=0.44%，化学聚合型树脂的收缩率是（55℃－20℃）$\times81\times10^{-6}$=0.0028=0.28%。

上述结果发现化学聚合型树脂的热收缩率较

小。选用与树脂收缩率相匹配的膨胀系数石膏补偿固化收缩非常重要（图9）。

化学聚合型树脂因厂家不同化学物质引起的聚合反应不一样。多数情况由于聚合时温度变化不明确，所以玻璃化转移温度也不明确。热收缩时化学反应引起的结晶过程到恢复常温时的收缩在数学计算式中的温度是55℃，使用化学聚合型树脂时，为了防止未聚合树脂存在，假定加热树脂的温度到55℃。

综上所述，强吸附力功能性全口义齿可以选择热收缩小的化学聚合型树脂。然而，使用加热聚合型树脂由于低温长时间聚合可能减小收缩，所以无论使用哪一种方法都应该想办法减小收缩。

模型石膏也可以补偿树脂的收缩，所以选择膨胀系数合适的材料。

2. 化学聚合树脂聚合时温度变化

义齿基托用树脂虽然有各种各样的选择标准，然而特别是强吸附力功能性全口义齿尽可能以技师操作简单并且能精密反映印模对象为目标。

化学聚合型树脂着眼于生产厂家不同组成也不同，必须核查聚合时的温度变化。对照目前（2018年）市场主要销售的5种化学聚合型树脂聚合时的温度变化如表3与图10所示。

实验如下所示。根据结果这次使用化学聚合型树脂Palapress（古莎，日本）通过PalaJet操作系统（古莎，日本）聚合义齿基托。无论什么系统都存在优点与不足，因此在理解的基础上正确使用最重要。绝不应该满足现状，应该考虑患者的利益，恰当使用更精密且操作简单、性能优越且不变形的价廉物美产品。

3. 化学聚合树脂吸水性的考虑

目前，化学聚合型树脂的吸水性比加热聚合型树脂更高。树脂含有的水分在饱和状态非常少，据报告每吸收1%重量的水分，线性膨胀为0.23%。水浴聚合时通过吸水补偿热收缩。

如果树脂内部水分扩散就会导致收缩而出现尺寸变化，结果发生变形，因此通常的水浴聚合法最好是从聚合到戴入患者口内包括从抛光到交付所有的所有工序（运输过程）都应该浸泡在水中，并且还要指导患者如果全口义齿从口内取出进行保管时，为了防止干燥应该浸泡在水中。

化学聚合树脂聚合时温度变化实验

实验用材料及其组成

表3　这次实验用化学聚合型树脂及各生产厂家表示的组成

材料	粉	液
Basis FLOW II（山八齿材工业）	聚甲基丙烯酸甲酯等	甲基丙烯酸甲酯、二甲基丙烯酸乙二醇酯等
GC PROCAST DSP（GC公司）	甲基丙烯酸酯聚合物	甲基丙烯酸甲酯
FIT RESIN（松风）	甲基丙烯酸甲酯与丙烯酸-2-乙基己酯的共聚物、引发剂、染色剂等	甲基丙烯酸甲酯、二甲基丙烯酸乙二醇酯、引发剂等
PalaXpress（古莎，日本）	聚甲基丙烯酸甲酯	甲基丙烯酸甲酯等
PalaXpress ultra（古莎，日本）	聚甲基丙烯酸甲酯	甲基丙烯酸甲酯等

方法

在室温23℃（22.0~23.2℃）的实验室环境下制作中央带有直径为30mm圆柱形空腔的石膏成型器。在圆柱形空腔中填入调拌好的化学聚合型树脂，测定每种树脂从聚合开始后30分钟内的温度变化。每种树脂做5次同样的实验，并把平均值绘成图形。

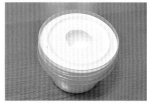

图10a　实验用石膏成型器。

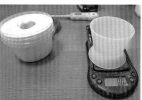

图10b　给实验用石膏成型器涂布分离剂。准备数码电子秤。

图10c，d　使用数码电子秤正确称量。

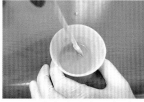

图10e　根据各生产厂家说明书要求的调拌方法调拌树脂。

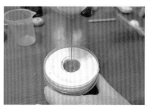

图10f　充填调拌好的树脂。

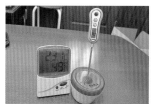

图10g　测量温度变化。

结果

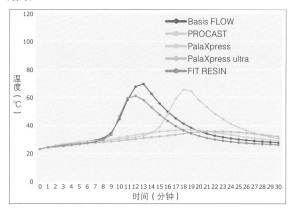

使用树脂材料充填石膏中央的空洞可以观察更接近于临床的树脂温度变化。PalaXpress与PalaXpress ultra的温度变化是20℃左右，最高温度在40℃以下的图形描绘为较缓的曲线。其他3种树脂材料发生聚合反应时间区域的温度变化为40~45℃，可见急剧上升，而且最高温度达到60℃以上

图10h　化学聚合型树脂温度变化实验。

讨论

化学聚合型树脂通过聚合引发剂分解过氧化苯甲酰释放自由基，在温度不是很高的状态下引起聚合反应，每种树脂聚合反应的温度变化、温度上升速度及温度上升开始的时间区域不同。

根据结果，反应时与反应后温度变化大的树脂材料热收缩率较大，温度变化较小的PalaXpress与PalaXpress ultra的热收缩率较小。但是，由于温度变化较缓反应速度也较慢，所以短时间内结束聚合反应就会残留很多单体，结果可能导致物理性能降低及随时间变化的尺寸精度改变。因此，必须将包埋聚合温度控制在45~55℃的低温状态并保持一段时间，以促进聚合反应，提高聚合深度。

临床上义齿聚合与较高温度下开始聚合的加热聚合型树脂不同，化学聚合型树脂较厚的部位温度高反应快，较薄的部位温度低反应速度变慢，而且有聚合深度不一致的现象。因此，必须保证足够的时间进行聚合与降温。

这次实验制作的石膏成型器空洞毕竟有30mm，而且是测量其中化学聚合型树脂的聚合温度。如果实验是测量树脂单体，将树脂厚度、量、石膏成型器石膏的量或浸泡45℃温水设定为实验条件，结果可能就不一样。因此，这个结果不能一概而论地判断商品的好坏。这次实验只是在相同条件下聚合温度变化的比较。

4. 化学聚合树脂成型（包埋、充填、聚合）操作

现在（2018年）强吸附力功能性全口义齿使用固化收缩与变形小及操作性能优的化学聚合型树脂（图11）。

古莎公司Pala义齿系列树脂的PalaXpress使用巴比妥酸代替过氧化苯甲酰分解释放自由基作为聚合引发剂的叔胺，减少聚合后的单体残留，提高聚合率。由于残留单体起可塑剂作用而降低树脂的机械性能，因此尽可能减少。

叔胺在聚合反应完成后氧化使树脂对光的稳定性降低而容易变色，然而使用巴比妥酸可以减少变色。

使用PalaXpress树脂成型（包埋、充填、聚合）的操作步骤如图11～图16所示。

化学聚合树脂成型（包埋、充填、聚合）操作步骤

树脂材料

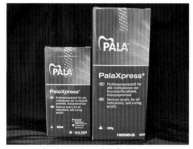
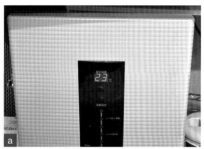
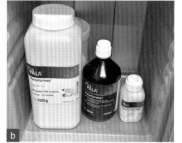

图11 化学聚合型树脂PalaXpress（古莎，日本）。

图12a，b 大多数牙科材料的设计基准是23℃，因此树脂粉与液的保存场所应设定为湿度低，温度23℃。调拌与充填操作的技师室也应该是相同的温度。加热聚合型树脂与化学聚合型树脂都必须遵守包埋方法、聚合时间、自然冷却时间、混水比及聚合温度等要求，才能防止出现差错并提高精度。

一次包埋

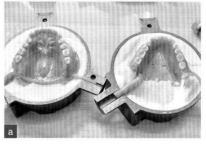
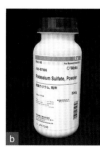

图13a，b 一次包埋使用2%硫酸钾水溶液调拌普通石膏。为了防止二次包埋时吸水膨胀，应放置1小时以上。
a：一次包埋。
b：硫酸钾。用1L水对20g 2%硫酸钾水溶液调拌普通石膏，控制膨胀率在硬石膏以下可以让凝固反应早点完成。

二次包埋与三次包埋

图13c 一次包埋完全凝固后，安插铸道并在水中浸泡10分钟，防止一次包埋的石膏吸收二次包埋石膏的水分而导致有些部位混水比不均匀。在一次包埋的石膏面上涂布石膏分离剂，使用超硬石膏进行二次包埋，注意不要让人工牙周围与磨光面混入气泡。严格遵守混水比，无论什么时候都要进行这样的操作。

图13d 二次包埋石膏完全凝固后使用振荡器把普通石膏流入到各个部位进行三次包埋。此时为了防止石膏膨胀导致上下浮动需要使用硫酸钾水溶液调拌。

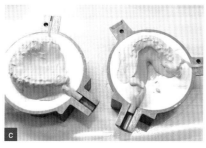
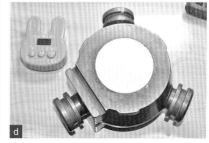

称取树脂

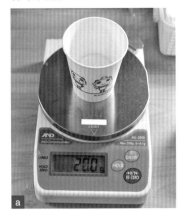 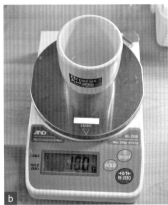

图14a，b　粉液都用电子秤称重，严格遵守混液比。甲基丙烯酸甲酯比重为0.945g/cm³，比水的比重稍轻，树脂的量按全口义齿重量称取就可以。
a：称量粉。
b：称量液。

调拌树脂

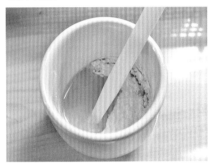 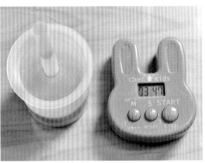 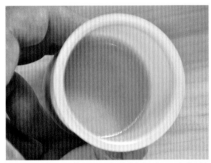

图15a　调拌树脂时必须按照先放液后粉的顺序，这样容易浸透。

图15b　调拌后放入注射器，在室温为23℃设定计时器时间约4分钟，等待聚合。

图15c　打开盖子，确认树脂表面光泽整体变薄且流动性极小的状态时开始进行充填操作。

树脂充填与聚合

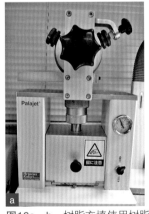 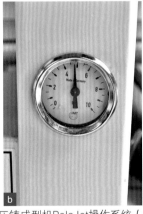 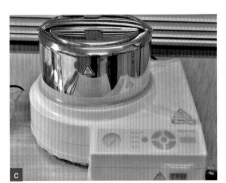

图16a，b　树脂充填使用树脂压铸成型机PalaJet操作系统（古莎，日本）完成（a）。在23℃与4～5个大气压条件下保持6分钟（b）。施加压力直到橡胶状，这样可以补偿初期的聚合收缩。

图16c　树脂充填后。使用聚合槽Palamat elite（古莎，日本）把型盒放入45℃的温水中，在2个大气压下聚合30分钟（一边聚合一边在45℃冷却聚合反应产生的热量可以抑制热收缩。虽然化学聚合型树脂在常温下聚合的热收缩较小，但是有些较厚部位聚合时释放出化学反应的热量导致温度升高，较薄部位化学反应的热量被抑制，结果出现聚合反应不均匀）。

　　然后，为了促进聚合上升温度到55℃，再直接慢慢冷却到室温。尽可能放置较长时间（作者放置12小时）慢慢冷却，尽可能释放内部应力，减少残留的单体，防止戴牙后的变形与变色。

　　如果使用压铸法进行化学聚合型树脂的充填与聚合，因充填时没有持续的压力，结果就不能通过压力补偿聚合收缩，最终导致适合精度显著降低，必须充分注意。使用生产厂家推荐的树脂充填法。聚合完成以后重新上𬌗架，接着进行选磨调𬌗与自主调𬌗。

𬌗架上的咬合调整

咬合调整是为了咀嚼运动时口腔内人工牙不发生牙尖干扰，因而在𬌗架上通过再现咀嚼运动时的颞颌关节功能，制作与咀嚼运动相协调的咬合面形态而进行人工牙咬合面调磨的操作过程。

预测𬌗架上模拟咀嚼运动发生的早接触，并且对早接触部位进行调磨，形成与功能相协调的均匀咬合接触，最终实现均等分散咀嚼力到义齿基托下组织的目的。

然而，无论使用什么样的𬌗架，𬌗架上的功能都会与实际咀嚼的生理运动存在一定的差异，最终在口腔内都必须进行调整。因此，𬌗架上咬合调整的原则是不要过度调磨。为了让全口义齿稳定，咬合调整必须实现侧方运动时工作侧与平衡侧两侧后牙平衡的双侧平衡咬合（Bilateral balanced occlusion）。无论哪一侧咬合面之间有食物存在都会使平衡侧受到使义齿脱位的力，但是如果平衡侧上下人工牙有接触就不易发生脱落，并且能防止翻转。

由于平均值𬌗架与颞颌关节相对应的颌间三维空间位置关系及髁导斜度等被设定为平均值，因此对患者实际咀嚼运动的再现性较低。特别是上颌体上方平坦的𬌗架在侧方运动调整咬合过程中有可能过度调磨后牙的展开角。为了防止这种情况的发生必须认真细致地调磨牙尖交错位的早接触，为了防止过度调磨，最好极其慎重地调磨偏离牙尖交错位运动过程中的牙尖干扰。

即使是不能调节迅即侧移的𬌗架，如果在牙尖交错位周围适当地调磨出间隙，就可防止牙尖干扰，而且可以降低咬合时的不适感。

使用CONDYLATOR-VARIO半可调𬌗架的咬合调整

CONDYLATOR-VARIO半可调𬌗架由于髁球的作用与人体髁突的形态与功能相似，因此可以在三维空间模拟咀嚼运动。

1. 牙尖交错位调整

通过选磨调𬌗去除牙尖交错位的早接触，再现排牙时形成的均匀接触关系（图19）。

2. 前伸运动（Protrusive movement）调整

打开切导针接触进行前伸运动。打开切导针再现颞颌关节功能。前牙以上前牙舌侧为中心进行调磨，尽可能保留原有的形态。剩余部分调磨下前牙切缘，使上后牙功能尖沿下后牙近中舌尖斜面滑移，形成前后咬合平衡（图21~图24）。

3. Gysi Bennett角（Gysi Bennett angle）调整

打开切导针接触进行包含Gysi Bennett角的侧方运动调整。打开切导针在𬌗架上再现包含费氏角的颞颌关节功能，有意识地模拟咀嚼运动，通过选磨调𬌗去除早接触与牙尖干扰，再现顺利咬入牙尖交错位。此时在平衡侧牙槽嵴条件恰当的部位获得平衡咬合接触（图25~图27）。

4. 迅即侧移（Immediate side shift）调整

让切导针与切导盘接触（为了避免牙尖交错位的过度调磨），进行迅即侧移的调整。在牙尖交错位附近形成长正中，调整颞颌关节左右的缓冲。虽然迅即侧移调量最大可达4mm，但是具体调整量应该分别根据颞颌关节功能进行判断（图28）。

5. 后退运动（Retrusive movement）调整

让切导针与切导盘接触（为了避免牙尖交错位的过度调磨），取下锁定板，使髁球向最上方移动0.2~0.4mm后沿天然下颌窝形状顺利向后方做最大1.5mm左右的运动。为了可以沿下颌窝后壁顺利地做后退运动进行咬合调整（图29，图30）。

6. 假想咀嚼运动调整（自主调𬌗）

最终模拟咀嚼运动生理功能进行最后调整。打开切导针与切导盘的接触，为了模拟咀嚼运动功能，依照咀嚼运动的标准向各个方向边做咀嚼运动边使用金刚砂研磨膏进行自主调𬌗，并且通过整体的微调整获得平衡咬合（图31～图35）。

选磨调𬌗使用的材料（图17，图18）

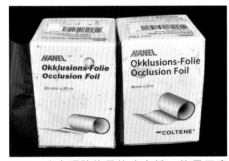

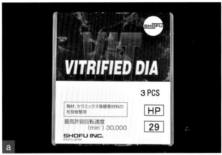

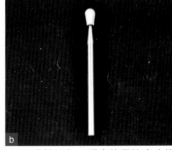

图17 选磨调𬌗使用的咬合纸。使用厚度为12μm、陶瓷牙也容易印记的咬合箔纸（HANEL，茂久田商会）。

图18a，b 选磨调𬌗使用的磨头VITRIFIED DIA HP29（松风）。调磨使用的磨头接近牙尖大小。含有金刚砂磨头也可以对陶瓷牙与金属顺利进行细微的调磨。

牙尖交错位调整

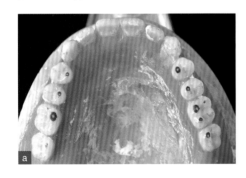

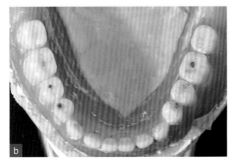

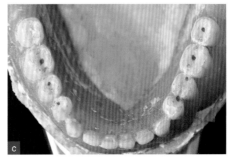

图19a～c CONDYLATOR-VARIO半可调𬌗架的牙尖交错位调整矢状髁导斜度为30°（平均值）。

a：原则上不调磨上颌功能尖舌尖。

b：聚合后调磨前的咬合接触关系。基托树脂收缩导致不均匀接触。

c：通过选磨调𬌗去除早接触，形成均匀的接触关系（本病例在不稳定区域不形成咬合接触）。

矢状髁导斜度的确定（图20）

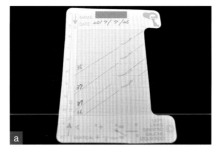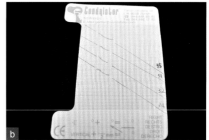

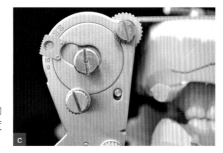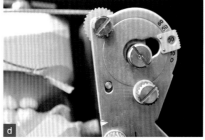

图20a~d 运动面弓记录［下颌运动记录（a，b）］，确定矢状髁导斜度（c，d）。

偏离牙尖交错位运动（前伸与侧方运动）时的调整部位

工作侧

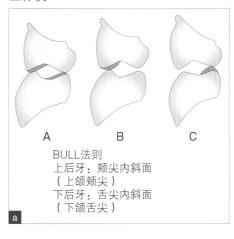

A B C

BULL法则
上后牙：颊尖内斜面
（上颌颊尖）
下后牙：舌尖内斜面
（下颌舌尖）

平衡侧

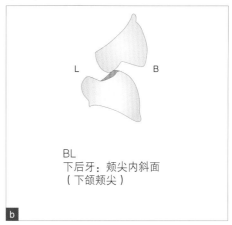

L B

BL
下后牙：颊尖内斜面
（下颌颊尖）

图21a，b 后牙调磨原则根据工作侧BULL法则（a），平衡侧BL法则进行（b）。
a：根据工作侧BULL法则不调磨上颌舌尖（功能尖），调磨去除上颌颊尖内斜面与下颌舌尖内斜面的早接触。
b：平衡侧调磨下颌颊尖内斜面（BL）。

前牙调磨

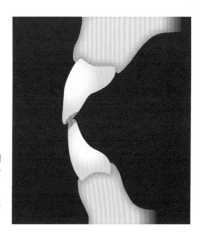

图22 偏离牙尖交错位运动时前牙调整。偏离牙尖交错位运动时如果发现干扰，就去除切缘的干扰。首先调磨上前牙的舌侧使切缘变薄，如果影响前牙美学形态，就略微调磨下前牙切缘。调磨量较多时必须重新检查排牙位置。
　　由于前牙诱导的有无与诱导的形成受牙槽嵴条件及咬合关系等影响较大，所以根据具体病例分别判断。据此决定诱导量与角度。

前伸运动与侧方运动的准备

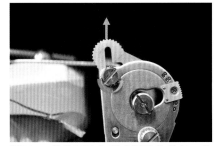 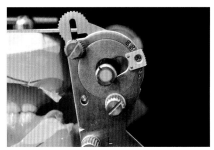 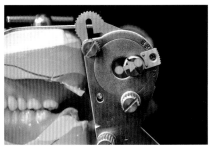

图23a　前伸运动与侧方运动的准备。抬起髁球锁使髁球可以做前伸运动。

图23b　牙尖交错位的位置。

图23c　一旦下颌体向前方滑移，附着于上颌体的髁球就会沿着孔的下缘向后方移动。

前伸运动调整

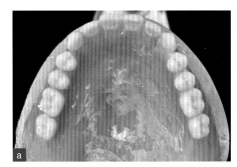 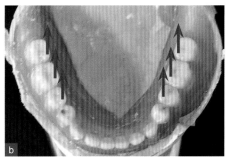

图24a，b　由于以颞颌关节功能优先形成咬合面形态为目的，抬高切导针，使其与切导盘脱离接触，前伸运动时调整前后牙干扰严重的部位。不要调磨上颌功能尖，调磨下颌舌尖顶干扰与前牙切缘，去除前后牙过度干扰。更换不同颜色的咬合纸，不要调磨牙尖交错位。

Gysi Bennett角（Gysi Bennett angle）调整

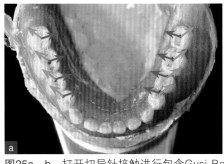 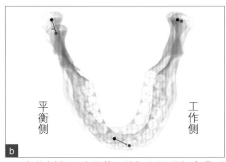

平衡侧　　　工作侧

图25a，b　打开切导针接触进行包含Gysi Bennett角的侧方运动调整。𬌗架上再现包含费氏角的颞颌关节功能，带有咀嚼运动（Chewing cycle）的意识通过选磨调架去除早接触与牙尖干扰，无论哪个位置都可以再现功能尖顺利咬入牙尖交错位。这种独特的三维空间运动是CONDYLATOR-VARIO𬌗架的特征，具备与颞颌关节生理功能相协调的髁导调节装置。此时在平衡接触的平衡侧磨牙远中颊尖内斜面形成轻微的诱导。

a：工作侧与平衡侧的调整。

b：髁突位置移动与牙列移动的关系。

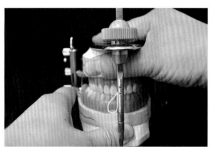
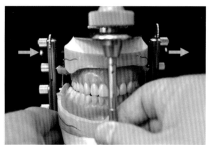

图25c　侧方运动与Gysi Bennett角调整操纵𬌗架时为了防止偏移必须牢牢地控制𬌗架，握住整个上颌体进行稳定的滑移。此时带有咀嚼运动（Chewing cycle）的意识使上颌功能尖沿下后牙颊尖内斜面滑移并再现顺利咬入牙尖交错位的运动

图25d　抬起平衡侧髁道锁做侧方运动，旋转型髁球就会自动地向箭头方向轻轻滑移而成为迅即侧移的装置。

偏离牙尖交错位运动时切缘调整的注意事项

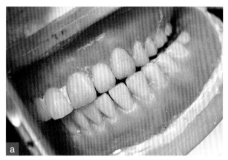
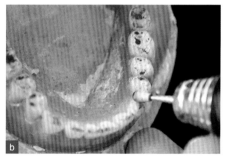

图26a，b　调磨侧方运动上下颌同名牙切缘相对不一致的位置。调磨下前牙切缘舌侧边角，使其可以顺利回撤。

调磨时注意事项（前牙）

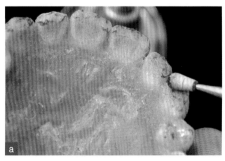
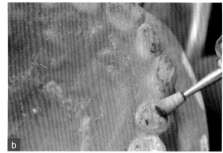

图27a，b　调磨时颊尖内斜面与前牙以上颌为中心形成斜面。尽可能保持上前牙形态不变，不足部位调磨下前牙。

迅即侧移调整

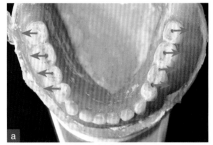

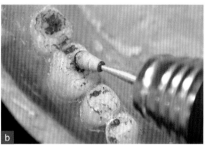

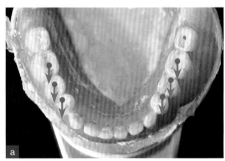

图28a，b　让切导针与切导盘接触，磨除偏离牙尖交错位运动时工作侧与平衡侧的早接触与牙尖干扰，调整迅即侧移。这种情况下根据BULL法则调磨导致全口义齿不稳定的后牙颊尖内斜面与前牙切缘的干扰形成滑移面。不要磨除下后牙牙尖交错位时的咬合面，只调磨其周边。
a：迅即侧移调磨。
b：牙尖交错位周边调磨。

图28c　迅即侧移调磨时的操作。让切导针与切导盘接触，抬起髁球左右锁使其从牙尖交错位向左右两侧轻轻滑移，在牙尖交错位附近形成缓冲。

后退运动（Retrusive movement）调整

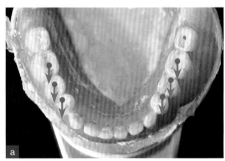

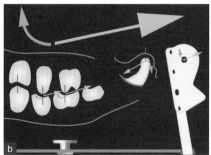

图29a，b　全口义齿的颌位由于把正中关系设定为牙尖交错位，所以多数情况不设定后退接触位。如果出现下颌较严重退向下颌窝后方的早接触，就会压迫耳颞神经与鼓索神经，导致科斯滕综合征（Costen syndrome），结果引起颞颌关节部位的疼痛与听觉障碍等各种各样的问题。CONDYLATOR-VARIO半可调𬌗架具备髁突沿下颌窝运动的调节装置，可以把上颌功能尖咬入位置的下颌后牙咬合面近中调节成较缓的斜面。在不具备后退运动的𬌗架上目测那些部分并形成缓冲也可以期待获得同样的效果。

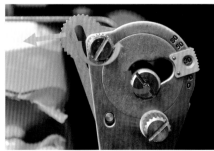

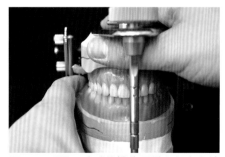

图30a　抬起髁球锁并进一步推向前方使下颌体可以做后退运动。髁球沿孔壁前方曲线部分做后退运动。

图30b　后退运动时的操作同样必须牢牢地控制𬌗架，握住整个上颌体进行稳定的滑移。此时调磨的范围不仅仅是后方，而是斜向后方较广的范围，并且形成的咬合面形态可以顺利地做后退运动。

自主调𬌗

图31～图35　使用CONDYLATOR-VARIO
半可调𬌗架进行咬合调整后经过自主调𬌗与
抛光而完成。

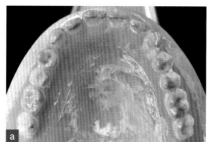
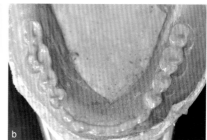

图31a，b　抬起切导针使其与切导盘脱离接触，使用金刚砂研磨膏进行自主调𬌗。有
意识地模拟咀嚼运动，调磨至各个方向都能顺利地咬入牙尖交错位。为了去除选磨调
𬌗的不均匀并可无摩擦顺利地进行滑移，最终调整至平衡咬合。

模拟咀嚼运动的调整

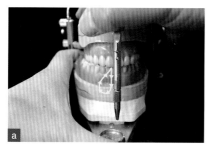
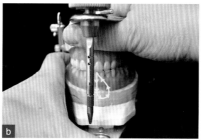
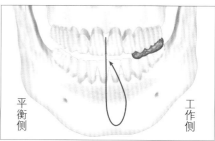

图32a，b　自主调𬌗时的𬌗架操作。有意识地模拟咀嚼运动，运动上颌体部，使上
颌功能尖从各个方向沿下颌颊尖内斜面滑移并咬入牙尖交错位。

图32c　咬合调整不仅是哥特式弓描记的下
颌边缘运动，而且还要有意识地模拟咀嚼运
动，应该从各个方向都可以顺利滑移并咬入
牙尖交错位。重建无论从哪个部位与方向都
可以粉碎食物的三维空间运动。

最终完成

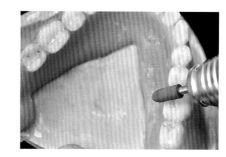

图33　通过使用硅橡胶磨头调磨调整滑移面边缘形成的锐利棱角并使其圆钝。

抛光

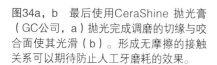
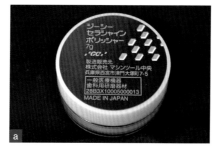
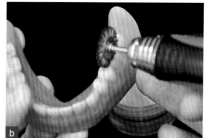

图34a，b　最后使用CeraShine 抛光膏
（GC公司，a）抛光完成调磨的切缘与咬
合面使其光滑（b）。形成无摩擦的接触
关系可以期待防止人工牙磨耗的效果。

完成的全口义齿

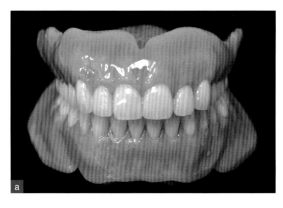

图35a ~ c 完成的全口义齿。

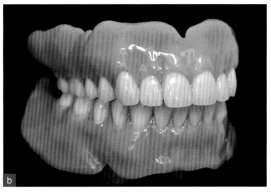

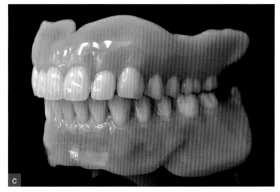

 丙烯酸树脂打磨、抛光与保管的注意事项

丙烯酸树脂聚合后按照通常的方法抛光。此时重要事项如下：

①避热

丙烯酸树脂不耐热，高热是其变形的原因。使用手机和打磨机打磨与抛光时为了不产热应该选择低速旋转，通常在有水的潮湿状态下边冷却边打磨抛光。

抛光后清洗干净不要使用高温高压水蒸气。在超声振荡器中使用中性洗涤剂，在40℃左右的温水中清洗，抛光糊剂难以脱落的部位使用牙刷刷除。

②避干燥

丙烯酸树脂从石膏中分离出来后由于聚合收缩与热收缩而发生尺寸变化。而且丙烯酸树脂在干燥的条件下也会发生尺寸变化，因此必须浸泡在有水的潮湿环境中抛光（图36a），交付运输直到戴入口腔内也必须保存在水中（图36b）。指导患者在不使用义齿而从口腔内取出时也必须保存在水中。通过水中保存，随着时间的变化可以慢慢恢复从石膏中分离出来后发生的尺寸变化[31]。

图36a 抛光操作浸泡在水中进行，不要干燥。
图36b 交付运输也必须保存在水中。

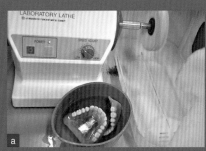

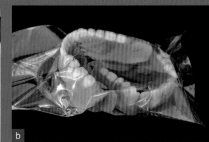

全口义齿调整

1. 第一次调整①：制作过程中变形的调整

　　全口义齿完成时首先去除制作过程中出现的较大变形，然后进行咬合调整与组织面调整。这种情况下上下颌分别进行试戴，在无咀嚼与无咬合的状态下进行检查（图37）。

制作过程中变形的调整

上颌

下颌

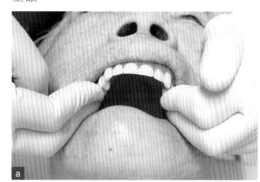
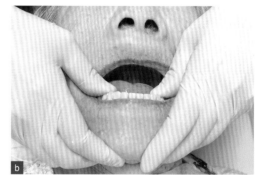

图37a，b　在义齿基托组织面上薄薄地涂布Mizzy P.I.P. 糊剂（SUNDENTAL），术者在两侧第二前磨牙与第一磨牙部位加压，确认疼痛或不协调的感觉。

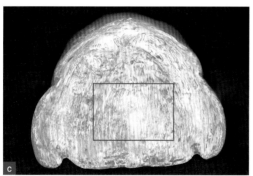
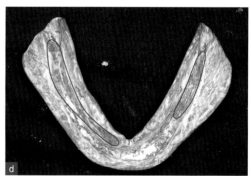

图37c，d　组织面调整前，观察上前牙部位的接触状况。虽然没有自觉症状，但是需要调整组织面接触不均一部位使其均匀接触。

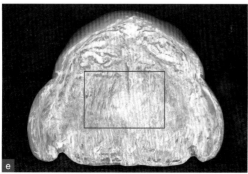
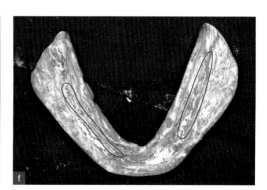

图37e，f　义齿组织面调整后。

2. 第一次调整②：边缘的调整

　　患者戴用旧全口义齿咀嚼效率低的情况下，重新制作咀嚼效率优良的全口义齿使用术者主导功能性印模设定的边缘对肌肉形成压力等，使用重新制作的全口义齿在口腔周围肌肉行使功能时边缘常常会出现碰撞。此时使用检查边缘长度的黏膜适合性试验材料进行检查调整（图38）。

▎边缘的调整

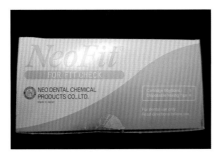
图38a　NeoFit（NEO DENTAL CHEMI-CAL PRODUCTS CO.,LTD.）。

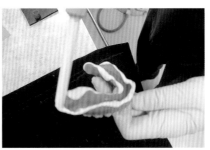
图38b　在边缘均匀施加NeoFit。

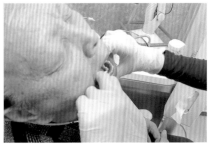
图38c　不要咬合，等待固化。

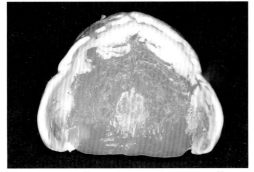
图38d　边缘调整。诊断上下颌都没必要调整，随访观察。

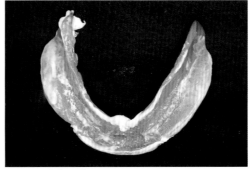
图38e　边缘调整。

详解㉔　"正常情况下不痛，咬食物时疼痛"的调整方法

　　患者"不咬不痛，进食时一咬就痛"的情况通常有两个原因，即"咬合调整不足"和"行使功能时黏膜被压移位的调整不足"。

　　如果进行调整，通常优先调整咬合（请参阅第257页），其次调整组织面，减轻黏膜被压移位（请参阅第258～260页）。优先调整组织面时不要进行咬合。

3. 第一次调整③：咬合调整

设想咀嚼运动功能而完成的排牙，如果在口内行使功能时与𬌗架上的咬合接触存在差异，就必须进行咬合调整。在口腔内做叩齿与下颌偏离牙尖交错位运动等进行选磨调𬌗（图39）。

模型分析时如果认为不稳定区域咬合接触强，就必须去除。相反，如果在稳定区域没有发现咬合接触，就必须重新上𬌗架，并在𬌗架上重新检查并进行咬合调整。如果𬌗架上与口腔内咬合纸接触点大致相同，为了维持垂直距离就不进行调整而是选择随访观察。

咬合调整

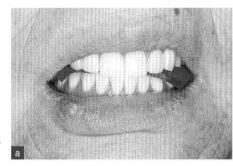
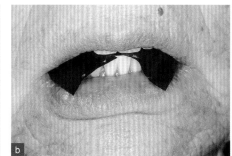

图39a，b　叩齿确认均等咬合接触后进行左右侧方运动。

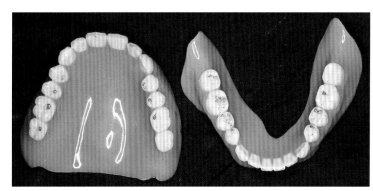

图39c　咬合调整前。

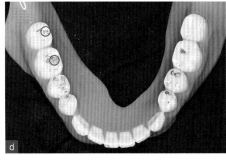
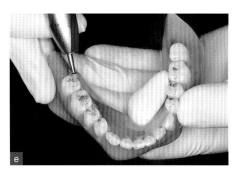

图39d　调整部位。咬合调整参考排牙时的排列方式配合临床考量进行。

图39e　调整情况。不要调磨上颌功能尖，仅调磨下颌咬合面与上颌颊尖内斜面。

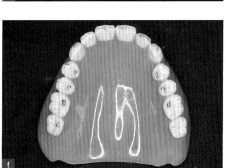
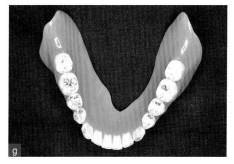

图39f，g　戴义齿时的咬合调整应鉴于今后黏膜的下沉量要进行一定程度的保留并随访观察。

4. 第一次调整④：模拟咀嚼运动时受压移位的调整

在单侧与两侧的各个部位咬棉卷，调整模拟咀嚼运动时组织面局部的受压移位（图40）。

| 模拟咀嚼运动时受压移位的调整 |

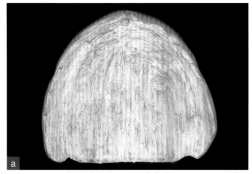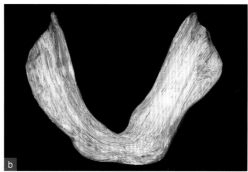

图40a，b　在义齿组织面上涂布的Mizzy P.I.P. 糊剂（SUNDENTAL）。

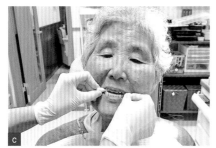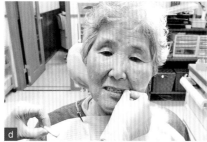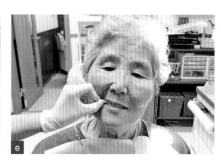

图40c～e　咬棉卷，从各个方向施加咀嚼压力。

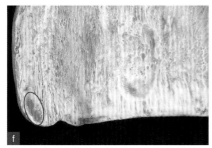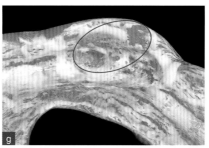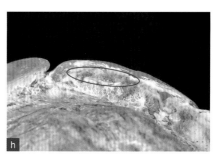

图40f～h　义齿基托组织面发现的局部受压移位（红圈）。

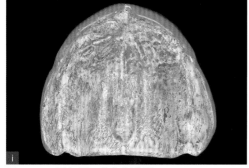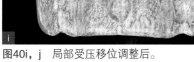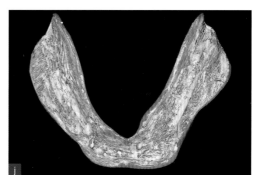

图40i，j　局部受压移位调整后。

5. 第二次以后的调整顺序

全口义齿调整2次以后也按同样的步骤进行。日常生活中使用全口义齿，优先调整出现疼痛的部位。

倾听患者的主诉非常重要，是术者提高技术的重要信息来源。产生疼痛有检查与诊断不足、术者能力、治疗计划、使用材料等原因，抓住这些学习机会，使其作为以后制作全口义齿的参考。

6. 第二次调整①：疼痛、红肿、压疮性溃疡部位与边缘调整

出现疼痛会给患者带来很大的精神负担，首先去除疼痛非常重要。

取印模时术者主导设定的义齿边缘有时会与日常生活行为存在一定的差异。如果义齿基托边缘过长，就会引起红肿与压疮性溃疡，导致吸附力降低。无论怎样出现或再现疼痛的情况下都要调整边缘长度（图41）。

疼痛、红肿、压疮性溃疡部位与边缘调整

图41a 用手指确认疼痛部位。舌运动疼痛。
图41b 用Mizzy P.I.P. 糊剂确认义齿基托组织面的露红部位。

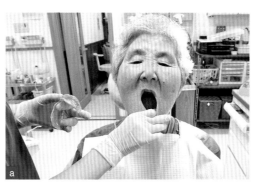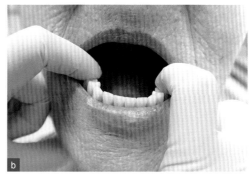

图41c 舌根部可见压疮性溃疡。
图41d 用硅橡胶印模材检查边缘长度。

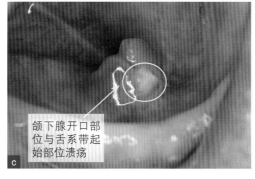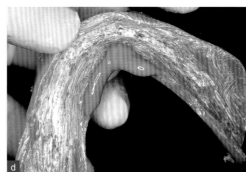

颌下腺开口部位与舌系带起始部位溃疡

图41e，f 调整硅橡胶印模材穿透的部位。

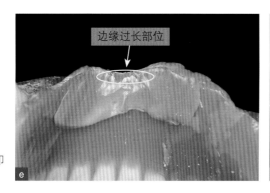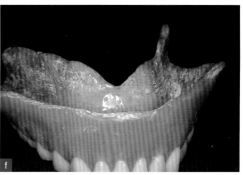

边缘过长部位

7. 第二次调整②：咬合调整

咬合调整如图42所示。

8. 第二次调整③：义齿组织面、受压移位及局部受压移位的调整

义齿组织面、受压移位及局部受压移位的调整如图43所示。

义齿组织面、受压移位及局部受压移位的调整

咬合调整

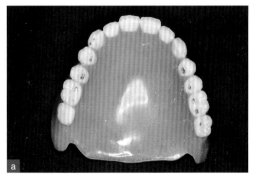
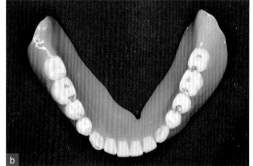

图42a，b 咬合调整。

义齿组织面、受压移位及局部受压移位的调整

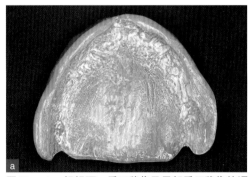
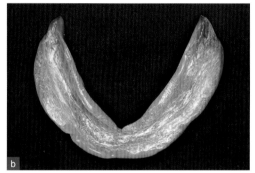

图43a，b 组织面、受压移位及局部受压移位的调整。

9. 进食试验

全口义齿虽然经历了以上程序的调整，但是还必须通过适宜的进食试验确认咀嚼运动的协调性。进食试验要考虑患者的饮食生活习惯选择薄脆饼干、脆饼及咸菜等（图44）。

进食试验

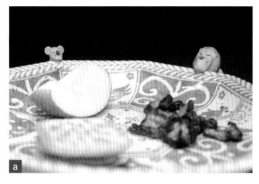

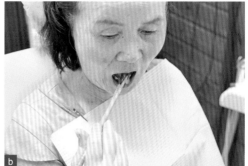

图44a　进食试验选择苹果、脆饼、咸菜等。
图44b　试吃咸菜。

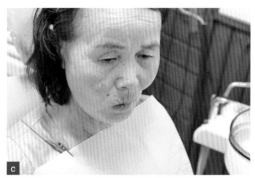

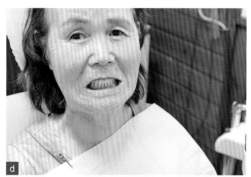

图44c　观察咀嚼运动。
图44d　吞咽运动后。

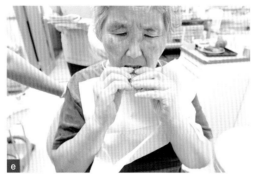

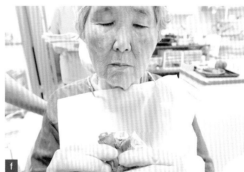

图44e　前牙切断。
图44f　切断后。

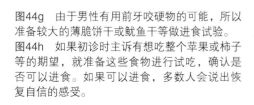

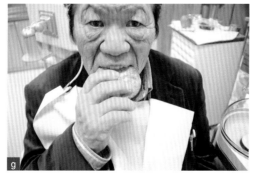

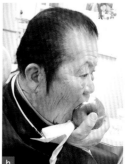

图44g　由于男性有用前牙咬硬物的可能，所以准备较大的薄脆饼干或鱿鱼干等做进食试验。
图44h　如果初诊时主诉有想吃整个苹果或柿子等的期望，就准备这些食物进行试吃，确认是否可以进食。如果可以进食，多数人会说出恢复自信的感受。

10. 义齿调整后随访观察

旧义齿颌位关系与咀嚼习惯修正较大的情况下必须向患者说明适应重新制作的义齿需要一定的时间，并且还需要随访观察。

即使义齿调整完了，还必须定期进行咬合调整，观察哥特式弓描记的变化。

患者戴用义齿后不久来院主诉义齿不密合的原因多数是人工牙零散的咬合磨耗，很少有义齿组织面的不适合（图45）。这种情况下通过咬合调整就可以解决，而不需要重衬。然而，反复进行咬合调整有可能使咬合变低，结果导致颌位关系向前偏移。这种情况下使用哥特式弓描记，观察下颌运动，应该根据需要探讨制作新义齿。

咬合变化与组织面变不适合的关系

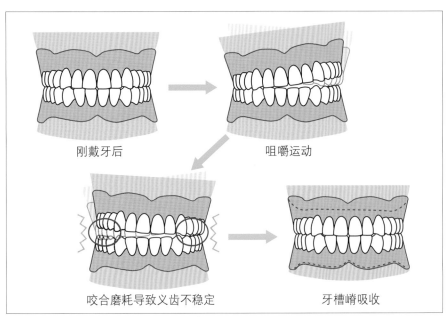

刚戴牙后　　　　　咀嚼运动

咬合磨耗导致义齿不稳定　　　牙槽嵴吸收

图45　表示咬合变化与组织面变不适合的关系。

参考文献

[1] 森田晃司，柄博紀，平田伊佐雄，加藤功一，津賀一弘．常温重合レジンの理工学的性質に及ぼす重合時温度環境の影響．第66回日本歯科理工学会学術講演会，2015.

[2] 上濱正，阿部伸一，土田将広．今後の難症例を解決する総義歯補綴臨床のナビゲーション．東京：クインテッセンス出版，2012.

[3] 小倉英夫，高橋英和，他．コア歯科理工学．東京：医歯薬出版，2008.

[4] 高橋裕．上下顎レジン床総義歯粘膜面部の重合に伴う経日的形態変化について．補綴誌 1990；34（1）：136-148.

[5] 内田欣臣，岡本史江，尾形和彦，佐藤隆志．マイクロ波重合型義歯床用レジンの寸法精度．補綴誌 1989；33（1）：114-118.

[6] 平林茂，中西敏，立野治雄，三宅裕昭，平澤忠．歯科用メタクリルレジンに関する研究：（第10報）加熱重合レジン，ヒートショックレジン，流し込みレジンおよび常温重合レジンの物理的性質について．歯材器 1984；3（3）：350-358.

[7] 長谷川明，勝誠，星合和基，平沼謙二．バルビツール酸誘導体を用いた歯科用常温重合レジンにおける触媒の影響．補綴誌 1997；41（4）：613-619.

[8] 門磨義則，今井庸二．チオバルビツル酸誘導体を用いた常温重合開始剤に関する研究．歯材器 1991；10（5）：692-698.

[9] 安田登，佐々木三男，小笠原浩一，岡部良博，藍稔．補綴応用を目的とした4-META含有常温重合レジンの研究　第1報　試作品 MB-1，MB-2の接着強度と理工学的性質について．補綴誌 1984；28（2）：224-230.

[10] 羽生哲也，稲永昭彦，武内哲二，澤村直明，川口稔，宮崎光治，堀部隆．床用レジンの重合変形について　第1報：上顎総義歯粘膜面部の三次元的検討．補綴誌 1985；29（2）：310-318.

[11] 石鍋聡．荷重時における義歯床下粘膜の厚さの変化に関する研究．補綴誌 1991；35（1）：111-124.

[12] 権田悦通，柿本和俊，柴田正子，柏村武司，松山博史，以倉完悦，三ケ山秀樹．総義歯患者の統計的観察（第3編）　第1報　特に食品咀嚼状況と義歯の清掃を中心に．補綴誌 1990；34（5）：944-952.

[13] 荒木剛．全部床義歯装着者における咬合調整とその治療評価法に関する研究．補綴誌 2001；45（1）：93-105.

[14] 黒木久幸．実験的咬合干渉をもつ咀嚼運動路判別分析と咬合干渉診断への応用．岐歯学誌 1991；18：547-568.

[15] 赤川安正，吉田靖弘，櫻井裕也，他．患者の満足度を中心においた総義歯治療の一例．広大歯誌 1992；24：138-144.

[16] 吉田光由，松尾勝弘，和田本昌良，他．総義歯治療が無歯顎者の生活の質（QOL）に及ぼす影響に関する臨床的研究．広大歯誌 1993；25：257-261.

[17] E. W. Skinner, R. W. Phillips, 他．スキンナー歯科材料学　上巻．東京：医歯薬出版，1963：180-198.

[18] 中込敏夫．実践 総義歯スタンダード 歯科医師がさだめ 歯科技工士がつくる．東京：医歯薬出版，2015：76-86.

[19] 古谷野潔，矢谷博文（編）．月刊「歯科技工」別冊　目で見る咬合の基礎知識．東京：医歯薬出版，2002：118-121,148-149,150-151,154-155,202-203,210-211.

[20] 小出馨（編）．「補綴臨床」別冊　臨床機能咬合学　咬合の7要素によるオクルージョンの臨床．東京：医歯薬出版，2009：134-149.

[21] 堤嵩詞．イラストで学ぶ総義歯技エイメージレッスン—技工技術の変わらぬ本質を探り，これからの臨床技工に活かす—　第1回　品質工学の歴史と技工物の品質管理への応用．歯科技工 2014；42（4）：408-419.

[22] 安田登，木村博，野首孝祠，小柳津純男，齊木好太郎，曽根田兼司．QDT別冊　床用レジンの世界　その1　加熱重合床用レジンと義歯製作．東京：クインテッセンス出版，1991.

[23] 安田登，木村博，野首孝祠，小柳津純男，齊木好太郎，曽根田兼司．QDT別冊　床用レジンの世界　その2　常温重合床用レジン．東京：クインテッセンス出版，1993.

[24] 松田謙一，前田芳信．全部床義歯臨床のビブリオグラフィー—成書の改訂各版記述の比較にみる，無歯顎補綴治療の本質と臨床知見70余年の蓄積　第16回　歯肉形成・重合について．歯科技工 2016；44（5）：610-618.

[25] 佐藤幸司．人工歯排列に必要な力学・生理学・解剖学の基礎知識—第8回（最終回）　義歯の重合と咬合調整の考察．歯科技工 2016；44（10）：1260-1269.

[26] 堤嵩詞．長期臨床応用に耐えうる人工歯の材質を考える—生体で用いる義歯としての耐用年数を，咀嚼メカニズムの考察と患者の使用感から捉え直す—　後編　陶歯とレジン歯の組み合わせをいかに考えるか．歯科技工 2013；41（6）：640-652.

[27] 井上敏博．レジンの重合収縮補償による総義歯の適合精度向上の取り組み—シリコーンゴムを用いた埋没法の工夫とポイントについて．歯科技工 2013；41（10）：1145-1155.

[28] 中込敏夫，向井道夫（協力）．総義歯がわかれば技工がワカル　第9回　ワカれば簡単！咬合調整．歯科技工 2013；41（10）：1166-1180.

[29] 松本直之，市川哲雄（監著）．リンガライズドオクルージョン 義歯の咬合・インプラントの咬合．東京：医歯薬出版，2010：72-98.

[30] 堤嵩詞，平岡秀樹．総義歯づくり すいすいマスター　総義歯患者の「何ともない」を求めて〜時代は患者満足度〜．東京：医歯薬出版，2014：150-163.

[31] 寺岡文雄，北原一慶，多田広宣，中川正史，高橋純造．総義歯の重合後および保存時の変形とその回復　第1報　各種一般重合方法で作製した総義歯．補綴誌 1995；39（2）：274-279.

[32] 堤嵩詞．歯科材料のいまを知り，未来を探る—第6回 精度の高いレジン床の重合法とは？歯科技工 2004；32（1）：110-121.

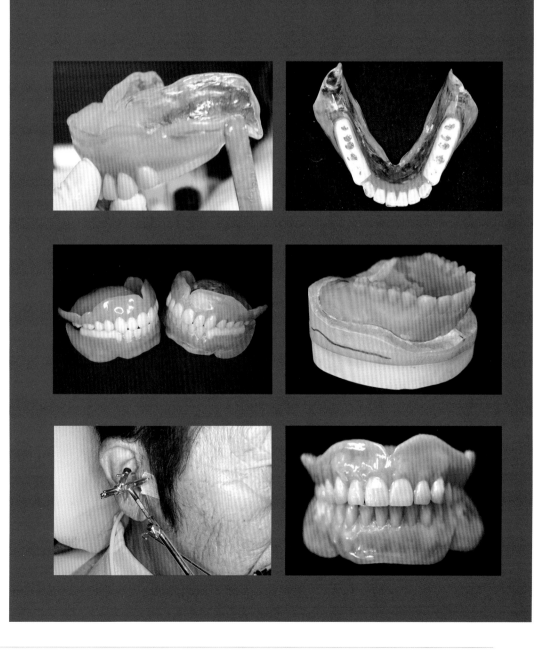

第10章 重点

使用治疗义齿的功能性全口义齿制作步骤（图1）

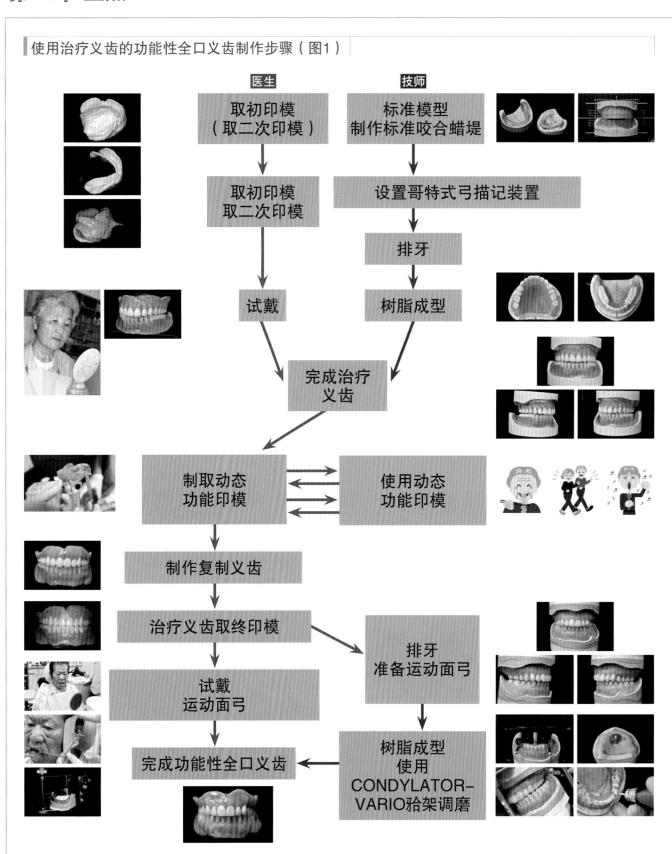

图1 使用治疗义齿的功能性全口义齿制作步骤工艺流程图。

制作治疗义齿的注意事项

① 治疗义齿使用具有基本吸附力的正确印模制作；

② 下后牙使用软的平整咬合面板（化学聚合型树脂里混入50%左右的婴儿爽身粉等制作的平整板状物）；

③ 垂直颌位关系是将使用治疗义齿期间下颌平整咬合面板磨耗后的高度作为最终的垂直距离，所以制作治疗义齿所设定的垂直距离要比最终的高，以抵消咀嚼磨耗量（通常1～2mm）；

④ 由于治疗义齿以恢复颌位为目的，所以与最终完成的义齿不同，前牙不形成覆𬌗（上下颌牙像安氏Ⅰ类那样的关系）；

⑤ 树脂基托使用透明树脂可以目视受压缺血部位，因此可以准确而方便地调整组织面接触与黏膜被压移位量；

⑥ 下颌根据牙槽嵴条件有时选择丙烯酸软衬树脂薄薄地重衬义齿（多数患者戴用这样的义齿可以从长期疼痛的烦恼中解放出来配合治疗）。

治疗义齿

1. 治疗义齿的定义

治疗义齿（Treatment denture）是指戴用最终全口义齿前使用一定时间的全口义齿（图2）。调整适应义齿基托下黏膜，使用此义齿取动态功能印模，习惯性肌力闭合道终点位置（吞咽位）。使用治疗义齿重新制作的全口义齿在戴用后需要修正与调整的部位会非常少。

E. R. Pound发表了制作"临时义齿"时在组织面使用组织调理剂（Tissue conditioning）并采用了修平下后牙的方法，随后该修复方法经历了各种各样的变化与改良并应用于全口义齿的制作。

本次介绍的治疗义齿制作法为与作者（五十岚）共同创作此书的牙科技师高桥先生使用的制作方法。

2. 治疗义齿的目的

· 使用动态功能印模决定义齿基托形态（Dynamic impression）；

· 咬合重建（Occlusal reconstruction）恢复颌位。设定咬合位置在习惯性肌力闭合道终点位置（吞咽位）；

· 功能印模形态与功能咬合位置的协调。

3. 治疗义齿的适应证

适用于所有无牙颌患者，特别适用于术者诊断为疑难病例的患者。

通常被认为疑难病例有：

· 牙槽嵴明显吸收且被覆黏膜覆盖牙槽嵴的病例；

· 颌位偏移或叩齿接触点不能集中在恰当位置且哥特式弓描记诊断必须恢复颌位及功能的病例等。

另外，对以目前的制作方法不能获得良好效果的病例等也有效。

治疗义齿

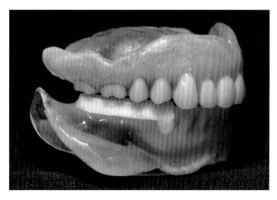

图2　治疗义齿。

治疗义齿制作法

　　唯有下颌治疗义齿戴用出现疼痛时，为了防止义齿不能顺利进行调整，有时会重衬一层软衬材料予以应对。义齿组织面重衬到底是用丙烯酸树脂还是软衬材料，需由术者在事前根据对牙槽嵴条件、对位关系及咀嚼习惯等检查诊断结果来决定。

　　常规方法的制作步骤到第9章为止已详细说明，这里介绍重衬一层软衬材料的治疗义齿制作步骤（图3 ~ 图27）。

正确反映基本吸附力的印模

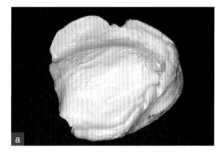
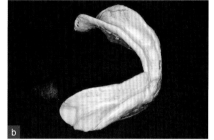

图3a，b　制取正确反映基本吸附力的印模。另外，如果制取的印模能正确反映功能，那么治疗义齿的完成就会很少需要调整。

制作标准咬合蜡堤

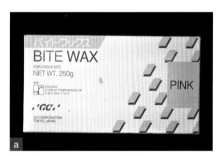
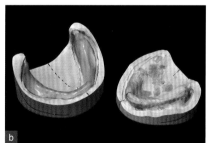

图4a ~ d　根据制取的印模制作标准模型与标准咬合蜡堤。如果想预防义齿基托组织面出现疼痛，有时就在治疗义齿组织面重衬一层COE-SOFT（GC公司，美国，吉田）。这种情况下治疗义齿下颌基托为了重衬COE-SOFT，压接咬合蜡（GC公司，厚度1mm，a）形成重衬空间（b），然后在其上面压接基托树脂并把蜡包在内面（c，d）。如果诊断没有那样的必要，就按照常规的方法制作标准咬合蜡堤。

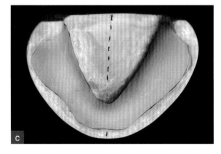
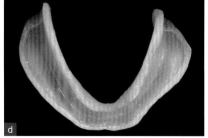

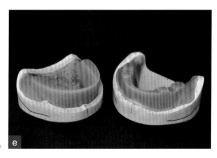
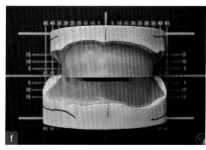

图4e，f　制作标准咬合蜡堤，取咬合关系。

设定上颌假想咬合平面

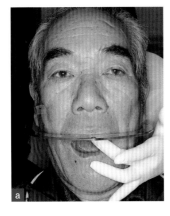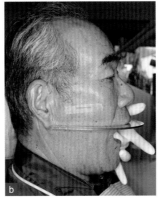

图5a，b　术者按照常规方法设定患者本来确定的假想咬合平面。

设定垂直距离

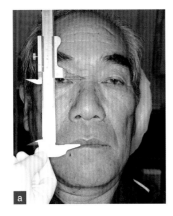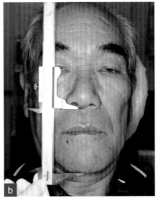

图6a，b　以恢复颌位关系为目的的治疗义齿垂直距离，考虑下后牙咬合面板的咬合磨耗，必须设定得稍高一点。这种抬高也是因磨耗量受患者咀嚼力、咀嚼习惯、饮食习惯、下后牙咬合面板的硬度、治疗义齿戴用时间等各种因素的影响而改变，虽然很难数值化，但是比最终垂直距离高1～2mm。

作者预测颌位稳定时治疗义齿戴用时间短，磨耗量为0.5～1mm，颌位不稳定及存在颞颌关节病等可能需要戴用3个月以上，磨耗量则为1～2mm。如果发生远远超过预测的磨耗导致垂直距离比设想结果更低，就必须重新更换咬合面板。

中性区功能印模技术与初印模

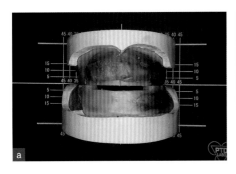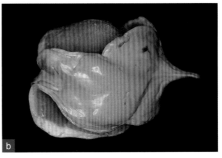

图7a　中性区功能印模技术。
图7b　按照常规方法使用中性区功能印模技术恢复美学效果与口唇支撑并取初印模。

选择前牙人工牙

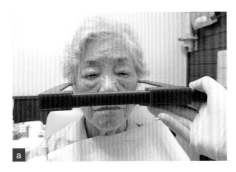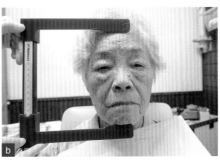

图8a，b　为了选择人工牙测量面部宽度。虽然可以按照常规方法选择人工牙，但是还必须听取患者对最终戴用义齿美学效果与排列位置的期望，并以此为基准设想最终戴用治疗义齿时的情况选择前牙。

哥特式弓描记法

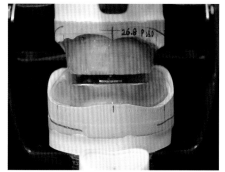

图9a 安装哥特式弓描记装置。

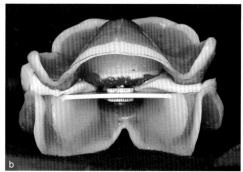

图9b、c 哥特式弓描记。

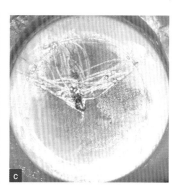

图9a～d 为了对制作前诊断、治疗义齿制作及治疗义齿戴用等治疗过程的有效性进行定期确认，需进行哥特式弓描记。反复观察描记轨迹，诊断下颌运动的恢复情况并将其作为形成恰当咬合的诊断材料。

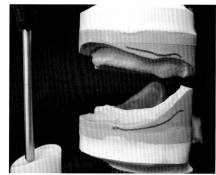

图9d 使用哥特式弓描记法确定的颌位。

治疗义齿上下前牙排列

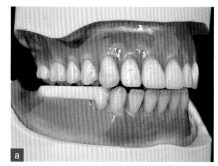

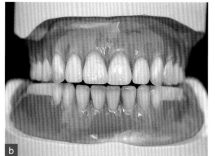

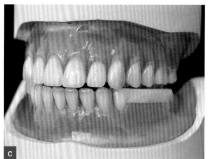

图10a～c 安氏Ⅰ类咬合关系治疗义齿垂直距离由于包含人工牙磨耗与调磨部分，所以设定得稍高一点（1～2mm）。只有上后牙功能尖接触，下颌可以自由运动，在修复的过程中探寻颌位关系，上下前牙基本没有覆𬌗。

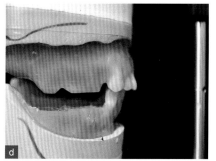

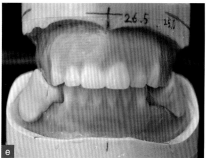

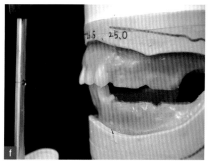

图10d～f 安氏Ⅱ类咬合关系下颌运动轨迹多数在前后方向的情况下需要形成覆𬌗，但是为了防止偏离牙尖交错位运动时发生干扰需要进行调整。随后，为了在下后牙部位安装咬合面板，消除厚度5mm左右的蜡堤作为咬合面板的安装空间。

制作咬合面板

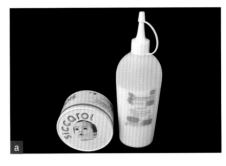
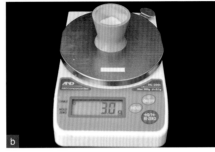

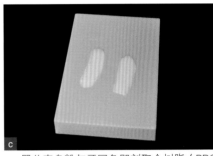
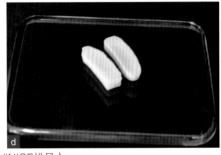

图11a～d 由于是以恢复颌位关系为目的，所以下颌后牙部位用板状软质树脂（咬合面板）制作。这样在下颌习惯性咀嚼运动过程中可以观察习惯性肌力闭合道终点位置（吞咽位）与咀嚼运动轨迹。设想下颌颌位不稳定的情况下，颊舌径宽度就要比人工牙制作得更宽。

a：婴儿爽身粉与牙冠色即刻聚合树脂（PROVINICE松风）。
b：婴儿爽身粉与树脂粉末按照1：1的比例混合。准确称重材料。
c：按照液体与粉的比例为1.2：1即婴儿爽身粉和树脂粉末10g与树脂液12g的比例进行调拌（使用PROVINICE时），然后填入事先制作好的咬合面板橡胶印模中在常温（室温23℃）状态下聚合。混有婴儿爽身粉的咬合面板硬化时间大约为15分钟。
d：发现到橡皮状的最佳时机（约10分钟）从橡胶印模中取出，把咬合面压在调拌玻璃板上放平以补偿树脂收缩的弯曲，一直压到完全硬化。硬化后用修整工具调整背面并用橡胶磨头把棱角修圆钝，完成咬合面板的制作。

设置咬合面板的模型分析

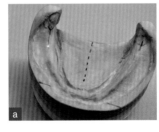
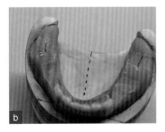
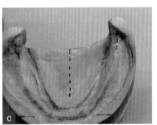
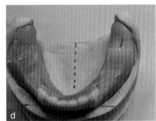

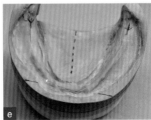
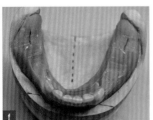
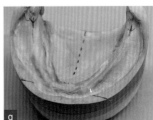
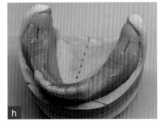

图12a～h 使用激光标志器（Divineguide）在下颌基托上大致设置咬合面板的位置标记牙槽嵴顶。把上后牙功能尖或下后牙中央沟位置的牙槽嵴顶标记在下颌咬合蜡堤上。

设置咬合面板

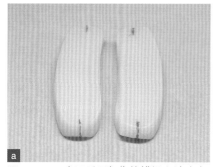
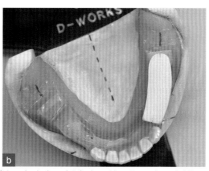
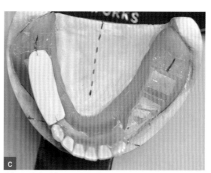

图13a ~ c　在下后牙部位的蜡堤上试咬合面板。在咬合面板中央画线，设置颊舌侧位置，使此线与基托牙槽嵴顶的标记线一致。

图13d，e　使咬合面板与上颌咬合平面一致。

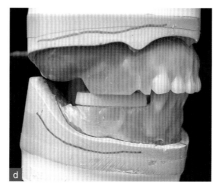
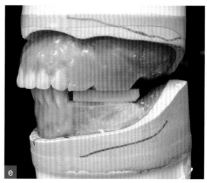

排上后牙

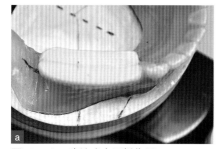
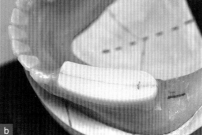
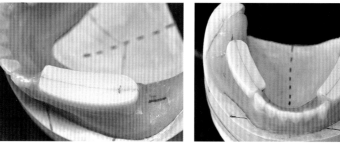

图14a，b　确认咬合面板位置。

图14c　设置咬合面板后作为上后牙功能尖咬合位置的指标在咬合面板中央（下颌牙槽嵴顶位置）画线上排上后牙。

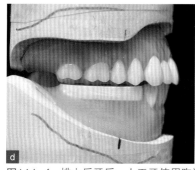
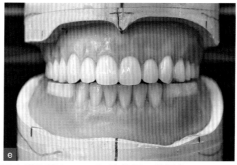
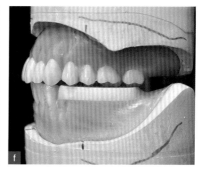

图14d ~ f　排上后牙后。人工牙使用陶瓷牙（照片是Veracia SA陶瓷牙，松风）。

排牙完成

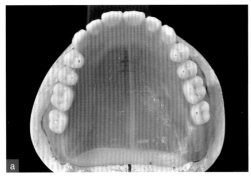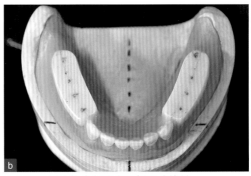

图15a，b　完成排牙。给予舌足够的运动空间，只有上后牙舌侧功能尖与咬合面板形成接触。

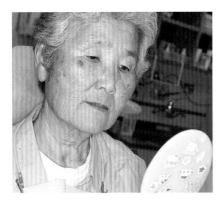

图15c　治疗义齿排牙后试戴。治疗义齿试戴时确认殆架上设定的牙尖交错位与口腔内叩齿接触点是否一致及前牙是否没有接触。治疗义齿戴用一段时间在无诱导的状态患者自然设定在肌位的习惯性肌力闭合道终点位置（吞咽位）（牙尖交错位设定）。被压移位量大的病例即使在殆架上把覆殆覆盖设定为"0"，但有时在口腔内还会确认到前牙接触并且出现前牙诱导。这种情况必须在殆架上考虑下沉量而重新排牙。

治疗义齿调整的终结阶段形成设定的牙尖交错位后，调磨下颌咬合面板咬合磨耗导致的前牙诱导与平衡问题。这对最终完成全口义齿来说是非常有效的信息。

治疗义齿树脂成型前准备

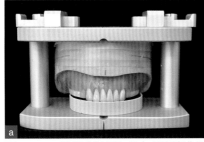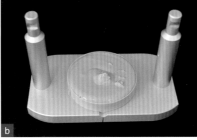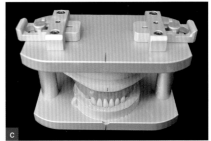

图16a～c　试戴完以后如果有必要就进行修整，随后进入治疗义齿树脂成型的工序。为了以后重衬COE-SOFT，把下颌治疗义齿放置在重衬专用殆架（FITTING JIG，菅野工业，德山齿材）附属的型盒上方，使用上殆架石膏把下颌原模型固定在上颌体上，凝固后在下颌体的型盒中盛放超硬石膏制作牙列石膏印模。

a：固定于重衬专用殆架。

b：用石膏取牙列印模。

c：完成殆架上的牙列石膏印模。

制作治疗义齿树脂成型用副模型

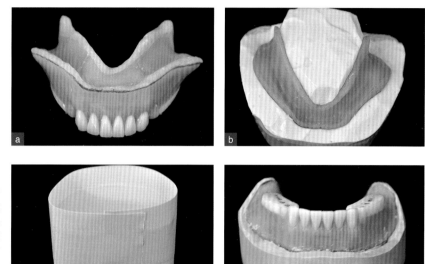

图17a~d 制作重衬软质丙烯酸树脂的治疗义齿时必须制作树脂成型时扣除使用软衬材料部分的聚合用模型。除去下颌基托蜡型义齿基托组织面1mm空间，装盒、制作树脂成型用模型。不是用工作模型，而是用扣除空间间隙部分的成型用模型，在不分离蜡型义齿状态下直接包埋聚合操作。

聚合

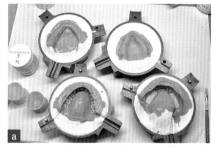
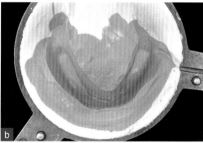
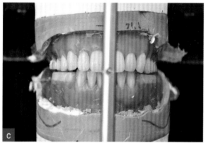

图18a~c 治疗义齿必须具备高度的适合性，应使用化学聚合型树脂精密聚合。使用透明树脂制作义齿基托可以直接观察适合性与被压移位需要调整的部位。然而，前牙可见部分考虑美学效果使用牙龈色树脂进行调色。因患者的期望等如果不喜欢透明树脂，那么根据树脂判断使用常用的牙龈色树脂。组织面适合性与黏膜被压移位的调整采用Mizzy P.I.P. 糊剂等进行操作。

a：使用型盒包埋、烫蜡。

b：使用牙龈色树脂调色。

c：治疗义齿聚合后。

修整治疗义齿美学效果

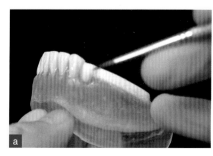
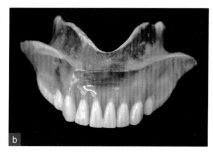

图19a，b 下颌咬合面板第一前磨牙部位靠近口角，一笑就会看到，因此使用牙冠色树脂堆积完成，使其看上去有牙齿。

重衬COE-SOFT

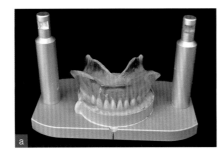

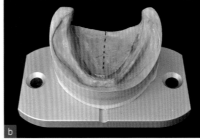

图20a，b　在殆架FITTING JIG下颌体牙列石膏印模上安放下颌义齿并用粘蜡加固石膏印模与牙列一周。在下颌原模型上薄薄地涂一层凡士林并固定在上颌体上。

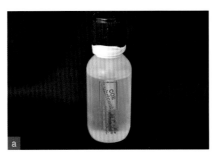

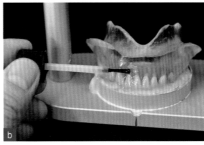

图21a，b　在基托边缘附近以外的唇颊舌面均匀涂布COE-SOFT（GC公司，美国，吉田）附属的润滑油（分离剂）。

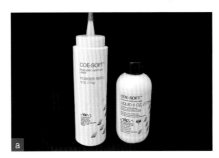

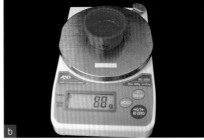

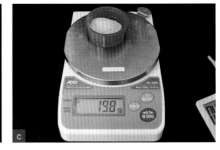

a：软衬树脂COE-SOFT。
b：称量液体。
c：称量粉。
d：压接软衬材料。
e：放进聚合槽，浸泡在温度45℃，2个大气压的水中固化8小时以上。

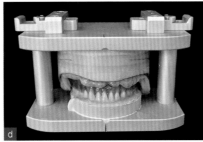

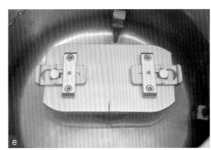

图22a～e　COE-SOFT的粉液比按照厂家说明书计量，30秒内完成混合，趁柔软的时候盛放到原工作模型组织面和下颌治疗义齿组织面，到面团期后立即合上上颌体与下颌体并进行压接（室温23℃）。

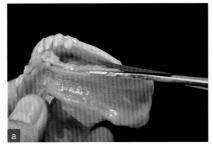

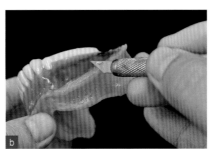

图23a，b　使用剪刀与美工刀修整从模型上分离的治疗义齿边缘多余部分。

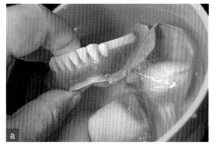
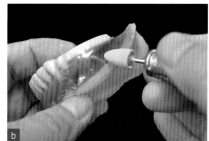

图24a，b　粗略修整结束后，使用高级丙烯酸抛光轮（Super acrylic polisher fine）（科尔，卡瓦牙科抛光套装，日本）进行最后打磨抛光使其光滑。此时仅基托边缘部分如果使用冰水边冷却边低速旋转打磨抛光，就很容易完成得很漂亮。

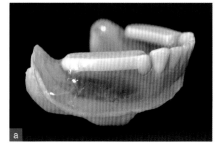
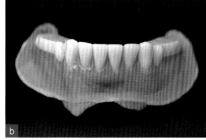
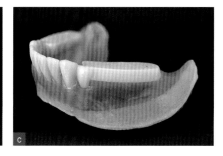

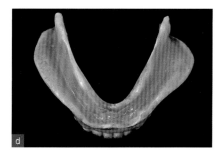

图25a～d　下颌治疗义齿COE-SOFT重衬完成。

治疗义齿最终咬合调整

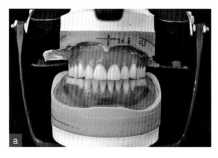
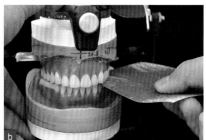

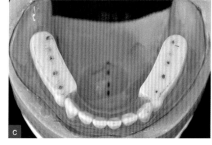
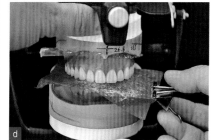

图26a～d　在𬌗架上进行最后咬合调整。咬合调整不要调磨咬合面板，把耐水砂纸（320#）夹在上下颌之间并且打磨面朝向人工牙，边抽动边慢慢地调磨，使功能尖形成正确的4点或5点接触。咬合检查使用HANEL（HANEL咬合箔纸，茂久田商会）厚度为12μm的咬合纸。

治疗义齿完成

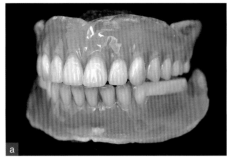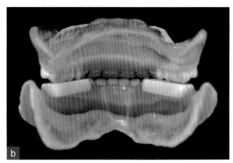

图27a，b　分离出上颌模型，使用常用方法打磨抛光，完成治疗义齿。

治疗义齿发送（图28）

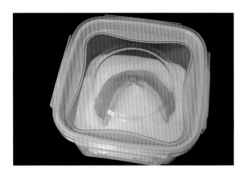

图28　为了防止重衬COE-SOFT的下颌治疗义齿在发送时变形，把磨光面埋入藻酸盐印模材中。为了防止干燥放入可以密封的容器中发送。

治疗义齿取得的"功能印模"

1. 功能性印模与功能印模

功能性印模是术者主导与患者自觉状态下假想实际的口腔功能而运动口腔周围肌肉来反映术者设定的印模（图29～图31）。

功能印模（Functional impression）是术者设定并在日常生活中由患者主导通过无自觉状态下口腔周围肌肉的运动反映口腔功能的印模（图32）。

2. 静态固位与动态固位的差异

通过肌功能压力等取得功能性印模的固位叫静态固位（Simulated retention），用于治疗义齿动态功能印模的固位叫动态固位（Optimal retention）（第3章图1b）。

诊疗室由术者主导肌功能修整等取印模的全口义齿不可能正确反映每位患者日常口腔周围肌肉的功能，而且是术者酌情处理获得的静态固位。因此，全口义齿戴用后有时出现边缘过度不足导致的固位不良或印模压力引起黏膜受压迫导致"接触问题"。取功能性印模是否接近患者口腔功能直接决定完成义齿后需要调整的次数。

用于治疗义齿的动态功能印模由于能把日常生活的功能准确地反映到义齿形态上，因此完成的印模比静态固位具有更高的固位力。在诊疗室术者取动态功能印模时由于丙烯酸树脂软衬材料比较柔软，所以很少出现疼痛，通过患者在家饮食与会话等刺激使软衬材料中液体成分的可塑性材料慢慢释放出来，经过一段时间逐渐变硬，结果取得的动态功能印模就可以反映口腔的动态功能。

功能性印模

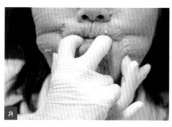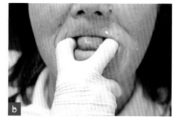

图29a，b 取功能性印模时的肌功能修整。

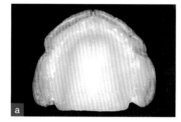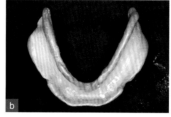

图30a，b 肌功能修整。

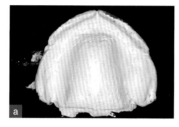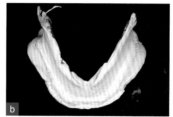

图31a，b 精密印模。

功能印模

治疗义齿

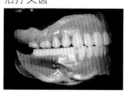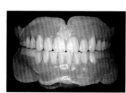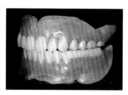

诊疗室	日常生活
形态制作	功能获得

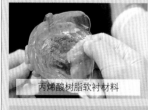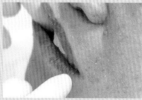

丙烯酸树脂软衬材料

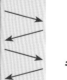

　　在诊疗室使用与常用树脂不同的、不发生聚合反应的柔软弹性义齿重衬材料进行边缘整塑
→取动态功能印模

　　日常生活中弹性义齿重衬材料经受一段时间功能压力，随着可塑性材料与乙醇慢慢地释放与挥发，重衬材料就会逐渐硬化，这样就能自然地反映口腔功能
→取动态功能印模

寻求功能固位

图32 取功能印模的方法。

用于治疗义齿的动态功能印模

用于治疗义齿动态功能印模的制取步骤：
①调整被压移位量（缓冲）；
②决定边缘形态与磨光面形态；
③清洗全口义齿的所有组织面。

1. 调整被压移位量（缓冲）

被压移位量的调整（缓冲）如图33、图34所示。

2. 决定边缘形态与磨光面形态

形成内封闭、基托翼板与边缘形态。

被压移位量调整后形成内封闭、基托翼板与边缘形态（图35～图41）。

▌形变与被压移位量的调整

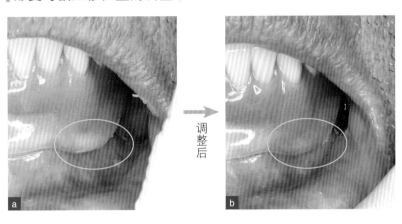

图33a，b　磨除调整治疗义齿制作过程中的形变（a）。黄色圆圈是形变部位。调整后改善了压迫缺血区域（b）。

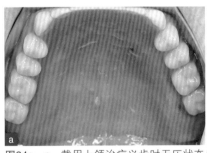 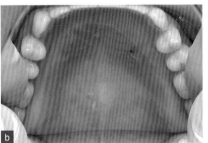 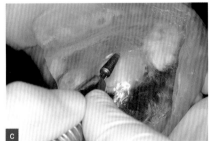

图34a～c　戴用上颌治疗义齿时无压状态与加压状态的比较。缓冲形变引起的被压移位，调整被压移位量（c），增加治疗义齿的固位不仅依靠基本固位，还需要获得气压差形成的负压固位。

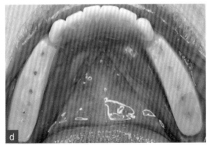 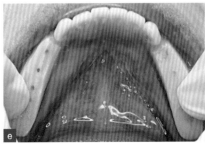 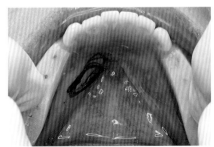

图34d，e　d是下颌治疗义齿的无压状态。患者主诉戴用治疗义齿时左侧骨隆突部位有不适感。检查发现此部位呈现白色的缺血区域。加压时左侧骨隆突部位缺血更加明显，而且患者反映疼痛（e）。

图34f　在加压变白的缺血部位做标记并调磨，调整压力过大部位。深水皓山先生介绍的治疗义齿由于义齿基托的一部分是用透明树脂制作，所以被压移位的调整可以在可视的状态下进行调整。

决定治疗义齿的边缘形态

图35a 功能印模使用的印模材选择咀嚼运动过程中产生的物理压力可以使其中液体成分的可塑材料与乙醇释放与挥发而逐渐变硬的软衬丙烯酸树脂材料COE-SOFT，首先获得外封闭的形态与边缘长度。COE-SOFT的液与粉都需要保存在冰箱中。

图35b 上下颌功能印模的COE-SOFT使用量。如果软衬材料流到初印模获得基本固位的咀嚼黏膜部位与内封闭部位，印模材的厚度就会破坏基本固位，因此印模材的一次使用量非常重要。由于温度低的情况下硬化迟缓并且操作性能良好，所以边冷却边使用。

图35c 根据厂家推荐的粉液比适当增加液体成分调拌。

图35d 如果使用无压印模可以准确获取黏膜转折处印模，多数情况下上颌义齿基托边缘就没有必要进行大幅修整。

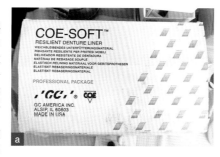
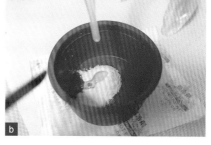
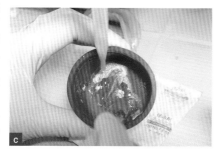
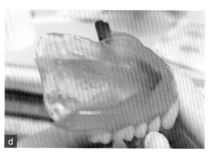

图35e，f 被压移位量调整后如果治疗义齿边缘不足，就优先决定边缘（外封闭形态）。边缘超过必要的长度与厚度［较大（较厚）与超范围（边缘超过黏膜转折处印模）］，固位力就会降低，而且还会导致戴用不适，因此必须一部分一部分薄薄地添加软衬材料。如果厚度超过2mm，就不能期待软衬材料的硬化，因此必须磨除中心部位，使用即刻聚合树脂替换进行调节。把软衬材料放入口腔时为了防止黏附于口角及口腔周围组织等，必须细心操作，十分小心。

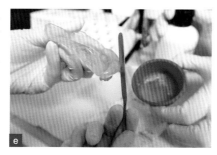
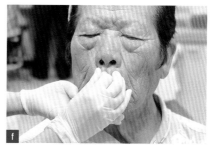

图35g，h 下颌舌侧印模。下颌边缘首先设定影响舌侧内斜线下方肌肉活动区域的形态。受牙槽嵴吸收状态、舌骨肌群及咽部收缩的影响，舌侧义齿基托边缘形态变化较大。即使颌位得到修复，舌侧边缘形态也会发生变化。

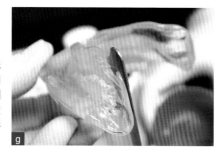
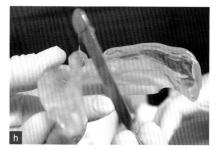

图35i，j 下颌颊侧印模。由于颊棚区边缘长度与基托翼部磨光面成型对下颌义齿的固位有很大影响，所以必须反复触诊与观察，十分仔细地确认每位患者的解剖学形态。

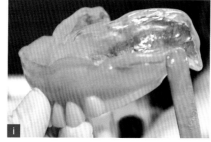
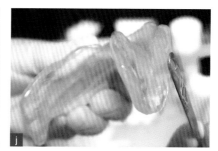

决定治疗义齿的边缘形态（续）

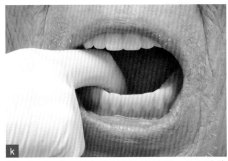 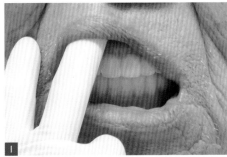

图35k，l　向COE-SOFT边缘转移。为了边缘剩余部分的舌感觉良好，在治疗义齿上贴附软衬材料，努力避免不适感。没必要一次在边缘全周铺垫软衬材料，在术者可能操作的范围铺垫软衬材料，等到初步硬化后再转移到下一个范围。使用可靠的方法铺垫非常重要。调整过程中如果出现疼痛或不适部位，随时削除后再反复重新铺垫，直到获取恰当的边缘。取印模终结阶段必须精细再现治疗义齿的系带等边缘形态。

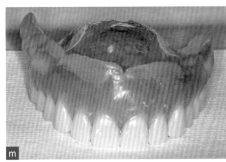 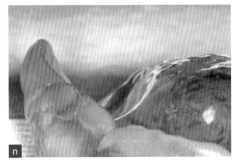

图35m，n　取印模后的边缘。边缘形态与其说像烧瓶状，多数情况更像耸立的山峰状。

详解㉕　**操作软衬材料时的注意事项**

　　治疗义齿的动态功能印模由诊疗室术者制取动态功能印模与患者在日常生活中使用动态功能印模。这种印模是由术者与患者协作完成，没有患者的配合，就不可能完成动态功能印模的制取。

　　患者在家庭中使用动态功能印模必须遵守以下事项：

①为了防止树脂材料变色，治疗后1天前后避免摄取容易着色的食物。

②为了使软衬材料早点硬化建议患者做咀嚼运动。但是，由于薄脆饼干、花生、芝麻及粉状药物等容易混入软衬材料中，因此刚治疗完与软衬材料在较软期间必须避免。

③治疗义齿的清洗在流动水下使用手指轻轻搓洗，特别是软衬材料取印模部位不要用硬毛牙刷刷洗，避免损伤。另外，不清洁容易造成细菌及念珠菌等增殖（特别是口腔干燥综合征），所以必须保持清洁。

④软衬材料柔软时夜间也尽可能戴用。夜间不戴全口义齿时必须保存在装满水的专用容器中。为了防止软衬材料变形，保存时使咬合面接触容器较硬的部位。

⑤为了把饮食及会话等日常生活运动的功能反映到印模上，正常饮食生活尽可能戴用治疗义齿（直至难食的纤维性食物在咬合面板上形成压痕）。

翼板成型

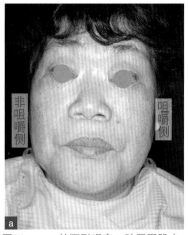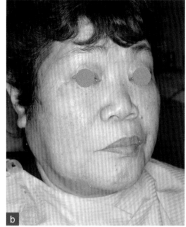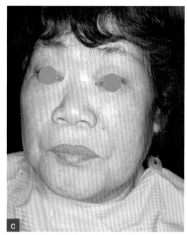

图36a～c　从面形观察口腔周围肌肉。此患者目前使用左侧咀嚼，右颊周边肌肉衰退而变得平坦无表情。

　　基托翼板成型的目的：①恢复美学效果，②形成恰当的支撑，③实现生理固位，④防止食物残渣残留。多数无牙颌患者具有反复的习惯性偏侧咀嚼，口腔周围肌肉出现不对称倾向。口腔周围肌肉衰退不仅导致面形不对称，而且饮食中义齿基托颊侧还会出现食物残渣残留，使用舌与颊等清除就会妨碍义齿的固位。

　　为了使治疗义齿可以左右均匀地进行咀嚼运动，通过基托翼板成型以实现美学效果的恢复与口腔周围肌肉包绕全口义齿的生理固位，而且还可以防止食物残渣的滞留，获取防止阻碍口腔周围肌肉固位运动的印模。

图37a，b　使用治疗义齿边取动态印模边决定基托翼板形态的情况下如果薄薄地铺垫决定形态，就把软衬材料盛放在预测的部位。治疗义齿在使用过程中如果滞留很多食物残渣，就在滞留部位使用即刻聚合型树脂形成基托翼板形态并确认食物残渣的滞留。如果不多次少量堆积树脂，就会阻碍固位，导致戴用不适。
a：使用软衬树脂材料形成基托翼板形态。
b：使用即刻聚合树脂形成基托翼板形态。

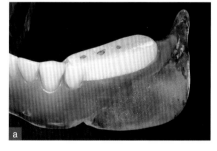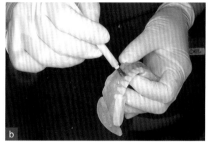

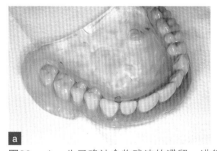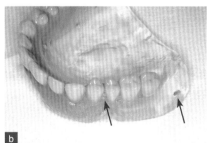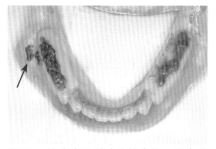

图38a，b　为了确认食物残渣的滞留，进行试食（饼干或薄脆饼）吞咽后取出治疗义齿，观察食物残渣的滞留（箭头所示）。

图38c　让患者咀嚼试吃的食物，观察非咀嚼侧食物残渣的滞留（箭头所示）。

图39a，b　口腔内观察。食物在咀嚼运动时以咬合面为中心在颊舌侧通过舌与颊肌及口腔周围肌肉运动被粉碎成糊状。如果观察非咀嚼侧的颊侧，即使人工牙左右对称排列，开口时也可以确认牙列与颊部的间隙。由于非咀嚼侧颊肌松弛，所以义齿磨光面与颊黏膜之间出现间隙，结果就会出现食物残渣进入并滞留。

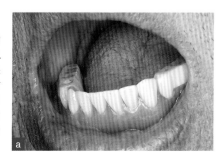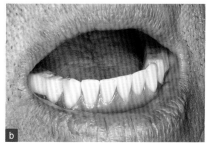

基托翼板成型（续）

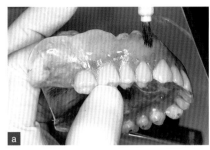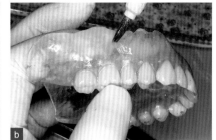

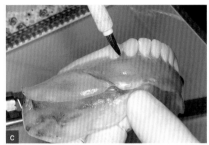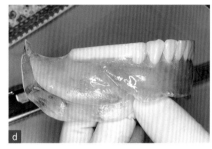

图40a～d 在食物滞留部位盛放同样量的树脂。

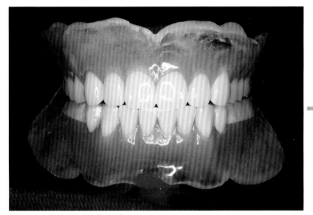

图41a 基托翼板成型前。

图41b 基托翼板成型完成。

内封闭固位

形成内封闭、基托翼板与边缘形态后，根据需要进行以内封闭固位为目的的封闭（图42）。由于希望内封闭固位的部位需要黏膜较厚并且黏膜下具有脂肪细胞、唾液腺细胞及柔软的结缔组织，所以边缘增厚200～300μm，而且微微加压就可以获得边缘封闭和可期待物理的吸附力（图43）。内封闭形成为了印模材不给黏膜施加太大的压力，在系带部位微微形成排溢通道使多余的印模材不进入咀嚼黏膜。

有时在治疗义齿边缘整塑完成时就完成了印模制取。

全口义齿组织面整体终印模

治疗义齿基托边缘纳入动态功能后重衬松风TISSUE CONDITIONER Ⅱ等软衬材料的治疗义齿使用1～3天就可以结束印模制取。这一步根据具体情况有的需要制取，有的不需要制取。需要制取时印模材使用量大概像蛋壳内侧的薄膜。以前虽然使用了Visco-gel（登士柏），但是现在可以使用TISSUE CONDITIONER Ⅱ SOFT或Hydro-Cast plus（APS，东京齿科产业）及COE-SOFT等。为了不给系带、磨牙后垫、松软牙槽嵴部位、上颌结节后部的翼下颌韧带及带状牙槽嵴顶等形成压力，事先稍微修整印模然后再取终印模。

内封闭固位

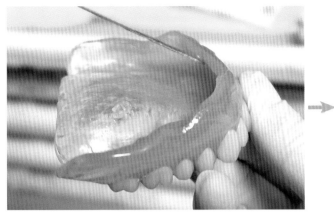

图42 形成内封闭。

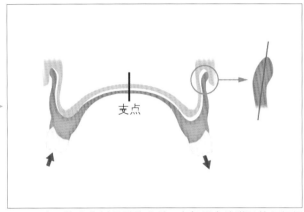

图43 为了防止偏侧咀嚼的咀嚼压力把腭中缝附近的硬组织作为支点而导致平衡侧脱落的力的作用，使用内封闭寻求物理固位。

颌位恢复

患者口腔内

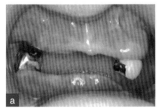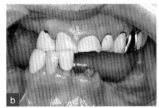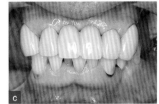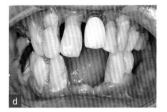

图44a~d 患者口腔内各种各样的状态。

　　义齿基托边缘设定在黏膜转折处附近及稍宽的被覆黏膜部位，原则上禁止设定于骨隆突及内斜线等上方黏膜较薄的部位。虽然治疗义齿是非常优越的取印模方法，但是软衬材料的黏度、厚度及量不恰当有时会给印模施加过大的压力，因此必须熟知材料的特性。而且，软衬材料有时会给味觉带来不适，注意不要反复多次重取以免给患者带来痛苦。

颌位恢复

　　给颌位偏移患者设定颌位比较困难。颌位发生偏移的全口义齿患者经历了牙齿慢慢丧失最后发展到全口义齿的过程（图44）。多数牙齿缺失时即使使用可摘局部义齿等修复丧失的口腔功能，但是受余留天然牙、口腔周围肌肉及不恰当义齿影响，随着时间变化多数都会发生颌位偏移。另外，牙齿生长时形成安氏Ⅱ类一分类等与正常有牙颌时相比呈现双重咬合患者或颞颌关节病患者全口义齿颌位设定常常需要绞尽脑汁地思考。

　　选择治疗义齿患者哥特式弓描记按照设想不能确定颌位属于疑难病例。像这样患者的哥特式弓描记多数情况不是箭头状（第7章图112）。

　　使用治疗义齿把习惯性肌力闭合道终点位置（吞咽位）设定为牙尖交错位，垂直距离设定后使用哥特式弓描记颌位的治疗义齿下颌后牙咬合面板制作成单面或平面板，使用这种治疗义齿通过反复的咀嚼运动寻找颌位（图45）。

颌位恢复（续）

颌位修复

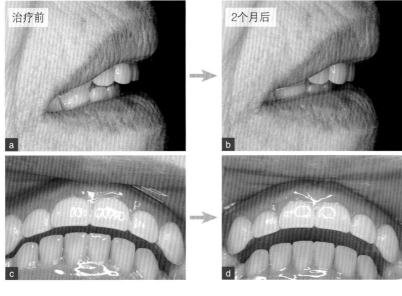

治疗前　　　　2个月后

图45a~d　颌位恢复。患者旧义齿诊断为前伸移位。戴用治疗义齿2个月颌位修复。

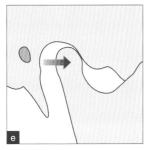
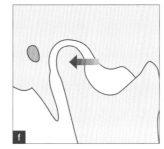

图45e，f　通过颌位修复调整颌位。

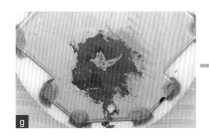
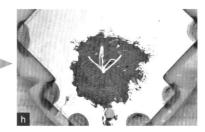

图45g，h　刚戴用治疗义齿与使用过程中哥特式弓描记结果的不同。

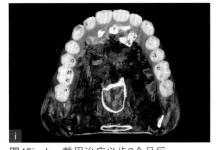
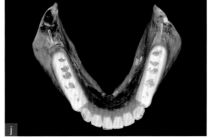

图45i~k　戴用治疗义齿2个月后。

复制义齿制作

　　动态功能印模大致取得后就可以制作治疗义齿的复制义齿（图46）。制作复制义齿时尽可能选择无变形成型精度的制作方法完全复制治疗义齿获得的形态（图47）。

复制义齿制作

复制义齿与治疗义齿

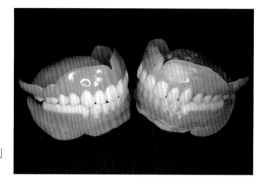

图46　复制义齿（左）与治疗义齿（右）。动态功能印模大致取得后就可以制作治疗义齿的复制义齿。

复制义齿制作方法

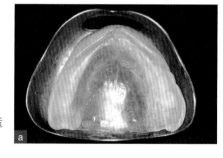
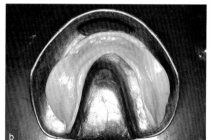

图47a，b　比试治疗义齿在托盘中的适合性。

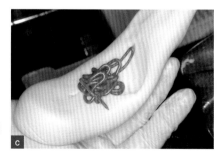
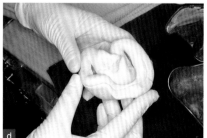

图47c，d　混合技师用油泥型硅橡胶（Zetalabor，Zhermack，Feed）。

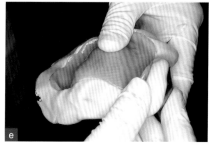
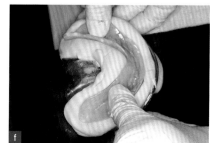

图47e，f　从咬合面开始取印模。

复制义齿制作方法（续）

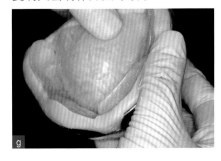
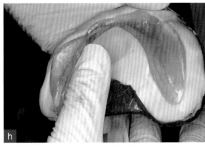

图47g，h 周围修整。

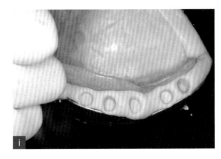
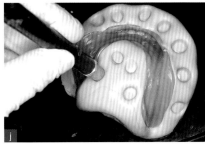

图47i，j 凝固前制作定位孔。

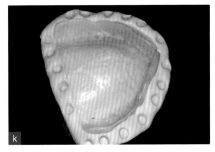
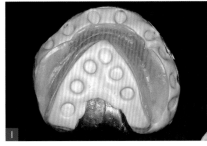

图47k，l 在油泥型硅橡胶与组织面上涂凡士林。

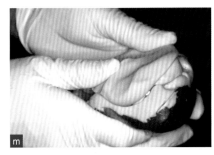
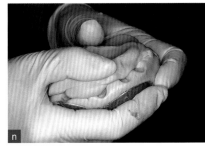

图47m，n 同样贴附油泥型硅橡胶，作为盖子。

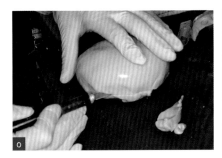
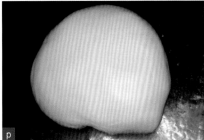

图47o，p 修整多余部分。

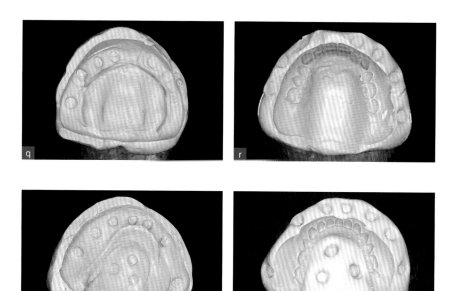

图47q，r 上颌复制义齿用硅橡胶印模。

图47s，t 下颌复制义齿用硅橡胶印模。

复制义齿制作方法：技师制作（图48）

图48a，b 使用注射器在治疗义齿印模中注入化学聚合型树脂，通过流入方式制作复制义齿。首先在硅橡胶印模的牙列部分使用牙冠色即刻聚合型树脂（PROVINICE，松风）通过毛笔堆积人工牙（一颗牙一颗牙堆积把树脂收缩控制在最小限度）。

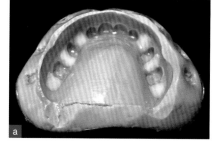

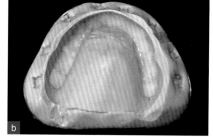

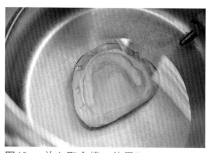

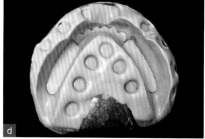

图48c 放入聚合槽。使用Palamat elite（古莎，日本）在2个大气压45℃的温水中聚合30分钟。

图48d，e 下颌聚合树脂人工牙。硬化后从印模中取出并沿牙颈线修整形态。e是形态修整后的树脂人工牙。

复制义齿制作方法：技师制作（续）

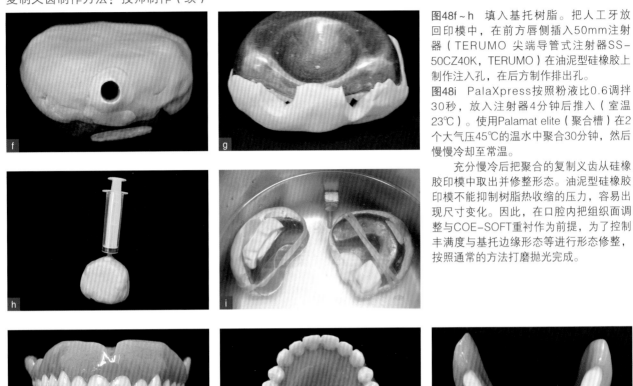

图48f~h 填入基托树脂。把人工牙放回印模中，在前方唇侧插入50mm注射器（TERUMO 尖端导管式注射器SS-50CZ40K，TERUMO）在油泥型硅橡胶上制作注入孔，在后方制作排出孔。

图48i PalaXpress按照粉液比0.6调拌30秒，放入注射器4分钟后推入（室温23℃）。使用Palamat elite（聚合槽）在2个大气压45℃的温水中聚合30分钟，然后慢慢冷却至常温。

充分慢冷后把聚合的复制义齿从硅橡胶印模中取出并修整形态。油泥型硅橡胶印模不能抑制树脂热收缩的压力，容易出现尺寸变化。因此，在口腔内把组织面调整与COE-SOFT重衬作为前提，为了控制丰满度与基托边缘形态等进行形态修整，按照通常的方法打磨抛光完成。

图48j~l 完成复制义齿。

治疗义齿调整结束后

为了患者在日常生活中可以舒适地使用治疗义齿，术者可以在确诊印模、基托翼板及颞颌关节功能协调时结束治疗义齿的调整。那就是通过取印模、取咬合关系、中性区功能印模技术可以同时获取义齿磨光面形态。

为了与技师室信息共享，首先用咬合纸印记垂直方向的叩齿运动（图49），接着用不同颜色的咬合纸印记侧方运动（图50）。用咬合纸印记叩齿接触点后用硅橡胶印模材记录设定的颌位关系（图53）。

治疗义齿调整结束后（图51，图52），在送技师室1~3天前铺垫1层软衬材料。这是为了通过黏膜上切牙乳突及腭皱襞等标志获取清晰的印模，以及治疗义齿很容易与石膏模型分离。软衬材料只是微量铺垫而且1~3天就可以变硬，也就是在此期间必须可以期待硬化的量。另外，如果铺垫得较厚，就会破坏基本固位。由于终印模是根据印模完成决定，所以有时可能不需要。

印记牙尖交错位

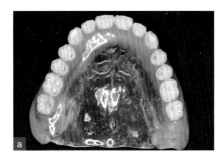
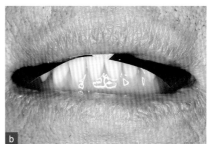
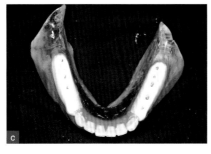
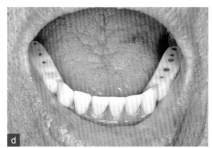

图49a～d　垂直方向叩齿。注意患者的姿势及颌位等，指导患者用正确的姿势进行后牙轻轻地叩齿。

　　治疗义齿牙尖交错位是通过下颌位置修复（或整复）获得的习惯性肌力闭合道终点位置。由于上颌舌侧功能尖从各个角度摩擦咬合面板，因此下颌牙尖交错位周围被磨成臼状区域，使用咬合纸咬合时牙尖交错位开始显示点状。

印记侧方运动

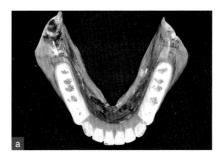
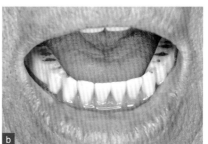

图50a，b　印记下颌侧方运动。

治疗义齿终印模

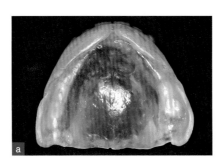
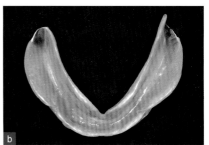

图51a，b　治疗义齿终印模。

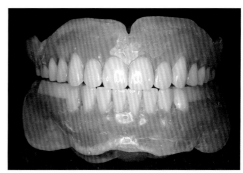

图52　治疗义齿调整结束。

使用咬合硅橡胶固定

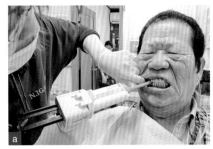
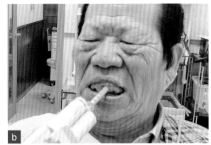

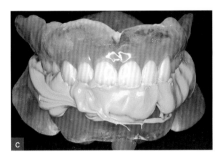
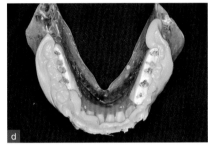

图53a～d　牙尖交错位印记后用咬合硅橡胶（Futar D 咬合硅橡胶，白水贸易；或 REALBIT，德山齿科）记录牙尖交错位咬合。咬合硅橡胶从两侧最后磨牙远中流入颊侧，结果不易分离。

移送技师室

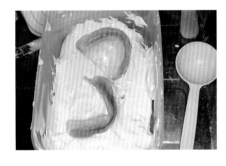

图54　获取功能的治疗义齿移送到技师室时把咬合面埋没在垫有藻酸盐印模材的保存容器后盖上盖子，制作100%保湿的盒子。封闭区与组织面不要沾上藻酸盐印模材及治疗义齿不能轻易地从藻酸盐印模材中分离非常重要。软衬材料接触藻酸盐印模材就会导致功能印模变形，移送时，盒子中治疗义齿如果从藻酸盐印模材中分离，软衬材料触碰到盒子坚硬的部位就会发生变形。

技师室根据治疗义齿排牙前准备

装盒

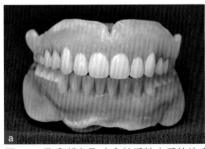
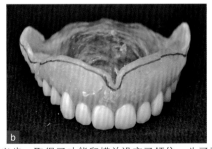
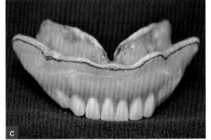

图55a　取印模与取咬合关系结束后的治疗义齿。取得了功能印模并设定了颌位。为了正确再现治疗义齿的形态，首先进行装盒，制作工作模型。

图55b，c　在制取功能印模结束的义齿基托边缘灌注石膏一直到标记线。

移送技师室时把咬合面埋没在垫有藻酸盐印模材的保存容器后盖上盖子，制作100%保湿的盒子（图54）。

根据移送来的治疗义齿制作功能义齿的技师室操作步骤如图55～图71所示。

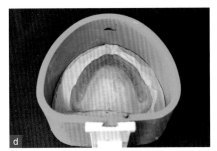
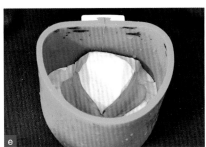

图55d, e　在CD型盒（松风）中使用藻酸盐印模材进行装盒操作（关于装盒参考第6章）。

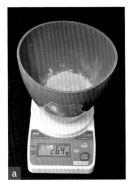
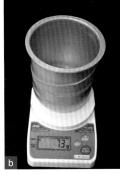
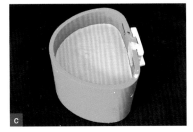
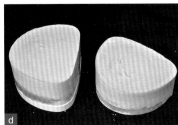
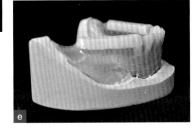
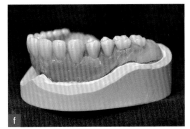

图56a~f　使用模型硬石膏（DS RATIO STONE, ODIC），准确称量粉与水（a, b）并灌注（c, d），根据标准模型的尺寸进行修整（e, f）。

上平均值𬌗架

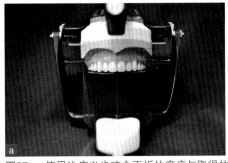
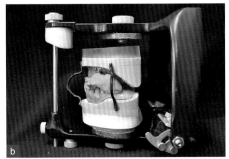

图57a　使用治疗义齿咬合面板的磨痕与取得的咬合硅橡胶决定最终牙尖交错位并上𬌗架。此时不要从模型上分离治疗义齿，使用咬合平面板解剖学平均值位置把上颌模型固定于功能义齿排牙用平均值𬌗架上。

图57b　接着以牙尖交错位硅橡胶咬合记录固定下颌模型。

取印模

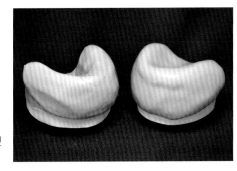

图58　上𬌗架后为了把模型、牙列及牙龈丰满度等作为排牙的参考，使用油泥型硅橡胶制取治疗义齿磨光面与咬合面印模。

制作基托

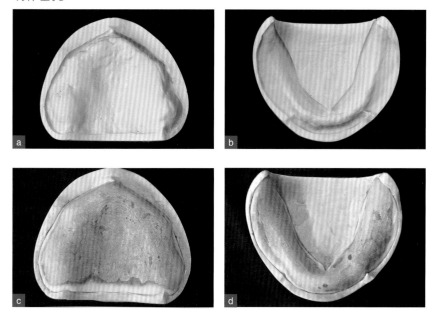

图59a~d 从工作模型上取下治疗义齿，并在模型上压接合适的基托树脂。光固化树脂：托盘专用LC Ⅱ（Agusa 日本，FEED）。

制作复制义齿

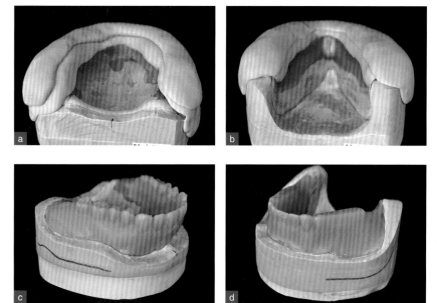

图60a~d 在基托上安放油泥型硅橡胶（a），流入常用红蜡（b），制作治疗义齿的蜡义齿（c，d）。在高温状态下一次性流入常用蜡容易出现变形，因此分多次流入低温的常用蜡。

模型分析

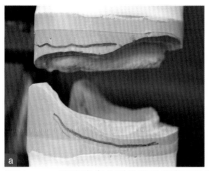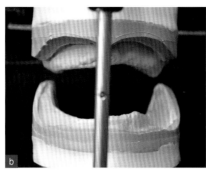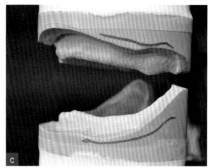

图61a～c　听取患者主诉治疗义齿存在的问题及咀嚼能力的变化与局限，为了改善治疗义齿存在的问题，进一步提高功能进行观察。观察上下颌对位关系与颌位关系的变化。

最终全口义齿排牙

排上前牙

图62a，b　以蜡义齿为基础一颗一颗地排上前牙。根据患者期望或口腔医生的指导等进行变更与改善，根据需要进行个性化排牙。一边考虑牙槽嵴上解剖学位置关系，一边重视对称性进行排牙。

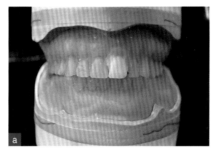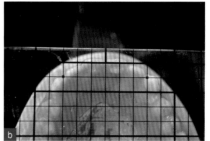

排下前牙

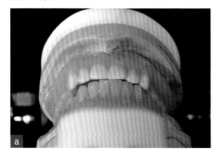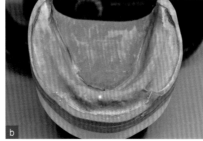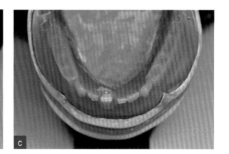

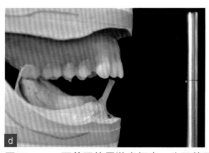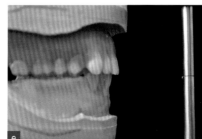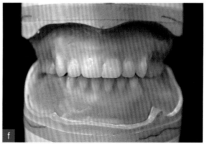

图63a～e　下前牙使用激光标志，为了使牙槽嵴上有牙残存时咀嚼压力对牙槽嵴方向的矢量稳定排牙时考虑牙轴方向。通过修复如果存在颌位偏移就修整覆𬌗覆盖。
图63f　上下前牙排牙完成。

排后牙前模型分析

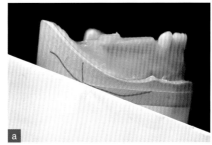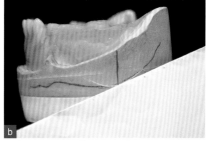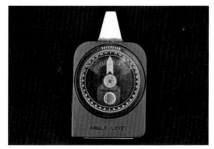

图64a，b　排后牙前模型分析。磨牙附近牙槽嵴倾斜相对于基底面超过22.5°的部位为不稳定区域（Unstable zone）。

图65a　在圆形角度尺A-150（SHINWA测量，Amazon）上安装塑料板改装工具。塑料板尖端接触牙槽嵴就可以测出角度。

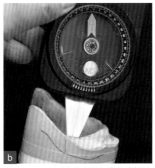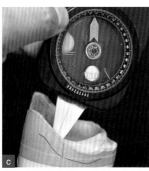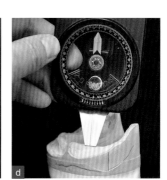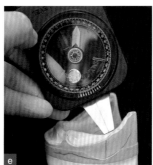

图65b～e　测定牙槽嵴倾斜相对于基底面多少度来确定稳定区域（Stable zone），把握后牙咬合限制。作者把不稳定区域确定为20°以上。

排后牙：下颌法

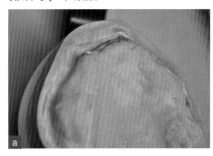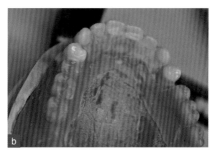

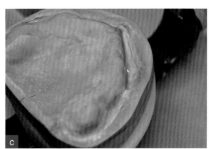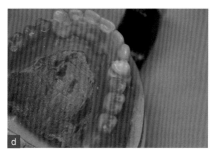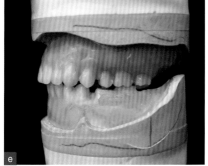

图66a～e　下颌法是优先排下后牙的方法。首先，微笑容易看到的上颌第一前磨牙虽然属于后牙，但是拥有前牙的美学要素，所以优先排列。

图67a，b 排下后牙时边用激光标志照射牙槽嵴确认排列位置边排牙。在牙槽嵴顶附近预测天然牙生长的位置作为上颌功能尖咬入最稳定的位置排牙。咬合面板受到的咀嚼压力的矢量常常朝向正下方，与此相对，通常全口义齿必须考虑与牙槽嵴一牙对一牙力的矢量，因此与治疗义齿相比必须注意人工牙颊舌向稳定位置与牙轴方向。

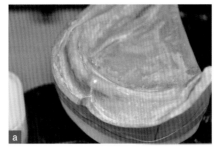
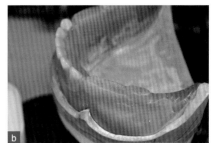

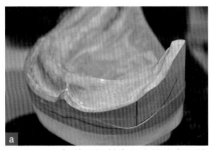
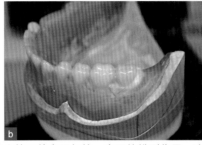
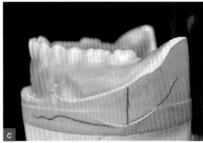

图68a～c 把前后倾斜度最小的稳定区域作为第二前磨牙与第一磨牙的排列位置，咬合平面高度以磨牙后垫1/2的上缘为基准，第二磨牙与牙槽嵴倾斜相一致远中向上微微弯曲。如果太过倾斜，偏离牙尖交错位运动就不能平衡，而且前伸运动时还会形成较强的干扰（前牙覆𬌗覆盖的协调后面还可以进行调整）。

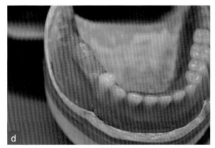
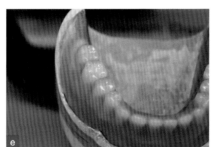
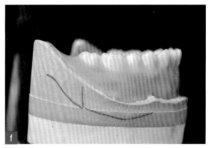

图68d～f 考虑稳定的位置，不要偏离Pound线而进入舌侧使舌的活动空间变窄。后牙部位咬合平面左右等高。

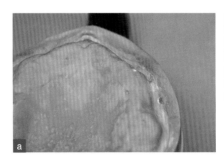
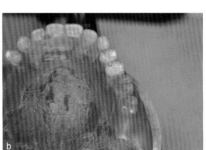

图69a～d 排上后牙。上后牙使用激光标志边确认腭侧残留牙龈边缘边排列。如果人工牙舌面排列到距离腭侧残留牙龈边缘内侧1～2mm，接近于预测的天然牙位置，就可以保持口腔内很宽敞。存在牙槽嵴吸收等情况在颌位稳定优先的基础上常常未必能进行理想地排列，然而上颌牙槽嵴某种程度残存很多，在上颌义齿比下颌义齿稳定方面要融会贯通。

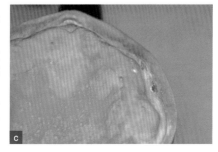
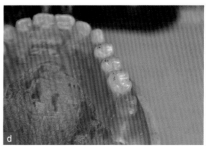

治疗义齿咬合面板的识别

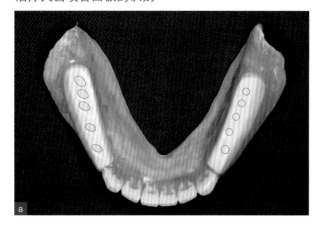

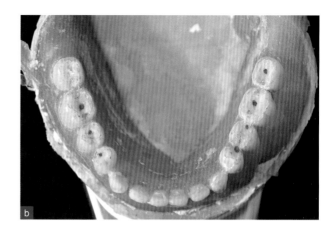

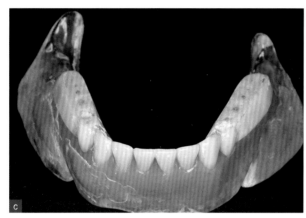

图70a～c　根据上下颌对位关系调整牙轴方向，为了确保舒适性与稳定性的位置必须进行微调。

观察治疗义齿咬合面板的磨耗程度与形态，同时主要观察左右侧哪一侧是工作侧，哪一侧是平衡侧。工作侧多数情况呈现圆的无光泽的压痕状，平衡侧在颊侧远中多数可见锐利有光泽的线。这可能是因为工作侧上下牙列之间的食物磨耗形成的压痕，平衡侧通过工作侧黏膜下沉与平衡侧义齿上浮导致咬合面板与人工牙滑移的平衡接触。

虽然咬合关系是在考虑周全的基础上制作而成，但是如果观察咀嚼运动，有时就会左右不确定到底哪一侧是工作侧，而且在整个咀嚼周期中下颌从各种各样的角度运动进入牙尖交错位。

排牙结束

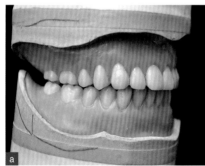

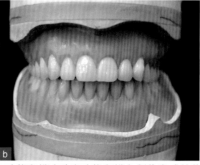

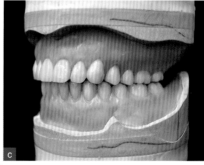

图71a～c　基托形态的形成纳入了椅旁调整与功能印模（动态功能印模）制作完成的信息。

Gerber记录（Gerber registration）的准备

　　为了试戴功能义齿（最终全口义齿）的同时设定矢状髁导斜度，使用运动面弓记录（记录下颌运动）。因此，制作记录装置，下颌安装转移板，上颌安装描记针（图72）。

记录准备

图72a　事先制作上颌设置描记针的基托。Gerber记录在下颌运动时即使抬高垂直距离也有计算公式可以计算正确的角度，然而为了减小误差作者认为最好尽可能不把垂直距离进行上下浮动，因此使用不在上颌蜡义齿设置描记针的方法。

图72b ~ d　根据牙槽嵴大小及牙列宽度选择合适大小的转移板，考虑中线朝向正面并与咬合平面设置平行。

　　描记针的位置位于转移板上方，由于有时把下颌运动作为哥特式弓记录，所以必须充分考虑描记范围进行设置（描记板位于下颌的情况下前伸运动时描记的箭头朝向后方）。使用什么类型的描记针比较好，考虑上颌基托与空间选择无干扰的较大描记针。设定位置以后使用多用途蜡把描记针暂时固定在转移板上。

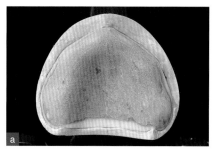
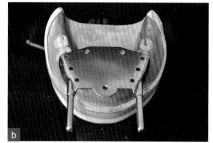
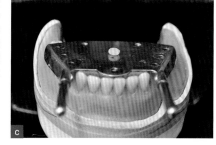
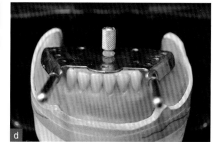
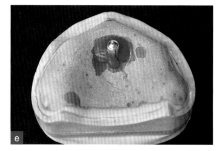
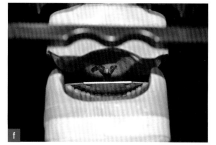
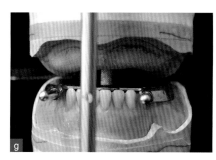
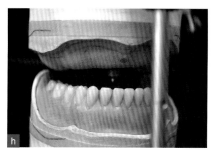

图72e ~ h　合上𬌗架，使用与功能义齿相同的垂直距离把描记针用塑形树脂固定于上颌基托，为了使下颌转移板可以自由拆卸且不动摇使用油泥型硅橡胶固定。

临时基托蜡型义齿试戴

临时基托蜡型义齿试戴如**图73**所示。

临时基托蜡型义齿试戴

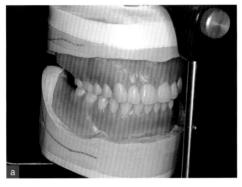
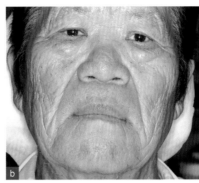
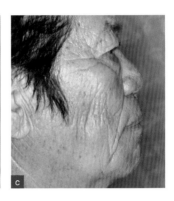

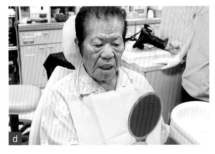

图73a 试戴时的临时基托蜡型义齿。
图73b ~ d 首先由术者与患者双方确认美学效果。

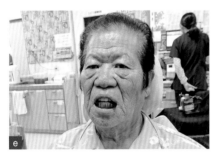
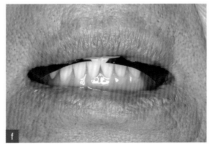

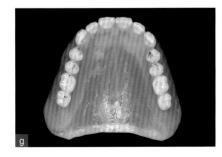
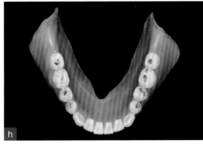

图73e ~ h 没有疼痛、固位、美学效果方面问题的情况下使用咬合纸轻轻地叩齿确认咬合接触（e，f）。此时如果可以确认叩齿时的咬合接触点与𬌗架上相同，就不需要进行精细咬合调整与调磨（g，h）。

面弓转移与记录的描记

面弓用于记录髁球间轴的距离与牙列之间三维空间的位置关系。为了使用CONDYLATOR–VARIO半可调殆架进行咬合调整，必须把下颌运动记录转移到殆架上。因此，通过面弓描记与记录前伸运动来设定矢状髁导斜度（图74～图78）。

▌面弓设置

髁突相应的部位

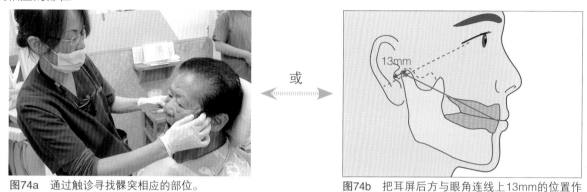

或

图74a　通过触诊寻找髁突相应的部位。

图74b　把耳屏后方与眼角连线上13mm的位置作为髁突相应的部位。

图74a，b　CONDYLATOR–VARIO半可调殆架专用的运动面弓记录髁突相应部位与牙弓的位置关系。先在髁突相应部位做记号作为基准。

髁突相应部位是通过①术者触诊，让患者开闭口设定髁突相应部位的点及②耳屏后方与眼角连线上距离耳屏后方向前13mm的点两方面诊断确定的点。

髁突旋转轴相应的部位

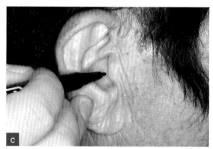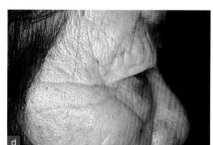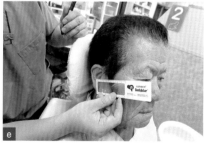

图74c～e　上述②的情况，耳屏后方（c）与眼角（d）连线上距离耳屏后方向前13mm的点（e）作为髁突旋转轴相应部位。

在口腔内试戴装置

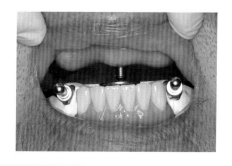

图75　试戴上颌基托与下颌记录板，确认是否存在疼痛及不稳定等不完善的情况。

安装运动面弓

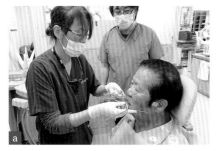
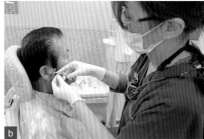

图76a 安装运动面弓。
图76b 在髁突旋转轴相应部位安装描记铅，使描记铅处于未露出的状态。

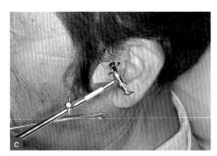
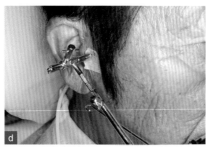

图76c，d 在髁突旋转轴相应部位做记号，安装运动面弓。

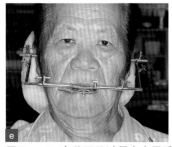
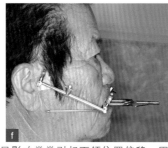
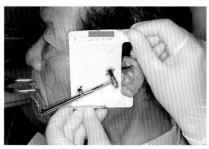

图76e，f 安装面弓过程中由于重量影响常常引起下颌位置偏移，因此必须反复多次进行前后运动，根据需要修正髁突旋转轴指示针的位置。

图76g 安装方格纸。为了把咬合平面确认杆设计得与鼻翼耳平面一致，安装确认杆时使其与方格纸平行。

描记与记录前伸运动

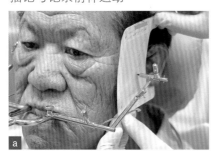
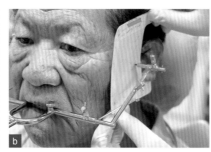

图77a，b 记录描记。用语言诱导患者，使其进行一次前后运动。然后，把这种前后运动做3次以上，并描记每次的运动轨迹。仅仅在描记时露出描记铅，移动方格纸时收回。

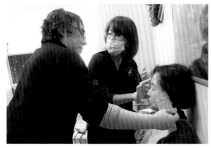
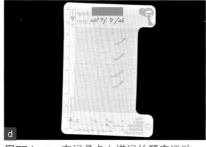
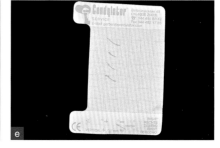

图77c 左右同时描记的情况下，由两位术者左右分别进行描记。

图77d，e 在记录卡上描记的髁突运动。

下颌模型固定到𬌗架上

图78a，b 在模型上安装记录板。固定时由于模型的重量，为了使临时基托与模型不发生分离，在模型上烫一下基托周边的蜡加以固定。

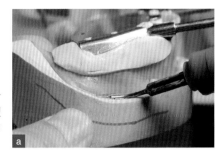
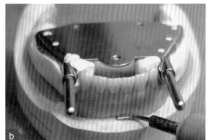

图78c，d 把面弓转移设定的下颌位置固定到𬌗架上。把描记铅更换成上𬌗架用的针，并把面弓固定在𬌗架上。

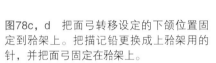
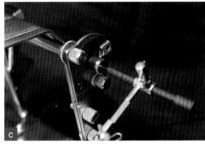
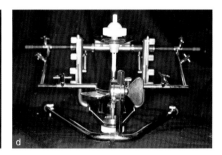

图78e，f 烫临时基托边缘使其与模型固定牢固，然后把模型固定到面弓上。

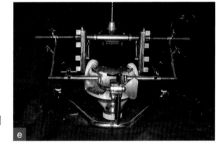
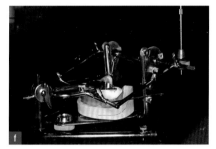

图78g 使用面弓转移决定的位置上𬌗架。
图78h 下颌模型上𬌗架完毕。石膏固化后拆下面弓移送技师室。

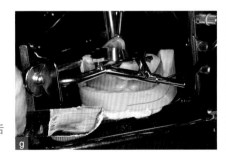
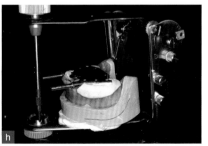

面弓转移记录后直到全口义齿完成的技师室工作

技师室工作如**图79～图86**所示。把面弓转移与记录测量的颞颌关节功能反映到𬌗架上，进行调磨、树脂成型、完成全口义齿。

使用CONDYLATOR-VARIO半可调𬌗架上𬌗架

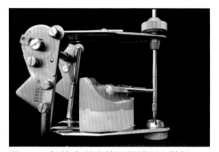 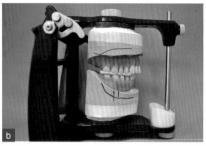 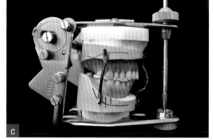

图79a　把椅旁送来的下颌模型上𬌗架。

图79b，c　把平均值𬌗架上用咬合硅橡胶记录的上下颌位置关系再现到CONDYLATOR-VARIO半可调𬌗架上。

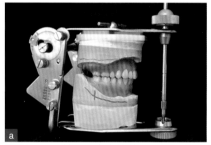 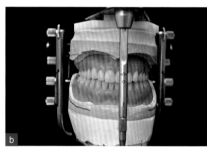 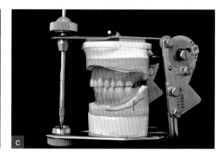

图80a～c　模型固定完毕的CONDYLATOR-VARIO半可调𬌗架

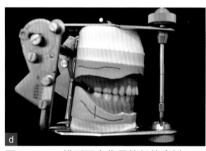 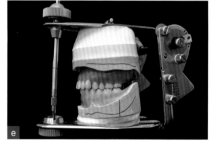 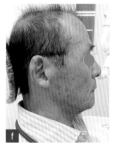

图80d，e　模型固定位置较低的病例。

图80f　模型固定位置较低的病例。由于相对于髁突的下颌中切牙切缘的位置（Bonwill三角）与Balkewill角存在个体差异，所以模型固定的位置出现多种多样。长脸患者模型固定的位置有变低的趋势。

面弓转移记录与哥特式弓描记

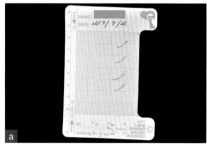 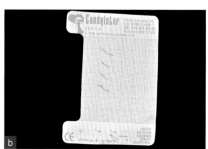 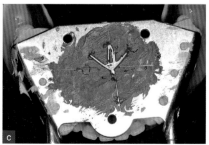

图81a～c　同时观察面弓转移记录卡（矢状面运动）与哥特式弓（水平面运动）的轨迹。观察比较治疗刚开始时与修复治疗后哥特式弓描记结果（治疗义齿未使用哥特式弓描记设定颌位关系）。

设定矢状髁导斜度

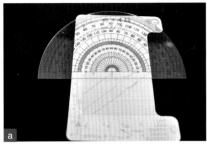 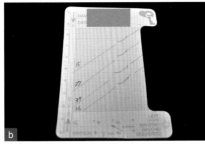 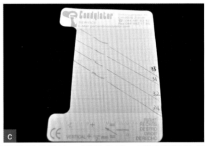

图82a~c 使用量角器测量运动面弓描记的矢状髁道轨迹。在矢状面上用直线延长下颌前伸运动轨迹，测量角度。不同病例的前伸与后退轨迹有时可能存在差异，这与翼外肌紧张有关系，多数情况由于前伸的轨迹位于上方，所以描绘出双重轨迹时测量上方的线。

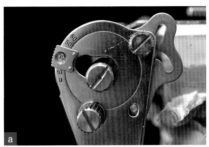 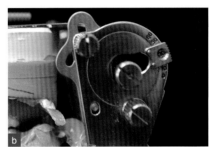

图83a，b 把测量的矢状髁道斜度转移到𬌗架上的髁导斜度。由于把患者固有的Bonwill三角再现到𬌗架上，所以在𬌗架上进行调磨就可以实现近似于下颌生理运动的协调。结果经过调磨的功能义齿在口腔内很少需要咬合调整。

蜡义齿调磨确认前牙与后牙的咬合平衡并注意修整牙齿的排列，最终的咬合调整在树脂成型后进行。

修整排牙与形成咬合

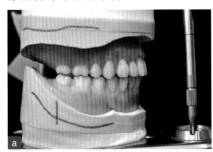 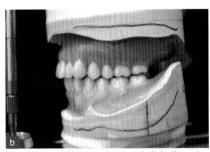 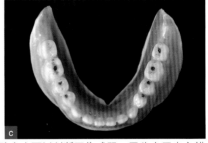

图84a~c 本病例排牙时由于相当于 7| 部位的牙槽嵴倾斜较大，属于不稳定部位，在口腔内也可以判断固位减弱，因此在牙尖交错位避免 7| 与 |7 发生咬合接触而分开（a）。分开情况下为了食物存在也不受影响，排牙时需要空出2mm以上的间隙。左侧形成咬合接触（b）。不稳定部位 7| 无咬合接触（c）。

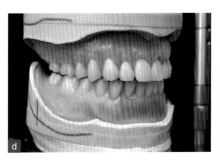 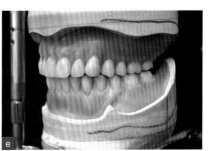

图84d，e 形成基托后。

树脂成型

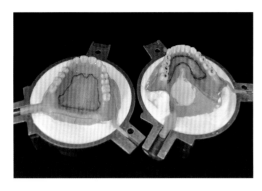

图85　完成最终的排牙与选磨调殆后进行树脂成型
（充填、包埋、聚合）。根据前一章介绍的方法使
用化学聚合型树脂聚合。

调磨

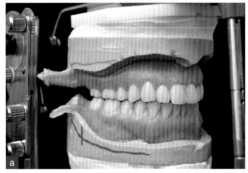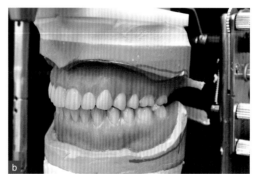

图86a，b　重新上殆架后调磨人工牙（参考"详解㉖"）。

完成最终全口义齿（图87）

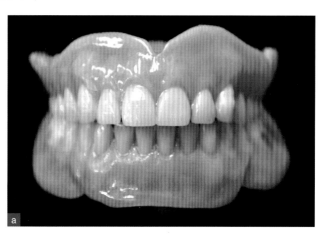

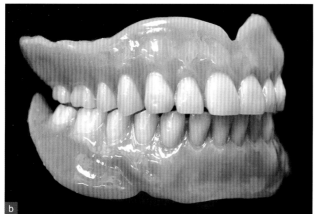 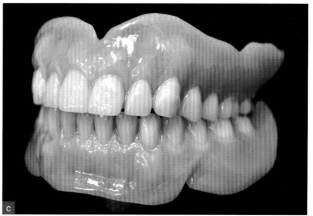

图87a～c　"舒适并可获得很强固位力的全口义齿制作"。这样就完成了纳入口颌功能并与口腔组织协调而无不适感的人工器官功能义齿。

结束

　　这种治疗全口义齿制作方法的整个过程根据日本国民健康保险制度无论在时间方面还是在费用方面都不可能。这是需要口腔医生与口腔技师在反复学习与理解保险治疗限制的基础上，无牙颌患者希望"恢复咀嚼功能与口腔功能，并且想终身保持与增强健康"时进行的治疗方法。

参考文献

[1] Earl Pound（著），櫻井薫（監訳）．患者との信頼関係を築く総義歯製作法―ティッシュコンディショナーを活用して―．東京：わかば出版，2009：27-28.

[2] Max Bosshart．Funktion & Ästhetik: Rehabilitation des Unbezahnten nach der Original-Gerber-Methode．Berlin：Quintessenz Verlag：120-121.

[3] 堤嵩詞，平岡秀樹．総義歯づくり すいすいマスター 総義歯患者の「何ともない」を求めて～時代は患者満足度～．東京：医歯薬出版，2014：126-142.

[4] 末次恒夫．リンガライズド・オクルージョン その考え方と与え方．デンタルダイヤモンド 1980；10：300-311.

[5] 田中貞二．Pilot denture による下顎無歯顎患者の印象採得―高度吸収顎堤症例―．補綴誌 2002；46（1）：120-121.

[6] 深水皓三．生体機能に調和した総義歯治療法―パイロットデンチャーシステム―．日本大学歯学部同窓会雑誌 1998；42（5）：21-25.

[7] 寺岡文雄，北原一慶，多田広宣，中川史史，高橋純造．総義歯の重合後および保存時の変形とその回復 第1報 各種一般重合方法で作製した総義歯．補綴誌 1995；39（2）：274-279.

[8] 湯本光希子，大内源之，鷹股哲也，佐藤崇，宮下昌也，高橋重雄．市販ティッシュコンディショナーの性質と組成．補綴誌 1993；37（6）：1162-1171.

[9] 五十嵐尚美．「Max Bosshart スペイン研修 総義歯ドクターコース」より学んだ総義歯製作法とその応用．QDT 2017；42（6）：104-114.

[10] 上濱正，堤嵩詞．パイロットデンチャーのノラットテーノル上に前後2つの下顎位が形成された症例にいかに対応したか その3 2つの下顎位への調和を図る人工歯削合～完成まで―．歯科技工 2001；29（9）：1214-1221.

[11] 上濱正．噛み合わせの不安定な無歯顎患者に対する治療用義歯の応用．デンタルダイヤモンド 2005；30（13）：46-51.

[12] 上濱正．治療用義歯によるデンチャースペースの回復．顎咬合誌 2005；25（1・2）：22-34.

[13] 上濱正，阿部伸一，土田将広．今後の難症例を解決する総義歯補綴臨床のナビゲーション．東京：クインテッセンス出版，2012.

[14] 堤嵩詞（監修）．いま再考する Gerber 理論・テクニックの有効性―顎運動の緻密な観察，分析に基づく総義歯製作システムの理解と応用―．歯科技工 2011；39（1-12）．

[15] 下山和弘，安藤秀二，長尾正憲．Tissue conditioner の流動性に関する研究．補綴誌 1988；32（5）：1164-1170.

[16] 吉田耕一郎，玉那覇哲，朝原早苗，皆木省吾，大川周治，長澤亨，津留宏道．各種ティッシュコンディショナーおよびリベース用レジンが床用レジンの曲げ強さに及ぼす影響．補綴誌 1988；32（6）：1311-1316.

[17] 砂川孝．弾性裏装材が咬合力および義歯沈下量に及ぼす影響に関する研究―下顎両側性遊離端義歯について―．補綴誌 1979；23：195-208.

[18] 鱒見進一．軟性裏装材のレオロジカルな性質と咀嚼能力に及ぼす影響．九州歯会誌 1984；38（5）：864-879.

[19] 河野文昭，多田望，中畑哲也，佐藤修斎，羽田勝，松本直之．軟性裏装材の緩圧効果に関する研究 第1報 平行板実験．補綴誌 1988；32（6）：1241-1252.

[20] 寺西邦彦．無歯顎補綴に強くなる本(下巻)．東京：クインテッセンス出版，2009：114-131.

[21] 鈴木哲也．よい義歯 だめな義歯 鈴木哲也のコンプリートデンチャー17のルール．東京：クインテッセンス出版，2011：28-31.

[22] 中込敏夫．実践 総義歯スタンダード 歯科医師がさだめ歯科技工士がつくる．東京：医歯薬出版，2015：49-74.

[23] 深水皓三（編著）．堤嵩詞，阿部伸一，岡田尚士（著）．治療用義歯を用いた総義歯臨床．京都：永末書店，2014.

[24] 野澤康二．チェアサイドの診断を具現化するための義歯の製作ステップ―歯科医師の治療方針を的確に理解することで達成される審美性と機能性の両立―．歯科技工 2016；44（12）：1458-1461.

[25] 堤嵩詞．Level up Complete Denture Technique Standard 編 第14回 治療用義歯に用いる人工歯の選択と排列の基準および最終義歯製作中に患者が使用する複製義歯の製作．歯科技工 2002；30（3）：352-360.

[26] 鈴木哲也，古屋純一．コンプリートデンチャー―鈴木哲也のマスター1―ランクアップのための知恵と技．東京：デンタルダイヤモンド社，2017：158-177.

[27] 井出吉信，小出馨．「補綴臨床」別冊 チェアサイドで行う顎機能診査のための 基本 機能解剖．東京：医歯薬出版，2004：154-163.

[28] 中尾勝彦．「補綴臨床」MOOK 無痛デンチャーの臨床．東京：医歯薬出版，2002.

[29] 堤嵩詞．精度の高いレジン床の重合法とは？ 歯科技工 2004；32（1）：110-121.

用治疗义齿制作强固位力功能全口义齿使用的器材

印模

取咀嚼黏膜无压力印模。调拌藻酸盐印模材时粉液比增加约20%
→成品托盘、软蜡片、刀片、冰水、温水、SUPER RAKUNERU Fine、Technicol Bond、藻酸盐印模材、保湿箱、注射器、技师用刀片

（根据需要追加印模）

取咬合关系

设定颌位、咬合平面板、设定中线、基托翼板整塑、设定垂直距离、哥特式弓描记
→咬合纸（红与蓝）、咬合记录材料、咬合平面板、游标卡尺、技师用刀片、油泥型硅橡胶、设定中线用的垂吊线、Pita中、哥特式弓用双面胶、哥特式弓描记用笔、蜡、软蜡片

试戴

戴治疗义齿，调整治疗义齿，制取功能印模与使用功能印模①形成外封闭和边缘

①全口义齿接触调整与②被压移位量缓冲调整结束后制取与应用功能印模（观察哥特式弓描记）
→COE-SOFT及其他软衬材料等、钨钢钻、冷藏材料、技师用刀片、咬合纸

调整治疗义齿，制取功能印模与使用功能印模②形成内封闭与取复制义齿印模

判断已经完成印模制作的80%时取复制义齿印模
→专用托盘、技师用硅橡胶、凡士林

终印模

技师室完成复制义齿前结束内封闭与终印模制取
→COE-SOFT等、终印模用材料、钨钢钻、冷藏材料、技师用刀片、咬合纸（红色与蓝色）

戴复制义齿与完成终印模

完成的治疗义齿通过咬合纸在咬合平面板上印记垂直与侧方运动后使用咬合记录材料固定并确定颌位。运送时使用保存食品的容器铺垫藻酸盐印模材并把咬合面侧埋没在印模材中。
→COE-SOFT等、钨钢钻、冷藏材料、技师用刀片、咬合纸（红色与蓝色）、咬合记录材料、保存食品的容器、藻酸盐印模材、橡胶贴

试戴功能义齿，使用运动面弓记录与描记

确认疼痛，确认咬合，确认基托翼板塑形
→运动面弓、记录用纸、CONDYLATOR-VARIO半可调𬭩架、石膏、哥特式装置、咬合纸（红色与蓝色）、咬合记录材料

安装完成强固位力功能全口义齿

制作标准模型与标准咬合蜡堤

根据标准尺寸修整模型，观察模型
→PTD塑料测量仪、专用三角尺
使用蜡堤制作标准咬合蜡堤
→PTD蜡堤印模、托盘树脂、蜡片、PTD手持咬合平面板、铝制平面板、专用三角尺

上𬭩架后治疗义齿排牙

平均值𬭩架、后牙咬合面板（牙冠色即刻聚合树脂与婴儿爽身粉1：1）、松风混合型陶瓷牙与Veracia SA S型后牙等陶瓷牙、专用三角尺、方格尺、圆形角度尺

治疗义齿完成

古莎Palapress® vario牙托粉（透明与粉色）

制作复制义齿

牙冠色即刻聚合树脂、古莎Palapress® vario牙托粉（粉色）

使用治疗义齿制作工作模型，上CONDYLATOR-VARIO𬭩架，排牙

使用藻酸盐印模材制作型盒模型
→CD型盒

排牙与调磨

以治疗义齿为基准制作复制义齿
→松风混合型陶瓷牙与Veracia SA S型后牙等陶瓷牙、自动调磨抛光膏、托盘树脂、常用蜡、PTD手持咬合平面板、铝制平面板、专用三角尺、方格尺、圆形角度尺

完成强固位力功能全口义齿

结束语

　　本诊所日常诊疗是以微创治疗（MI）为宗旨，以综合牙科治疗为中心，兼顾出诊牙科诊疗与障碍者牙科诊疗的地域密接型齿科医院。我从事最多的诊疗是牙周病治疗、根管治疗及复合树脂充填等，诊疗的理念是"即使1颗牙也要健康地保存，在细菌学与功能方面把口腔环境维持在健康状态"。牙体牙髓牙科诊疗老师是月星光博先生，我感觉与月星光博先生的相识改变了自己的诊疗质量，并给患者带来了非常良好的治疗效果。

　　这次把月星光博先生的话"沉默的牙科诊疗是犯罪，应该向世人询问自以为正确的事"作为理念，花费3年时间与高桥宗一郎牙科技师一起学习与总结。对月星光博先生无微不至的关心与其子太介先生（月星齿科诊所）的鼎力支持深表感谢。另外，给深水皓三先生、堤嵩词先生、须山让氏先生（Dental of YU）、市川淳先生（淳齿科诊所）、生田龙平先生（Felice）及"银座深水齿科全口义齿实用技术课程"的各位工作人员增添了很多麻烦，以Max Bosshart先生与土泽明日美先生为代表的五十岚齿科联合及D-WORKS DENTAL LAB·INC的工作人员对本书的顺利完成给予大量帮助与建议，在此表示衷心感谢。正因为有患者们不厌其烦的愉快协作，本书才能顺利完成。

　　我常常思考"如果临床医生或技师是全口义齿的戴用患者"的情况，他们给予我的评价有时严厉，有时和善，切实体会到他们的口腔功能与全身功能长期观察结果是我自己现在工作的品质。如果患者不接受，无论怎样的理论与技术都变得毫无意义，因此与其他诊疗不同之处是与每位患者保持必要的距离感，及时整理可以实施所学新理论与新技术的环境非常重要。

　　最后，我也是处于很多职场女性存在相同问题（严重性因人而异，并非同一）的时期。当时忙于育儿与护理（那时有家庭的支持，比较幸运），工作不能如愿，完全不能想象自己还能做医生，也完全不能想象自己现在的样子。正因为这次女性口腔医生成了很多女性的职业范围，因此为了使那些不能按自己意愿获取学习时间的人受益，我执笔时考虑到像我这样的女性开业医生可以通俗易懂地掌握全口义齿制作非常重要。

　　对时间与经济方面存在问题的人、满怀希望学习全口义齿的人及所有购买这本书的人表示深深的谢意，并想把我非常喜欢的女演员朱莉·安德鲁斯的话送给大家：

　　"人生一定会有幸运降临。为了不让幸运失去，做好准备非常重要。"

　　我、患者、同事、家人及周围的人们无论如何都必须经常为自己的幸运降临做准备。

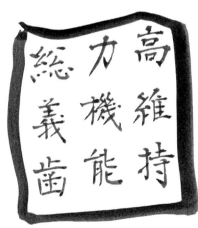

书法家患者赠送的"强固位力功能全口义齿"

五十岚尚美

著者简介

五十嵐尚美（いがらし歯科イーストクリニック）

naomi@igarashi-dc.com

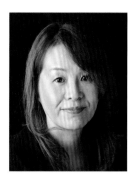

1991年　日本大学松戸歯学部卒業
1994年　いがらし歯科医院開業
2007年　いがらし歯科イーストクリニック開業

銀座深水歯科総義歯臨床実技コースチェアサイドインストラクター
CEセミナー高維持力機能総義歯講師
高維持力機能総義歯共同主宰
COMPセミナー共同主宰
宇都宮歯科衛生士専門学校障害者歯科講師
日本大学松戸歯学部歯周治療学非常勤研究員
日本歯周病学会認定医
日本障害者歯科学会会員
日本インプラント学会会員
日本老年歯科医学会会員
日本自家歯牙移植・外傷歯学研究会
歯科医師臨床研修指導医
宇都宮市歯科医師会会員
とちぎ歯の健康センター運営委員会
済生会宇都宮病院口腔ケア室（周術期口腔管理）

高橋宗一郎（D-WORKS DENTAL LAB）

cuspid79@gmail.com

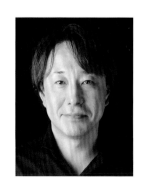

1994年　名古屋歯科医療専門学校卒業
1994年　トキワデンタルチーム（茨城県つくば市）勤務
2001年　歯科医院勤務
2004年　桜デンタルラボラトリー（茨城県つくば市）勤務
2007年　D-WORKS DENTAL LAB開業

日本歯科技工士会認定講師
CEセミナー高維持力機能総義歯講師
高維持力機能総義歯共同主宰

译者简介

汤学华　博士
南京久雅口腔院长、主任医师
牙科技术大师讲堂™特约讲师

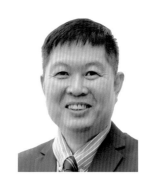

1996年6月　毕业于第四军医大学
1996年7月至2016年12月　南京军区南京总医院口腔科
2001年9月至2002年9月　日本ILO协会研修生
2005年9月至2007年12月　南京大学医学院硕士研究生
2008年4月至2012年3月　日本大阪大学齿学研究科博士研究生
2015年1月　南方医科大学硕士研究生导师
2017年7月　成立南京秦淮久雅口腔诊所
2019年8月　成立南京久雅口腔医疗管理公司

长期从事口腔修复、牙齿美学修复、咬合诊断与治疗、颞下颌关节病诊断与治疗等工作。迄今在国内发表论文20余篇，其中被《Journal of Dentistry》等国际知名杂志收录SCI 7篇。翻译著作《口腔种植咬合技术》《自体牙移植与再植》《日常临床实用咬合技术》《口腔修复治疗必备咬合基础知识》《天然牙形态学（基础篇）》《天然牙形态学（进阶篇）》《片冈繁夫牙齿形态学》。主要从事咬合学、牙齿美学、修复与种植材料等方面的研究。

董坚　博士，主任医师，副教授

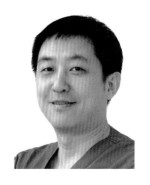

1993年　毕业于山西医科大学
2000年　山西医科大学口腔医学系
2005年　日本大阪大学齿学研究科博士学位
2006年　日本大阪大学医学工学信息学融合教育中心博士后
2006年底至今　首都医科大学附属北京安贞医院口腔科副主任，硕士研究生导师

主要从事口腔修复学的临床、教学和科研工作。主要研究方向为口腔生物力学、口腔材料及数字化全口义齿。主持和参与多项国家级及省部级自然科学基金资助课题，北京市自然科学基金评审专家。现为北京口腔医学会口腔材料专业委员会副主任委员、北京口腔医学会口腔修复学专业委员会常务委员、北京口腔医学会数字化专业委员会常务委员、北京口腔医学会社区口腔分会常务委员、国际磁性义齿研究学会（IRPMD）成员。